"十二五"职业教育国家规划教材

经全国职业教育教材审定委员会审定

国家卫生和计划生育委员会"十二五"规划教材

全国中等卫生职业教育教材

供药剂、制药技术专业用

药品储存与养护技术

主　编　宫淑秋

副主编　覃　琳　尹秀莉　张庆岭

编　者（以姓氏笔画为序）

于　静（山东省莱阳卫生学校）

尹秀莉（北京市实验职业学校）

艾福花（山东省青岛卫生学校）

张庆岭（河南省焦作卫生医药学校）

宫淑秋（山东省莱阳卫生学校）

高　彬（山东康诺盛世医药有限公司）

覃　琳（柳州医学高等专科学校附属中等卫生学校）

翟丽君（广东省茂名卫生学校）

人民卫生出版社

图书在版编目（CIP）数据

药品储存与养护技术/宫淑秋主编. —北京：人民卫生出版社，2015

ISBN 978-7-117-20377-7

Ⅰ.①药… Ⅱ.①宫… Ⅲ.①药物贮藏–中等专业学校–教材②药品管理–中等专业学校–教材 Ⅳ.①R954

中国版本图书馆 CIP 数据核字（2015）第 040660 号

| 人卫社官网 | www.pmph.com | 出版物查询，在线购书 |
| 人卫医学网 | www.ipmph.com | 医学考试辅导，医学数据库服务，医学教育资源，大众健康资讯 |

药品储存与养护技术

主　　编：宫淑秋

出版发行：人民卫生出版社（中继线 010-59780011）

地　　址：北京市朝阳区潘家园南里 19 号

邮　　编：100021

E - mail：pmph @ pmph.com

购书热线：010-59787592　010-59787584　010-65264830

印　　刷：北京汇林印务有限公司

经　　销：新华书店

开　　本：787×1092　1/16　印张：15　插页：1

字　　数：374 千字

版　　次：2015 年 7 月第 1 版　2022 年 6 月第 1 版第14次印刷

标准书号：ISBN 978-7-117-20377-7/R·20378

定　　价：33.00 元

打击盗版举报电话：010-59787491　E-mail：WQ @ pmph.com

（凡属印装质量问题请与本社市场营销中心联系退换）

　　为全面贯彻党的十八大和十八届三中、四中全会精神,依据《国务院关于加快发展现代职业教育的决定》要求,更好地服务于现代卫生职业教育快速发展的需要,适应卫生事业改革发展对医药卫生职业人才的需求,贯彻《医药卫生中长期人才发展规划(2011—2020 年)》《现代职业教育体系建设规划(2014—2020 年)》文件精神,人民卫生出版社在教育部、国家卫生和计划生育委员会的领导和支持下,按照教育部颁布的《中等职业学校专业教学标准(试行)》医药卫生类(第一辑)(简称《标准》),由全国卫生职业教育教学指导委员会(简称卫生行指委)直接指导,经过广泛的调研论证,成立了中等卫生职业教育各专业教育教材建设评审委员会,启动了全国中等卫生职业教育第三轮规划教材修订工作。

　　本轮规划教材修订的原则:①明确人才培养目标。按照《标准》要求,本轮规划教材坚持立德树人,培养职业素养与专业知识、专业技能并重,德智体美全面发展的技能型卫生专门人才。②强化教材体系建设。紧扣《标准》,各专业设置公共基础课(含公共选修课)、专业技能课(含专业核心课、专业方向课、专业选修课);同时,结合专业岗位与执业资格考试需要,充实完善课程与教材体系,使之更加符合现代职业教育体系发展的需要。在此基础上,组织制订了各专业课程教学大纲并附于教材中,方便教学参考。③贯彻现代职教理念。体现"以就业为导向,以能力为本位,以发展技能为核心"的职教理念。理论知识强调"必需、够用";突出技能培养,提倡"做中学、学中做"的理实一体化思想,在教材中编入实训(实验)指导。④重视传统融合创新。人民卫生出版社医药卫生规划教材经过长时间的实践与积累,其中的优良传统在本轮修订中得到了很好的传承。在广泛调研的基础上,再版教材与新编教材在整体上实现了高度融合与衔接。在教材编写中,产教融合、校企合作理念得到了充分贯彻。⑤突出行业规划特性。本轮修订紧紧依靠卫生行指委和各专业教育教材建设评审委员会,充分发挥行业机构与专家对教材的宏观规划与评审把关作用,体现了国家卫生计生委规划教材一贯的标准性、权威性、规范性。⑥提升服务教学能力。本轮教材修订,在主教材中设置了一系列服务教学的拓展模块;此外,教材立体化建设水平进一步提高,根据专业需要开发了配套教材、网络增值服务等,大量与课程相关的内容围绕教材形成便捷的在线数字化教学资源包,为教师提供教学素材支撑,为学生提供学习资源服务,教材的教学服务能力明显增强。

　　人民卫生出版社作为国家规划教材出版基地,获得了教育部中等职业教育专业技能课教材选题立项 24 个专业的立项选题资格。本轮首批启动了护理、助产、农村医学、药剂、制药技术专业教材修订,其他中职相关专业教材也将根据《标准》颁布情况陆续启动修订。

药剂、制药技术专业编写说明

　　药剂、制药技术专业是 2014 年教育部首批发布的 14 个专业类的 95 个《中等职业学校专业教学标准(试行)》中的两个专业。新版教学标准与以往相比做了较大调整,在课程的设置上更加注重满足产业发展和就业岗位对技能型劳动者职业能力的需求,打破了过去"以学科体系为引领、以学科知识为主线"的框架,向"以解决岗位问题为引领、以实际应用和能力提高为主线"转变。根据这一发展要求,并综合考虑目前全国中等卫生职业教育药品类专业的办学现状,我们规划并启动了本轮教材的编写工作。

　　本轮药剂、制药技术专业规划教材涵盖了《标准》课程设置中的主要专业核心课和大部分专业(技能)方向课,以及部分专业选修课。同时,为兼顾当前各院校教学安排实际情况,满足过渡时期的教学需要,在《标准》的基础上增加了《天然药物学基础》、《天然药物化学基础》、《医院药学概要》和《人体解剖生理学基础》等 4 种教材。

　　本轮教材的编写特别强调以中职学生认知发展规划为基础,以"宽基础,活模块"的编写模式为导向,既保证为今后的继续学习奠定必要的理论基础,又充分运用各种特色功能模块,将大量的实际案例、技能要点等贯穿其中,有效形成知识传授、能力形成的立体教材框架。教材中设置了"学习目标"、"导学情景"、"知识链接"、"课堂活动"、"案例分析"、"学以致用"、"点滴积累"、"目标检测"、"实训/实验"等模块,以力求教材内容的编排体现理论知识与工作任务之间的清晰关系,使学生在获取知识的过程中始终都与具体的职业实践相对应。

　　本系列教材将于 2015 年 6 月前全部出版。

护理、助产专业

序号	教材名称	版次	主编		课程类别	所供专业	配套教材
1	解剖学基础*	3	任 晖	袁耀华	专业核心课	护理、助产	√
2	生理学基础*	3	朱艳平	卢爱青	专业核心课	护理、助产	
3	药物学基础*	3	姚 宏	黄 刚	专业核心课	护理、助产	√
4	护理学基础*	3	李 玲	蒙雅萍	专业核心课	护理、助产	√
5	健康评估*	2	张淑爱	李学松	专业核心课	护理、助产	√
6	内科护理*	3	林梅英	朱启华	专业核心课	护理、助产	√
7	外科护理*	3	李 勇	俞宝明	专业核心课	护理、助产	√
8	妇产科护理*	3	刘文娜	闫瑞霞	专业核心课	护理、助产	√
9	儿科护理*	3	高 凤	张宝琴	专业核心课	护理、助产	√
10	老年护理*	3	张小燕	王春先	老年护理方向	护理、助产	√
11	老年保健	1	刘 伟		老年护理方向	护理、助产	
12	急救护理技术	3	王为民	来和平	急救护理方向	护理、助产	√
13	重症监护技术	2	刘旭平		急救护理方向	护理、助产	
14	社区护理	3	姜瑞涛	徐国辉	社区护理方向	护理、助产	√
15	健康教育	1	靳 平		社区护理方向	护理、助产	
16	解剖学基础*	3	代加平	安月勇	专业核心课	助产、护理	√
17	生理学基础*	3	张正红	杨汎雯	专业核心课	助产、护理	√
18	药物学基础*	3	张 庆	田卫东	专业核心课	助产、护理	√
19	基础护理*	3	贾丽萍	宫春梓	专业核心课	助产、护理	√
20	健康评估*	2	张 展	迟玉香	专业核心课	助产、护理	√
21	母婴护理*	1	郭玉兰	谭奕华	专业核心课	助产、护理	√

续表

序号	教材名称	版次	主编	课程类别	所供专业	配套教材
22	儿童护理 *	1	董春兰　刘　俐	专业核心课	助产、护理	√
23	成人护理（上册）—内外科护理 *	1	李俊华　曹文元	专业核心课	助产、护理	√
24	成人护理（下册）—妇科护理 *	1	林　珊　郭艳春	专业核心课	助产、护理	√
25	产科学基础 *	3	翟向红　吴晓琴	专业核心课	助产	√
26	助产技术 *	1	闫金凤　韦秀宜	专业核心课	助产	√
27	母婴保健	3	颜丽青	母婴保健方向	助产	√
28	遗传与优生	3	邓鼎森　于全勇	母婴保健方向	助产	
29	病理学基础	3	张军荣　杨怀宝	专业技能课	护理、助产	√
30	病原生物与免疫学基础	3	吕瑞芳　张晓红	专业技能课	护理、助产	√
31	生物化学基础	3	艾旭光　王春梅	专业技能课	护理、助产	
32	心理与精神护理	3	沈丽华	专业技能课	护理、助产	
33	护理技术综合实训	2	黄惠清　高晓梅	专业技能课	护理、助产	√
34	护理礼仪	3	耿　洁　吴　彬	专业技能课	护理、助产	
35	人际沟通	3	张志钢　刘冬梅	专业技能课	护理、助产	
36	中医护理	3	封银曼　马秋平	专业技能课	护理、助产	
37	五官科护理	3	张秀梅　王增源	专业技能课	护理、助产	√
38	营养与膳食	3	王忠福	专业技能课	护理、助产	
39	护士人文修养	1	王　燕	专业技能课	护理、助产	
40	护理伦理	1	钟会亮	专业技能课	护理、助产	
41	卫生法律法规	3	许练光	专业技能课	护理、助产	
42	护理管理基础	1	朱爱军	专业技能课	护理、助产	

农村医学专业

序号	教材名称	版次	主编		课程类别	配套教材
1	解剖学基础 *	1	王怀生	李一忠	专业核心课	
2	生理学基础 *	1	黄莉军	郭明广	专业核心课	
3	药理学基础 *	1	符秀华	覃隶莲	专业核心课	
4	诊断学基础 *	1	夏惠丽	朱建宁	专业核心课	
5	内科疾病防治 *	1	傅一明	闫立安	专业核心课	
6	外科疾病防治 *	1	刘庆国	周雅清	专业核心课	
7	妇产科疾病防治 *	1	黎 梅	周惠珍	专业核心课	
8	儿科疾病防治 *	1	黄力毅	李 卓	专业核心课	
9	公共卫生学基础 *	1	戚 林	王永军	专业核心课	
10	急救医学基础 *	1	魏 蕊	魏 瑛	专业核心课	
11	康复医学基础 *	1	盛幼珍	张 瑾	专业核心课	
12	病原生物与免疫学基础	1	钟禹霖	胡国平	专业技能课	
13	病理学基础	1	贺平则	黄光明	专业技能课	
14	中医药学基础	1	孙治安	李 兵	专业技能课	
15	针灸推拿技术	1	伍利民		专业技能课	
16	常用护理技术	1	马树平	陈清波	专业技能课	
17	农村常用医疗实践技能实训	1	王景舟		专业技能课	
18	精神病学基础	1	汪永君		专业技能课	
19	实用卫生法规	1	菅辉勇	李利斯	专业技能课	
20	五官科疾病防治	1	王增源		专业技能课	
21	医学心理学基础	1	白 杨	田仁礼	专业技能课	
22	生物化学基础	1	张文利		专业技能课	
23	医学伦理学基础	1	刘伟玲	斯钦巴图	专业技能课	
24	传染病防治	1	杨 霖	曹文元	专业技能课	

药剂、制药技术专业

序号	教材名称	版次	主编	课程类别	适用专业
1	基础化学 *	1	石宝珏　宋守正	专业核心课	制药技术、药剂
2	微生物基础 *	1	熊群英　张晓红	专业核心课	制药技术、药剂
3	实用医学基础 *	1	曲永松	专业核心课	制药技术、药剂
4	药事法规 *	1	王蕾	专业核心课	制药技术、药剂
5	药物分析技术 *	1	戴君武　王军	专业核心课	制药技术、药剂
6	药物制剂技术 *	1	解玉岭	专业技能课	制药技术、药剂
7	药物化学 *	1	谢癸亮	专业技能课	制药技术、药剂
8	会计基础	1	赖玉玲	专业技能课	药剂
9	临床医学概要	1	孟月丽　曹文元	专业技能课	药剂
10	人体解剖生理学基础	1	黄莉军　张楚	专业技能课	药剂、制药技术
11	天然药物学基础	1	郑小吉	专业技能课	药剂、制药技术
12	天然药物化学基础	1	刘诗泆　欧绍淑	专业技能课	药剂、制药技术
13	药品储存与养护技术	1	宫淑秋	专业技能课	药剂、制药技术
14	中医药基础	1	谭红　李培富	专业核心课	药剂、制药技术
15	药店零售与服务技术	1	石少婷	专业技能课	药剂
16	医药市场营销技术	1	王顺庆	专业技能课	药剂
17	药品调剂技术	1	区门秀	专业技能课	药剂
18	医院药学概要	1	刘素兰	专业技能课	药剂
19	医药商品基础	1	詹晓如	专业核心课	药剂、制药技术
20	药理学	1	张庆　陈达林	专业技能课	药剂、制药技术

注：1. * 为"十二五"职业教育国家规划教材。

2. 全套教材配有网络增值服务。

前　言

　　药品储存与养护技术是中等卫生职业学校药剂、制药技术专业学生必修的一门专业方向课程,本课程与生产过程结合比较紧密,因此课程定位与目标应紧紧围绕专业人才培养目标要求。

　　本教材是在认真学习并深刻领会全国职业教育会议精神,认真学习教育部办公厅公布的《中等职业学校专业教学标准(试行)》的基础上,结合《药品经营质量管理规范》(2012年修订)及附录解读、《中华人民共和国药品管理法》、《医疗机构药品监督管理办法(试行)》等相关法律法规,以及国家相关职业技能鉴定考试大纲的要求;在深入工作岗位调研,明晰职业岗位对知识、能力和素养的基本要求基础上,力求改变过去有关教材知识与现行法律法规及岗位需求脱节,内容深度与目前中职学生的认知水平不符等问题,结合多年教学改革和生产实践的经验编写而成的。

　　本教材在编写过程中突出以下几个特色:紧紧围绕专业人才培养目标要求,以解决岗位问题为引领,以实际应用和能力提高为主线;以学生的认知水平为基础,降低知识的难度;部分内容采用以岗位为情境,以工作过程为导向的编写模式,使教材内容与企业岗位紧密对接;采用流程图和现场实物图片呈现工作过程和工作环境,为学生顶岗实习、“零距离”就业和参加相关职业技能鉴定认证的考试并取得相关证书奠定基础。

　　全书共分八章,每章开头都设有导学情景,正文中穿插了知识链接、案例分析、课堂活动、点滴积累、目标检测以及学以致用、边学边练等栏目,形式新颖,生动实用,符合中职学生的年龄和心理特点,既可以提高学生解决岗位实际问题的能力,又可以拓展学生的知识面,充分体现“做中教,做中学”的现代职业教育理念。实训内容的选取与编排是本书的亮点,其完全按照以行动为导向的任务驱动式编写模式,实际工作场景与模拟工作场景相结合,充分体现以学生为主体,教、学、做相结合,理论实践一体化的原则。

　　本书编写任务由宫淑秋(第一、三章)、艾福花(第二章)、翟丽君(第四章)、覃琳(第五章)、尹秀莉(第六章)、于静(第七章)、张庆岭(第八章)合作完成。高彬从企业的角度对本书的内容进行了审阅,提出了很多宝贵意见,在此深表感谢! 本次编写中参阅并引用了部分教材及相关著作,从中借鉴了许多有益内容,在此向原作者及出版社表示感谢! 同时本教材的编写得到了人民卫生出版社、各位编者所在学校以及相关企业的热情鼓励和大力支持,对其给予的指导和提出的宝贵建议,在此一并致谢!

为了体现现代职业教育特色,本书在编写上做了一些创新性的尝试,虽经多次讨论修改,但由于编者水平有限,加之时间紧、任务重,定有许多错漏和不足之处,敬请各位专家和读者批评指正,以待进一步修订完善。

宫淑秋

2015 年 4 月

目 录

第一章 概　述

第一节　药品储存与养护的任务与作用

药品储存是指药品从生产到消费领域的流通过程中经过多次停留而形成的储备，是药品流通过程中的必要环节。药品养护是指在药品储存过程中，对药品进行科学保养的技术性工作，是保证药品在储存期间保持质量完好的一项重要措施，也是减少损耗、保证企业经济效益、确保用药安全的重要手段。

一、药品储存与养护的基本任务

药品储存与养护的基本任务是根据药品流通的规律和购销的需要，进行药品的合理储存，迅速准确地做好药品收发业务；根据药品性质，做好药品的保管养护，防止药品变质，保

1

证药品质量;提高仓储使用效率,加强药品仓库设备、设施和库房安全管理,更好地为药品流通服务。具体任务包括:

(一) 迅速准确地做好药品收发业务,防止不合格药品进入市场

入库验收是药品经营企业保证入库药品质量的重要措施之一,规范发货是防止不合格药品进入市场的关键。严把药品入库验收关,可以保证入库药品质量完好,数量准确,防止不合格药品和不符合药品包装规定的药品入库,从而保证药品质量。规范发货程序、安全及时配送可以减少差错,防止假劣药品进入市场,保证临床用药安全。

(二) 合理储存,科学养护,防止因储存不当导致药品变质

药品的合理储存一方面是根据《药品经营质量管理规范》(2012年修订,简称GSP)要求、药品的性能和包装的质量、形状等,对库存药品进行分区分类储存,合理堆放;另一方面要根据药品的流通状况及仓库容量,密切配合购销部门,保持合理的药品库存量,既充分利用仓容,保证销售业务的需要,又要避免挤压,保持药品周转的连续性。科学养护是定期进行药品的在库检查,根据药品的性能和质量变化规律,控制影响药品质量的因素,提高养护水平,还包括做好仓库的清洁卫生,防蚊蝇、防虫鼠危害,防异物混入污染等项目,做到安全储存、降低损耗、科学养护、保证质量。

(三) 加强药品仓库设备、设施和库房安全管理

药品仓库管理要根据 GSP 要求,正确确定仓库的建筑地址、库区布局,合理设计仓库的建筑设施;加强仓库设备的购置、使用维护与验证管理,充分发挥设备的效能,以适应药品流通不断发展的需要;运用安全管理的科学知识和工程技术研究、分析、评价、控制以及消除药品储存过程中的危险因素,有效防止灾害事故发生,避免经济损失。

二、药品储存与养护的作用

(一) 适应市场需求,缓解市场矛盾

药品储存是药品生产、流通过程中的重要环节。一方面,储存一定量的药品,有利于根据药品生产与需求情况的变化,在不同的时间或不同地区之间进行合理调拨,保障市场供应,解决产需矛盾;另一方面,储存一定量的药品,有利于解决各种意外事件,如疫情流行或突发自然灾害等引发的供需矛盾,起到调节市场、稳定市场的作用。

(二) 防止假劣药品进入市场

药品经营企业从药品生产企业购进的药品,入库前必须按 GSP 要求进行验收,合格才能入库,不合格的药品,不能入库。出库前同样要进行严格的检验,因储存不当导致的不合格药品,同样不能出库进入市场销售。这种层层把关、环环相扣的工作程序,可以有效地防止假劣药品进入市场。

(三) 科学养护,保证药品质量

药品的质量不仅与药品的内在品质有关,还与储存条件密切相关。药品养护就是根据药品的特性及规定的储存条件,应用科学合理的养护技术,防止药品变质,保证药品质量。根据药品的流通情况,科学地控制药品的库存结构与库存量,既保证药品市场的正常供应,又避免因库存量大,久贮而导致药品变质。

点滴积累

1. 药品储存与养护的基本任务是药品的收发、储存养护以及药品仓库设备、设施和库房安全管理。
2. 药品储存与养护的作用是适应市场需求、缓解市场矛盾;防止假劣药品进入市场;科学养护,保证药品质量。

第二节 药品储存与养护的基本要求

药品储存养护是一项涉及质量管理、仓储保管、业务经营等方面的综合性工作,按照工作性质及质量职责的不同,要求各岗位人员及药品仓库、设施等必须达到一定要求,各相关岗位人员必须相互协调与配合,保证药品养护工作的有效开展。

一、相关岗位工作人员的要求

企业从事药品经营和质量管理工作的人员,应当符合有关法律法规及 GSP 规定的资格要求,不得有相关法律法规禁止从业的人员从业情况。

(一) 各部门负责人

1. 药品批发企业负责人应当具有大学专科以上学历或者中级以上专业技术职称,经过基本的药学专业知识培训,熟悉有关药品管理的法律法规及 GSP。

2. 药品零售企业法定代表人或者企业负责人应当具备执业药师资格。

3. 药品批发企业质量负责人应当具有大学本科以上学历、执业药师资格和 3 年以上药品经营质量管理工作经历,在质量管理工作中具备正确判断和保障实施的能力。

4. 药品批发企业质量管理部门负责人应当具有执业药师资格和 3 年以上药品经营质量管理工作经历,能独立解决经营过程中的质量问题。

(二) 工作人员

1. 药品批发企业从事质量管理工作的人员,应当具有药学中专或者医学、生物、化学等相关专业大学专科以上学历或者具有药学初级以上专业技术职称。

2. 药品批发企业从事验收、养护工作的人员及药品零售企业从事质量管理、验收、采购人员应当具有药学或者医学、生物、化学等相关专业中专以上学历或者具有药学初级以上专业技术职称。

3. 药品批发企业从事中药材、中药饮片验收工作的人员,应当具有中药学专业中专以上学历或者具有中药学中级以上专业技术职称;药品批发企业从事中药材、中药饮片养护工作的人员和零售企业从事质量管理、验收、采购人员,应当具有中药学专业中专以上学历或者具有中药学初级以上专业技术职称;直接收购地产中药材的验收人员应当具有中药学中级以上专业技术职称。

课堂活动

药剂专业中专毕业的小于准备到某医药企业工作,他可以应聘哪些岗位?

4. 经营疫苗的企业还应当配备 2 名以上专业技术人员专门负责疫苗质量管理和验收工作,专业技术人员应当具有预防医学、药学、微生物学或者医学等专业本科以上学历及中级以上专业技术职称,并有 3 年以上从事疫苗管理或者技术工作经历。

从事质量管理、验收工作的人员应当在职在岗,不得兼职其他业务工作。

企业应当对各岗位人员进行与其职责和工作内容相关的岗前培训和继续培训,以符合 GSP 要求。

药品批发和零售企业在质量管理、验收、养护、储存等直接接触药品岗位的人员,应当进行岗前及年度健康检查并建立档案。患有传染病或者其他可能污染药品的疾病的,不得从事直接接触药品的工作。身体条件不符合相应岗位特定要求的,不得从事相关工作。

二、仓库设施、设备的基本要求

(一)库房

企业应当具有与其药品经营范围、经营规模相适应的经营场所和库房,库房的选址、设计、布局、建造以及库房的规模及条件应当符合 GSP 的要求,能满足药品的合理、安全储存,便于开展储存作业。

(二)库房设施与设备

库房应配备储存设备,如货架、托盘等,用于药品的堆放和储存;配备装卸搬运设备,如叉车、起重机、堆码机及各种传送设备等,用于药品的装卸搬运作业;配备养护设备,如避光、通风、防潮、防虫、防鼠等设备、有效调控温湿度及室内外空气交换的设备、库房温湿度自动监测、记录设备等,用于药品的养护。经营冷藏、冷冻药品的,应当配备与其经营规模和品种相适应的冷库、冷藏车及车载冷藏箱或者保温箱等设备(详见第二章)。

(三)计算机系统

企业应当建立能够符合经营全过程管理及质量控制要求的计算机系统,实现药品质量可追溯,并满足药品电子监管的实施条件。在系统中设置各经营流程的质量控制功能,与采购、销售以及收货、验收、储存、养护、出库复核、运输等系统功能形成内嵌式结构,对各项经营活动进行判断,对不符合药品监督管理法律法规以及 GSP 的行为进行识别及控制,确保各项质量控制功能的实时和有效。

点滴积累

从事药品储存与养护的人员、职责、分工以及设施设备的配置必须符合 GSP 的要求。

第三节　影响药品稳定性的因素

药品的稳定性可以影响其有效性和安全性。药品在储存中的稳定性除与药品本身的理化性质和生产工艺等内在因素有关外,外界因素如温度、光线、空气、湿度以及时间等也可以严重影响药品的稳定性。因此,我们在储存与养护过程中,必须熟悉影响药品稳定性的内因和外因,根据其性质来控制外因、稳定内因,做好药品储存和养护工作。

一、影响药品稳定性的内在因素

影响药品稳定性的内在因素除了与药品的处方组成和生产工艺有关以外,主要与药品

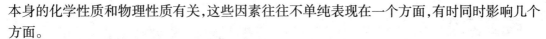

本身的化学性质和物理性质有关,这些因素往往不单纯表现在一个方面,有时同时影响几个方面。

(一)影响药品化学稳定性的因素

1. 水解性 一些具有苷键、酯键或酰胺键等的药物以及一些盐类药物,在条件适宜的情况下,均能水解而引起药品变质。如青霉素、阿司匹林等。

2. 氧化性 一些具有氧化性的药物,遇光或遇热易被还原而变质。如硝酸银等。

3. 还原性 一些具有还原性的药物易被空气中的氧或化学氧化剂所氧化。药品在流通过程中所发生的氧化多是由空气中的氧所引起的。如吗啡等。

4. 其他因素 药物的异构化、脱羧、聚合、碳酸化以及霉变,都可以影响药品的稳定性。上述因素往往同时存在,反应交错发生,相互伴随,相互促进。如维生素 C 在一定条件下可促使内酯环水解,并进一步发生脱羧反应生成糠醛,然后聚合呈色。

(二)影响药品物理稳定性的因素

1. 吸湿性 吸湿性是药物的重要特性。药物吸湿后可发生结块、胶黏、潮解、稀释,甚至发霉、分解变质等现象。如氯化钙易吸湿潮解,胃蛋白酶易吸湿发霉。

2. 风化性 许多含有结晶水的药物都易风化。例如芒硝($Na_2SO_4 \cdot 10H_2O$)等。药物风化后,药效虽未改变,但因失水量不定,往往影响使用剂量的准确性。

3. 挥发性 一些沸点较低的药物成分常温下就能变为气体扩散到空气中。如乙醇、挥发油、樟脑等,它们在常温下即有很强的挥发性。

4. 升华性 有些固态药物不经过液态而直接变为气态,这种性质称为药物的升华性。例如碘、冰片、樟脑、薄荷脑、麝香草酚等均具有升华性。

5. 熔化性 某些药物在一定温度下即开始熔化。例如以香果脂或可可豆脂作基质的栓剂,在夏季往往由于库温过高而发生熔化。

6. 冻结性 某些以水或稀乙醇作溶剂的液体药物当温度过低时往往发生冰冻,导致体积膨胀而引起容器破裂。

二、影响药品稳定性的外在因素

(一)温度

温度对储存药品的质量影响较大,温度过高或过低都可能导致药品变质失效,尤其是生物制品、脏器生化药物、抗生素及中药对温度要求更严。这里所指温度一般指仓库温度。

1. 温度过高 温度升高,可以加快药物的化学反应或物理反应速度;利于害虫、霉菌的生长繁殖;使有挥发性的药物加速挥发造成损失;使含脂肪油较多的中药泛油;使含结晶水的药物风化;使某些易熔化的药品发生变软、熔化或粘连,从而影响药品的质量。

2. 温度过低 一般药品均宜储存于阴凉处,但温度过低也可以使一些药品产生沉淀、冻结、凝固,甚至变质失效,有的则使容器破裂而造成损失。

另外,药品本身的温度高低除了受库温影响以外,还可因受潮、受热和虫害等引起药品本身产热而使温度升高。

(二)湿度

空气中水蒸气的含量称为湿度。湿度对药品质量的影响很大,湿度过大可以使药品吸湿而发生潮解、稀释、变形、水解、发霉,如氯化钙易潮解,单糖浆易稀释,胶囊易变形,阿司匹林易水解等;湿度过小又容易使某些药品风化或干裂,如芒硝易风化。

案例分析

案例：

药剂专业毕业的小张到社区医院工作,与护士小赵同住一个宿舍。俩人聊起工作时,小赵问小张为什么青霉素、环磷酰胺等要制成粉针剂,临用现配,小张从专业角度回答了小赵的问题。

分析：

青霉素分子结构中含有β-内酰胺环,容易吸潮水解,最终生成青霉醛和D-青霉胺而失效;环磷酰胺具有环磷酰胺基,水溶液稳定性差,易发生分解反应,失去抗肿瘤活性。故两者均宜制成粉针剂,临用前新鲜配制。

(三) 空气

空气的组成很复杂,其中对药品质量影响较大的是氧气和二氧化碳。氧气的化学性质很活泼,易使某些药物发生氧化反应而变质。如酚类、芳胺类、含不饱和碳链以及吩噻嗪类药物等。此外,氧有助燃性,还利于易燃药品的燃烧。空气中的二氧化碳可使某些药品发生碳酸化而变质。如磺胺类药物的钠盐。

(四) 光线

光线可以导致药品变色,许多药物遇光能加速其氧化过程,如苯酚、磺胺类、维生素 C 等;有些药物受光线作用后,可发生分解,如过氧化氢溶液。

(五) 时间

有些药品因性质或效价不稳定,即使在适宜的储存条件下,也会因时间过久而变质失效。因此药典对某些药品如抗生素等,根据其不稳定程度规定了不同的有效期,要求在规定的期限内使用。

另外,微生物、昆虫、药品包装材料的选择等都可影响药品的稳定性。

由于制剂工艺的发展,现代科学技术新工艺的不断引入,新问题的产生也将会随之增多,影响药物及其制剂稳定性的因素也将会增加,所以扩大和加深对药品稳定性知识方面的认识,对搞好科学养护工作将会带来很大的益处。

点滴积累

1. 影响药品稳定性的内在因素除与组方和工艺有关外,主要与药品本身的化学性质和物理性质有关。
2. 影响药品稳定性的外在因素主要有温度、湿度、空气、光线、时间、微生物和昆虫等。

第四节　药品管理相关内容

一、特殊药品的管理

(一) 特殊管理的药品

1. 麻醉药品　是指具有依赖性潜力,不合理使用或者滥用可以产生生理依赖性和精神依赖性(即成瘾性)的药品、药用原植物或者物质,包括天然、半合成、合成的阿片类、可卡因、大麻类等。如临床上使用的止痛药吗啡、哌替啶(度冷丁)、枸橼酸芬太尼等,止咳药磷酸可待因糖浆等。

2. 精神药品 是指作用于中枢神经系统使之兴奋或者抑制,具有依赖性潜力,不合理使用或者滥用可以产生药物依赖性的药品或者物质,包括兴奋剂、致幻剂、镇静催眠剂等。如咖啡因、地西泮、三唑仑、苯巴比妥(鲁米那)等。

3. 医疗用毒性药品 简称毒性药品,系指毒性剧烈,治疗剂量与中毒剂量相近,使用不当致人中毒或死亡的药品。如毒性化学药品:阿托品、洋地黄毒苷、三氧化二砷等;毒性中药:生马钱子、生附子、生巴豆、生天仙子、砒霜、雄黄等。

4. 放射性药品 是用于临床诊断或治疗的放射性核素制剂或者其标记药物。按医疗用途分为裂变制品、推照制品、加速器制品、放射性同位素发生器及其配套药盒、放射性免疫分析药盒等。如碘化钠中的(^{131}I),氙(^{133}Xe)注射液等。

药品经营企业要建立特殊管理药品的管理制度。对特殊管理的药品要实行双人验收制度;包装、标签和说明书上必须印有规定的标识(图1-1,见彩插1-1)和警示说明;储存要专库或专柜存放,双人双锁保管,专账记录,账物相符;储存麻醉药品、一类精神药品、医疗用毒性药品、放射性药品的专用仓库应具有相应的安全保卫措施。特殊管理药品的购进、销售、运输、使用按国家对特殊管理药品的有关规定办理。

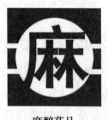
麻醉药品

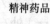
精神药品

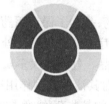
放射性药品

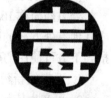
医疗用毒性药品

图1-1 特殊管理药品外包装和标签规定标识

(二)国家有专门管理要求的药品

1. 蛋白同化制剂 又称同化激素,俗称合成类固醇,是合成代谢类药物,具有促进蛋白质合成和减少氨基酸分解的特征,可促进肌肉增生,提高动作力度和增强男性的性特征。

这类药物在临床上常用于慢性消耗性疾病及大手术、肿瘤化疗、严重感染等对机体严重损伤后的复原治疗。但如果出于非医疗目的而使用(滥用)此类药物则会导致生理、心理的不良后果。

2. 肽类激素 是由氨基酸通过肽键连接而成,最小的肽类激素可由3个氨基酸组成,如促甲状腺激素释放激素(TRH)。多数肽类激素可由十几个、几十个乃至上百及几百个氨基酸组成。肽类激素的主要分泌器官是丘脑下部及脑垂体,在其他器官中也发现肽类激素,如胃肠道、脑组织、肺及心脏,多数处于研究阶段。

肽类激素的作用是通过刺激肾上腺皮质生长、红细胞生成等实现促进人体的生长、发育,大量摄入会降低自身内分泌水平,损害身体健康,还可能引起心血管疾病、糖尿病等。同样,滥用肽类激素也会形成较强的心理依赖。

3. 含特殊药品复方制剂 包括含可待因复方口服溶液、含麻黄碱类复方制剂、复方地芬诺酯片、复方甘草片。

国家对蛋白同化制剂、肽类激素、含特殊药品复方制剂等品种依据相关法律法规实施特殊监管措施。

知识链接

"冰毒"与麻黄碱

冰毒,即兴奋剂甲基苯丙胺,由盐酸麻黄碱合成,也称为去氧麻黄碱。因其原料外观为纯白结晶体,晶莹剔透,故被吸毒、贩毒者称为"冰"。由于它的毒性剧烈,人们便称之为"冰毒"。

冰毒最早由日本人合成。二战时期,日本侵略者给士兵服用冰毒以提高战斗力。该药小剂量时有短暂的兴奋抗疲劳作用,故其丸剂又有"大力丸"之称。20世纪50年代在我国叫"抗疲劳素片",1957年在重庆曾出现过吸食冰毒的成瘾人群。1962年,在山西、内蒙古等地也发生过滥用的问题。后来国家禁止了去氧麻黄碱的生产、销售与使用。"冰毒"是在麻黄碱化学结构基础上改造而来,因此国家对含麻黄碱类复方制剂实施特殊监管措施。

二、处方药和非处方药的分类管理

国家对药品实施分类管理的根本目的,就是要加强处方药的监管,规范非处方药的管理,防止药品自由销售。另一方面通过分类管理引导消费者科学、合理地进行自我保健、自我药疗,保障人民用药安全,同时提高药品监督管理水平。

(一)处方药

处方药简称 Rx 药,是为了保证用药安全,由国家卫生行政部门规定或审定的,需凭医师或其他有处方权的医疗专业人员开写处方出售,并在医师、药师或其他医疗专业人员监督或指导下方可使用的药品。处方药大多属于以下几种情况:

1. 上市的新药,对其活性或副作用还要进一步观察。

2. 可产生依赖性的某些药物,例如吗啡类镇痛药及某些催眠安定药物等。

3. 药物本身毒性较大,例如抗癌药物等。

4. 用于治疗某些疾病所需的特殊药品,如心脑血管疾病的药物,须经医师确诊后开出处方并在医师指导下使用。此外,处方药只准在专业性医药报刊进行广告宣传,不准在大众传播媒介进行广告宣传。

(二)非处方药

非处方药(over the counter,简称OTC),是指为方便公众用药,在保证用药安全的前提下,经国家卫生行政部门规定或审定后,不需要医师或其他医疗专业人员开写处方即可购买的药品,一般公众凭自我判断,按照药品标签及使用说明就可自行使用。

非处方药专有标识是用于已列入《国家非处方药目录》,并通过食品药品监督管理部门审核登记的非处方药药品标签、使用说明书、包装的专有标识,也可用作经营非处方药药品的企业指南性标志。依照"简单、醒目、易记"的原则,非处方药专有标识按颜色不同分别用于甲类非处方药、乙类非处方药。非处方药专有标识图案为椭圆形背景下的 O、T、C 三个英文字母。背景颜色红色者为甲类非处方药,临床使用时间相对较短、安全性略低,因此用红色警示标识,虽属非处方药也要在药师指导下使用。背景颜色绿色者为乙类非处方药,患者可以直接到药店购买服用乙类非处方药,临床使用时间较长、安全性更高、副作用小,因此被标绿色(图 1-2,见彩插 1-2)。

甲类非处方药

乙类非处方药

图1-2 非处方药专有标识

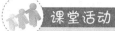
课堂活动

"既然非处方药应用安全,加大剂量服用也不会有问题",这种说法对吗?

处方药和非处方药不是药品本质的属性,而是管理上的界定。无论是处方药还是非处方药,都是经过国家药品监督管理部门批准的,其安全性和有效性是有保障的。其中非处方药主要是用于治疗各种消费者容易自我诊断、自我治疗的常见轻微疾病。

三、药品批准文号、药品批号及有效期管理

(一)药品批准文号

药品批准文号是指药品生产企业在生产药品前报请国家药品监督管理部门批准后获得的身份证明,是依法生产药品的合法标志。

国家药品监督管理局于2001年对药品批准文号和试生产药品批准文号的表达格式作了规定,统一格式为"国药准(试)字+1位汉语拼音字母+8位阿拉伯数字"。

1. "准"字代表国家批准正式生产的药品,"试"字代表国家批准试生产的药品。

2. 国药准(试)字后的1位汉语拼音字母代表药品类别,分别是H代表化学药品,S代表生物制品,J代表进口分装药品,T代表体外化学诊断试剂,F代表药用辅料,B代表保健药品,Z代表中药。

3. 汉语拼音字母后的8位阿拉伯数字中的第1、2位代表批准文号的来源,其中10代表原卫生部批准的药品,19、20代表国家食品药品监督管理总局批准的药品,各省、自治区、直辖市的数字代码(表1-1)。8位阿拉伯数字中的第3、4位表示批准某药生产之公元年号的后两位数字,第5、6、7、8位数字(即最后4位数字)为顺序号。

表1-1 药品批准文号采用的中华人民共和国行政区划代码

代码	省(自治区、直辖市)	代码	省(自治区、直辖市)
11	北京市	35	福建省
12	天津市	36	江西省
13	河北省	37	山东省
14	山西省	41	河南省
15	内蒙古自治区	42	湖北省
21	辽宁省	43	湖南省
22	吉林省	44	广东省
23	黑龙江省	45	广西壮族自治区
31	上海市	46	海南省
32	江苏省	50	重庆市
33	浙江省	51	四川省
34	安徽省	52	贵州省

续表

代码	省（自治区、直辖市）	代码	省（自治区、直辖市）
53	云南省	63	青海省
54	西藏自治区	64	宁夏回族自治区
61	陕西省	65	新疆维吾尔自治区
62	甘肃省		

 边学边练

准备几种药品包装，请同学识别批准文号，请见"实训一　药品批准文号、批号及有效期的识别"。

（二）药品批号

药品批号是用于识别"批"的一组数字或字母加数字，在规定限度内具有同一性质和质量，并在同一周期生产出来的一定数量的药品为一批，每批药品均应指定生产批号。一般用6位数来表示批号，前2位表示年份，中间2位表示月份，后2位表示产品在当月日期或生产流水号。

进口药品的批号由各国生产厂家自定，其表示方法也不一致。

根据药品的批号，可以追溯和审核该药品生产的历史，判断该药品出厂时间的长短，以防久贮变质。在药品生产过程中，药品批号主要起标识作用。在药品流通过程中，验收、储存、养护、出库，均以批号为单位进行处理。根据销售记录，可以追溯药品的市场去向，药品进入市场后的质量状况，在必要的时候可以控制或回收该批药品。对药品监督管理者来说，可以依据该批药品的抽检情况及使用情况进行药品质量监督和控制。

知识链接

药品按批号召回

广东省药品不良反应监测中心报告，监测到吉林省某药业公司生产的生脉注射液（批号：14031701）10例药品不良反应/不良事件聚集性报告，广东省食品药品监督管理局立即组织对该批号药品进行抽验，发现该批药品热原项目不合格。广东省局立即依法启动相关应急程序，在全省范围内停止该批次药品的销售、使用，并向广东省卫生和计划生育委员会和吉林省食品药品监督管理局作出通报，向国家食品药品监督管理总局书面报告。

该药业公司除了立即召回该批次药品外，还针对该批药品的供应商资质、原辅料使用情况、生产过程监控情况、批生产记录、批检验记录、留样观察情况、仓储及发运等各环节进行回顾分析，逐一排查。

（三）药品有效期

有效期是指药品在规定的储存条件下，保证质量的最长使用期限，超过这个期限，则不能继续销售、使用，否则按劣药查处。药品有效期的计算是从生产日期开始的，如某种药品生产日期是：20130213，有效期三年，那么有效期的合法标示就是20160212或2016年1月。

失效期:是指药品从生产出来之日起到规定的有效期的时间,如印有"失效期2015年6月"是指到2015年6月1日就失效了,有效期应至2015年5月31日;如印有"有效期到2015年6月"是指有效期到2015年6月30日。有效期与失效期虽同是一个月份,但天数相差30天,应加以注意。

 学以致用

工作场景:

在药店工作的小张,遇到前来买药的李大爷,大爷拿着一盒参苓白术丸和一盒布洛芬缓释胶囊,指着药盒上的非处方药标识问小张,这个"椭圆圈"是红色的质量好还是绿色的好?小张告诉大爷,这个"椭圆圈"不是药品质量好坏的标识,而是非处方药的专用标识,绿色的比红色的相对更安全一些。看着大爷拿着药盒又在看有效期等内容,随后小张又跟大爷介绍了识别药品有效期的方法。

知识运用:

1. 甲类非处方药标识背景颜色为红色,需在药师指导下使用;乙类非处方药,安全性更高、副作用小,因此背景色被标绿色。

2. 药必须在有效期内使用。

在了解了药品批号、生产日期、有效期的标示方法及具体含义后,在药品验收和发货时,注意核对相关信息;在库储存期间严格按规定条件进行保管养护,防止药品因储存不当而变质;关注药品的失效期,防止药品因过期而报废,从而提高企业的经济效益和社会效益。

 点滴积累

1. 特殊管理药品以及国家有专门管理要求的药品应该依据国家相关法律法规实施特殊监管措施。

2. 处方药必须凭医师或其他有处方权的医疗专业人员开写处方出售,非处方药有专有标识,公众可自行购买。

3. 药品批准文号是药品的身份证明,是依法生产药品的合法标志;药品验收、储存、养护、出库,均以批号为单位进行处理;有效期是保证药品质量的最长时间,药品必须在规定的有效期内销售、使用。

 目标检测

一、选择题

(一) 单项选择题

1. 下列岗位人员必须具有执业药师资格的是( )

A. 药品批发企业负责人 B. 药品批发企业从事养护工作的人员

C. 药品批发企业质量负责人 D. 药品批发企业验收人员

E. 药品零售企业采购人员

2. 不符合药品批发企业从事验收、养护工作的人员资历要求的是( )

A. 药学专业中专以上学历 B. 生物专业中专以上学历

C. 高中文化程度　　　　　　D. 药学初级以上专业技术职称

E. 化学专业大学专科学历

3. 要求必须具有大学本科以上学历、执业药师资格和 3 年以上药品经营质量管理工作经历,在质量管理工作中具备正确判断和保障实施能力的人员是(　　　)

A. 药品批发企业负责人

B. 药品批发企业质量管理部门负责人

C. 药品批发企业质量负责人

D. 药品批发企业验收人员

E. 药品零售企业负责人

4. 药品批发企业从事中药材、中药饮片验收工作的人员须(　　　)

A. 具有中药学专业中专以上学历或者具有中药学中级以上专业技术职称

B. 具有中药学专业中专以上学历或者具有中药学初级以上专业技术职称

C. 具有药学专业中专以上学历或者具有药学中级以上专业技术职称

D. 具有药学专业中专以上学历或者具有药学初级以上专业技术职称

E. 生物学大学专科以上学历

5. 经营疫苗的企业专门负责疫苗质量管理和验收工作的技术人员要求 2 人以上,除了学历职称符合要求还要有几年以上从事疫苗管理或者技术工作经历(　　　)

A. 1 年　　　　B. 2 年　　　　C. 3 年　　　　D. 4 年　　　　E. 5 年

6. 企业直接接触药品的工作人员(　　　)

A. 每 3 个月应进行健康检查并建立档案

B. 每半年应进行健康检查并建立档案

C. 每 1 年应进行健康检查并建立档案

D. 每 2 年应进行健康检查并建立档案

E. 入职进行健康检查即可

7. 患有下列哪种疾病的人是不得从事直接接触药品工作的(　　　)

A. 胃炎　　　　　　B. 甲型病毒性肝炎　　　　C. 糖尿病

D. 高血压　　　　　E. 过敏性鼻炎

8. 下列哪项是影响药品化学稳定性的因素(　　　)

A. 风化性　　　B. 熔化性　　　C. 挥发性　　　D. 水解性　　　E. 升华性

9. 下列属于麻醉药品的是(　　　)

A. 保济丸　　　　　　B. 维生素 E 软胶囊　　　　　C. 吗啡

D. ^{131}I　　　　　　E. 地西泮

10. 下列属于精神药品的是(　　　)

A. 地西泮　　　　　　B. 氯霉素滴眼液　　　　　C. 维生素 C 片

D. 复方氨基酸注射液　　E. 硼酸软膏

11. 下列属于医疗用毒性药品的是(　　　)

A. 碘酊　　　B. 生马钱子　　　C. 硼酸软膏　　　D. 大黄　　　E. 吗啡

12. 下列属于放射性药品的是(　　　)

A. 甲硝唑栓　　　B. 冰硼散　　　C. 益母草膏　　　D. ^{131}I　　　E. 吗啡

13. 甲类非处方药的专用标识(　　　)

A. 红色椭圆形背景下的 O、T、C 三个英文字母

B. 绿色椭圆形背景下的 O、T、C 三个英文字母

C. 黄色椭圆形背景下的 O、T、C 三个英文字母

D. 红色椭圆形背景下的 T、O、C 三个英文字母

E. 绿色椭圆形背景下的 T、O、C 三个英文字母

14. 某药品有效期至 201505，该药品的具体有效期为（　　　　）

A. 2015 年 5 月 1 日　　　B. 2015 年 5 月 30 日　　　C. 2015 年 5 月 31 日

D. 2015 年 6 月 1 日　　　E. 2015 年 4 月 30 日

（二）多项选择题

1. 必须具有执业药师资格的人员（　　　　）

A. 药品批发企业的负责人

B. 药品零售企业的法定代表人

C. 药品批发企业的质量负责人

D. 药品批发企业的验收人员

E. 药品批发企业的质量管理部门负责人

2. 库房设施包括（　　　　）

A. 避光、防潮、防虫、防鼠等设备

B. 自动监测、记录库房温湿度的设备

C. 有效调控温湿度及室内外空气交换的设备

D. 储存设备

E. 装卸搬运设备

3. 影响药品稳定性的内在因素包括（　　　　）

A. 水解性　　　B. 氧化性　　　C. 吸湿性　　　D. 挥发性　　　E. 升华性

4. 影响药品稳定性的外在因素包括（　　　　）

A. 温度　　　B. 湿度　　　C. 空气　　　D. 光线　　　E. 时间

5. 下列属于特殊管理药品的是（　　　　）

A. 丹参片　　　　　　　B. 吗啡　　　　　　　C. 维生素 C 片

D. ^{131}I　　　　　　　E. 三唑仑

二、名词解释

1. 药品储存

2. 药品养护

3. 国家有专门管理要求的药品

4. 药品批准文号

（宫淑秋）

第二章 药品的仓储管理

 导学情景

情景描述：

2005 年 11 月 8 日 4 时 30 分，陕西省安康市汉滨区长寿医药连锁有限公司药品仓库发生火灾，烧毁仓库的 9 间库房和 1 座简易库房，过火面积 588 平方米，烧毁大量中西药品及两辆货车等物品，直接经济损失 192.7 万元。起火原因系空调线路短路所致。

学前导语：

药品仓库是进行药品储存保管的场所，也是保证药品流通环节正常流转的必不可少的基本条件；仓库中集中储存着大量的物资，对仓储过程的管理，直接影响着企业的经济效益。本章将带领大家学习仓库建筑、布局、设备及管理方面的知识，认识药品流通过程中必备的基本条件。

药品仓储是指通过仓库对药品进行储存和保管，是指从接收药品开始，经过储存保管作业，直到把药品完好地发放出去的全部过程。药品仓库是进行药品储存保管的建筑物和场所的总称，仓库建筑与设备是仓储业务活动的重要物质基础。加强药品仓储管理，对防止伪劣药品进入市场，保证企业经济效益具有重要意义。

第一节 药品仓库的建设、分类与布局

药品仓库是进行药品储存保管的建筑物和场所的总称，是企业经营的基础性设施，也是保证药品在流通环节正常流转的必不可少的基本条件，同时也是 GSP 认证审查的重点环节之一。

一、药品仓库整体环境的选择

药品仓库的整体环境可以直接影响企业的经济效益，它包括仓库的选址、仓库的建筑和

装修以及仓库的内环境等几方面因素。

（一）药品仓库的选址要求

1. 经济环境　药品仓库应选在药品流通量大,交通便利,运输通畅,给水充足,用电方便,药品生产布局比较集中的地区。还要考虑经济区域和药品的合理流向,分布仓库网点,缩短运输路程,减少流通环节,降低流通费用。

2. 自然因素　药品仓库应选择环境良好,远离居民区,远离污染源,如厕所、垃圾站、自由市场等,远离汽车站、加油站、油库等地方,建在地质坚固,地势干燥平坦,地形较高的位置。

3. 政策环境　药品仓库的选址还应考虑到政策环境,包括企业的优惠、城市的规划(土地开发、道路建设)、地区产业政策。

（二）药品仓库的建筑和装修要求

库房的规模和条件在满足药品合理、安全储存,达到与其经营范围和经营规模相适应的前提下,还应当做到:

1. 建筑要求　地坪要求平坦坚实,耐摩擦和冲击,表面光洁不起灰尘,承载能力强;墙体除满足承重条件外,还需要考虑保温、隔热、防潮等要求,以减少外部温湿度变化对库存物品的影响;屋顶要求防水、保温、隔热、防火、坚固且自重轻;库门要求开启方便、关闭精密,库门的数量、尺寸应考虑库房大小、吞吐量及运输工具的类型等因素;尽量减少窗户,且结构紧密,设计简单,利于清扫。

药品装卸作业场所应有顶棚,确保药品在装卸作业时可有效防止太阳直射、防雨雪、防风沙等环境因素的影响。

特殊管理药品应采用砖混或钢筋结构的建筑,不得设明窗,要安装钢制防盗门、监控系统。

库区地面硬化可以采用地砖、水泥或沥青,不起尘、不易积水、不长杂草的地面;绿化可以种植青草或无大量花粉或易飘絮的植物,定期修剪且无虫害。

2. 装修要求　库内地面应平整、无缝隙、不起尘;内墙面、顶棚表面光滑、坚硬、无裂缝及脱落现象;库内管线布局合理;装修采用吸湿性小、发尘量少、隔热性能好、防静电、不易燃、不开裂、不易黏附尘粒的材料。

（三）药品仓库的内环境要求

1. 仓库内环境干净整洁,无垃圾废弃物堆积。

2. 物品摆放整齐、规范,条理清楚,管理有序。

3. 辅助设施齐全,安全防范措施落实到位。

二、药品仓库的分类

根据药品仓库在药品流通中承担的职能不同,依照不同的技术条件或建筑结构等,可将药品仓库的种类划分方法归纳为以下几种。

（一）按照仓库主要业务职能分类

1. 采购仓库　此类仓库的主要职能为分批接收从生产部门收购的药品,经过集中和积聚再整批或分批发运各地。具有验收、保管、养护、运输、批发或向全国各地调拨药品等职能,一般规模比较大。

2. 批发仓库　即批发企业所属仓库,主要任务是把采购供应仓库调拨进来或收购入库的药品经过编配、分装、按计划成批地发出去。地点一般设置在药品的销售地。

3. 零售仓库 是为保证药品日常销售而进行短期药品储存的仓库,地点一般设置于零售企业内或药店附近,归零售企业直接管理。

4. 加工仓库 具有加工、储存、发运功能,既可将收购的药品原料就地进行必要的挑选、分类、整理、分装、改装、组装和简单的加工,以弥补生产过程加工不足,也可直接发运,又可进行储存。

5. 储备仓库 是国家为解决战时、疫情或自然灾害等急需而设,它的业务特点是接收和发运药品的批次量较少,药品较长时期脱离周转,储存品种较少,但属于必备的,且数量较大。

(二)按照仓库技术设备条件分类

1. 通用仓库 亦称普通仓库,此类仓库特点为技术装备比较简单,建造比较容易,适用于保管上没有特殊要求的医药商品仓库,应用范围广泛。

2. 保温、冷藏、恒温恒湿仓库 在技术设备上,有制冷设备,并有良好的保温隔热性能以保持所需的温湿度。

3. 危险品库 是指用以储存易燃、易爆、有毒和有辐射的药品仓库。它要求有一定特殊技术的装备和装卸、搬运、保管条件,并能对危险品起一定防护作用。

4. 气调仓库 是指能够控制库内氧气和二氧化碳浓度的药品仓库。通常用以存放有控制氧气和二氧化碳浓度要求的药品。

课堂活动

根据已学的知识,请大家讨论:生物制品(疫苗、血液制品等)应该储存在哪类库房?为什么?

(三)按照仓库建筑结构分类

1. 平房仓库 指单层建筑仓库。其建筑结构简单、造价低廉,移仓作业方便,但土地利用率低。适用于性能稳定的药品储存。

2. 多层楼房仓库 指两层以上的仓库。其仓容量高,土地利用率高,但建筑结构复杂,造价较高。

3. 高层货架立体仓库 亦称自动化立体仓库,常采用几层乃至几十层高的货架储存单元药品,可以用起重运输设备进行药品入库和出库作业。此类仓库可以实现计算机网络管理,实现物流仓储的自动化、智能化、快捷化、网络化、信息化。既提高了土地利用率、单位面积储存量,又利于提高仓库的出入库频率,提高仓库的管理水平。

三、药品仓库的库区布局

仓库的布局就是根据已选定的库址的自然条件,结合各类药品储存的要求、仓库业务的性质和规模、仓库技术设备性能和使用特点等,对仓库主要建筑物、辅助建筑物及行政生活用房等,进行全面合理的安排和配置。仓库库区布局合理与否,直接影响着仓库的作业效率。对药品仓库实行分区管理,使仓储管理的各项工作能在专属的区域内有序、安全地进行,避免不同作业行为的相互影响,以达到储存作业的安全,防止事故的发生,确保药品储存质量。

（一）药品仓库的总平面布局

药品仓库总平面布局应考虑以下要求：①考虑仓储生产流程，减少装卸环节；②利于机械设备使用；③符合仓库安全及消防要求；④符合卫生和环境要求；⑤符合仓库目前需要与长远规划，尽可能减少将来仓库扩建对正常业务的影响。

根据仓库业务活动和工作任务的不同，GSP 要求仓库库区布局分储存作业区、辅助作业区和行政生活区。

1. 储存作业区　储存作业区是仓库的主体部分与主要业务场所，是指仓库用于收发药品储存、整理、分类、加工、包装的场所，主要包括库房、装卸作业场所、运输车辆停放场所、保管员工作室等。各作业场所的布置，必须与仓库业务顺序相一致，使各作业环节密切衔接，以便加速作业流程。

2. 辅助作业区　辅助作业区是仓储作业的辅助场所，主要是为药品储存保管业务服务的，主要包括验收室、养护室、票据管理室等。它的设置应靠近储存作业区，以便及时供应。辅助作业区应与储存作业区相隔一定距离，防止辅助作业区发生事故危及存货区域。

3. 行政生活区　行政生活区是仓库的行政管理机构和生活服务设施的所在地，包括办公室、警卫室、汽车队、食堂、浴室、文体活动室、宿舍、休息室等。行政生活区一般应与库区各作业场所隔开，并有隔离设施和设置单独的出入口，以减少人员往来对仓储作业的影响和干扰，保证作业安全和药品储存安全并且便于收、发药品办理手续；警卫室应设在库区出入门口，以利于履行检查手续。

按照 GSP 要求，药品储存作业区、辅助作业区应当与办公区和生活区分开一定距离或者有隔离措施，不得交叉，不得对药品储存造成干扰。避免药品库房与生活设施同在一个建筑内的情况。辅助作业区和行政生活区对储存作业区不得造成污染。企业常用隔离方式有：①设定全封闭的、独立的储存作业区及辅助作业区，将药品储存作业区和辅助作业区与其他活动彻底隔离；②药品仓库与办公场所建在同一建筑内，应保证仓库物流通道与办公通道的严格分割，不应有共用出入通道，共用装卸场地的现象，从制度和实际管理中有效杜绝仓储作业与办公的人流、物流的交叉。

（二）储存作业区的布局

储存作业区的合理布局，应以主要库房为中心，合理安排各个作业区域的位置。力求作业路线最短、道路占用面积最少，有效地使用人力和设备资源，方便药品存取，尽可能减少库内运输的距离，提高库房面积和仓容的利用率。

1. 符合 GSP 要求　仓储作业区的布局应符合 GSP 对库房（区）分类的要求。充分考虑药品状态和储存特性，按照储存温湿度条件，设置冷库（2~10℃）、阴凉库（≤20℃）、常温库（10~30℃），各库区相对湿度 35%~75%；各库要分别设置待验区域、发货区域、退货区域、合格品区域、不合格品区域，另外，经营中药饮片还应划分零货称取专区。以上各区域均应设有明显的色标标志，即三色管理（详见第四章）。

2. 方便机械设备使用　药品仓库配有各种机械设备，如输送叉车、电瓶车、吊车、装卸设备以及药品分区保管分拣自动化系统等。为了保证设备正常运行，安全使用，在进行库房布置时，需要根据设备特征、使用要求等安排合理的设备使用空间。

3. 作业流程安排合理　为了有效地完成仓库业务，以最少的人力、物力耗费和最短的时间完成各项作业，须按照仓库作业环节的内在联系合理地布置作业流程。应考虑：①单一的物流方向：仓库的货物卸车、验收、存放地点之间的安排，必须适应仓储作业流程，按一个方向流动,避免搬运路线的交叉和重复,减少搬运环节和货物的迂回倒流,体现了仓储作业连续性的原则。②最少的作业环节:尽可能地减少一些作业环节,既可加快作业速度,又可降低作业成本。③最有效地利用空间:库内各项作业场所的合理布局,不仅对地面面积要合理利用,而且对仓库空间也应合理利用,最大限度地利用库容。

边学边练

老师准备仓库总平面布局、储存作业区布局图片,请同学分析讨论各布局是否合理,指出图片中各种布局的优缺点。请见"实训二　参观药品批发企业仓库"。

(三) 库区内部布置

药品库房内部布置的主要目的是提高库房内作业的灵活性,有效地利用库房内部的空间。库房内部布置应在保证药品储存需要的前提下,充分考虑库房内作业的合理组织,根据药品码垛的方式和方法,决定作业通道的宽度和合理安排作业通道,以协调药品储存和作业的不同需要,保证合理地利用库房空间。

根据货垛与通道或库墙之间的关系,货区平面布局形式可分为横列式、纵列式、纵横式和倾斜式(图2-1)。

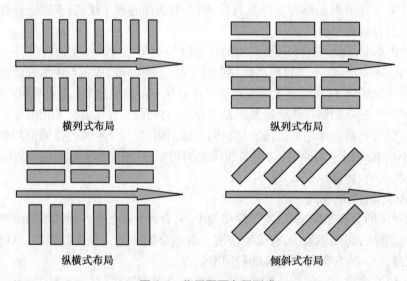

图2-1　货区平面布局形式

1. **横列式布局**　是指货垛或货架的长度方向与药品库房的侧墙互相垂直。这种布局方式的主要优点是:主要通道长且宽,副通道短,有利于货物的取存、检查;通风和采光条件好;有利于机械化作业,便于主通道业务的正常展开。其主要缺点是:主通道占用面积多,仓库面积的利用率会受到影响。

2. **纵列式布局**　是指货垛或货架的长度方向与库房的侧墙平行。其主要优点是仓库平面利用率高。其缺点是存取货物不方便,通风采光不利。

3. **纵横式布局**　也称混合式布局,是指在同一保管场所内,横列式布局和纵列式布局兼而有之,这种布局形式可以综合利用两种布局的优缺点。

4. **倾斜式布局**　是指货垛或货架与库房侧墙或主通道成一定夹角,是横列式布局的变形。其优点是便于叉车作业、缩小叉车的回转角度、提高作业效率。缺点:造成不少死角,仓库面积不能充分利用。

点滴积累

1. 仓库库区布局主要包括仓库总平面布局、仓储作业区布置、库区内部布置三部分。
2. 仓库总平面布局包括储存作业区、辅助作业区和行政生活区。储存作业区是仓库的主体部分,其布局应符合 GSP 要求、方便机械设备使用,要利于作业流程的合理安排。
3. 货区平面布局的形式:横列式、纵列式、纵横式、倾斜式。

第二节 药品仓库的设备及其管理

药品仓库除主体建筑之外,一切进行药品仓储业务所使用的设备、工具、用品和仓库管理系统,统称之为仓库设备。仓库合理配置各种软硬件设备,对提高劳动效率、减轻劳动强度、缩短药品进出库时间、改进药品堆码、维护药品质量、充分利用仓容和降低保管费用等,均有重要作用。

一、药品仓库的设备

药品仓库的设备包括硬件设备、软件设备和计算机系统。

(一)硬件设备

硬件设备主要包括:储存设备、搬运装卸设备、分拣设备、养护设备、冷藏冷冻设备等。

1. 储存设备 储存设备是药品仓库保管药品的主要设备,对于在库药品质量的维护有着重要的作用。主要包括货架、托盘、货橱、储存箱等。

(1)货架:货架泛指存放货物的架子。在药品仓库设备中,货架主要是指用于存放成件药品的保管设备,是现代药品仓库中储存药品的主要设备。随着药品物流量的大幅度增加,药品货架的种类越来越多。为实现药品仓库的现代化管理,改善仓库的功能,药品货架不仅要满足药品储存的需求,还要利于实现药品储存作业的机械化、自动化。货架种类繁多,药品仓库常见的货架主要有:轻型货架、通廊式货架、高位立体货架等(图 2-2)。

课堂活动

讨论:现代化仓库中,应当配备具有何种特征的货架? 对一个规模中等、实力一般的企业,你认为哪种货架最为适宜?

(2)托盘:托盘是用于集装、堆放和搬运作为单元负荷的货物的水平平台装置,广泛应用于运输、仓储和流通等领域。托盘既可以作为储存设备,实现药品与地面的有效隔离,又可以作为物流运作过程中的装卸和运输设备,与叉车配套使用,在现代物流中发挥着巨大的作用。可以实现物品包装的单元化、规范化和标准化,保护物品,方便物流和商流。托盘分平托盘、柱式托盘、箱式托盘、轮式托盘等(图 2-3)。

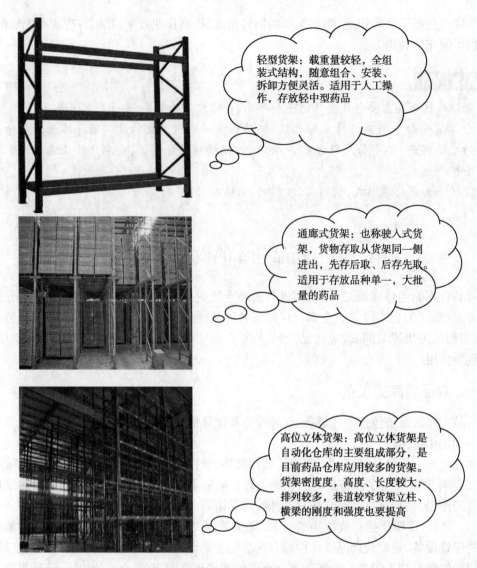

图 2-2 各种货架

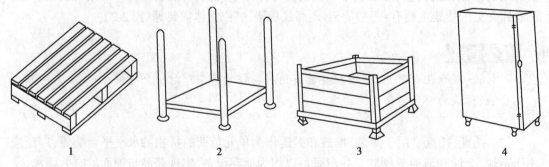

图 2-3 各种托盘
1. 平托盘 2. 柱式托盘 3. 箱式托盘 4. 轮式托盘

2. 搬运装卸设备 搬运设备是指仓库用来提升、堆码、装卸、搬运药品的机械设备。这类设备能改进仓储管理,减轻劳动强度,提高工作效率,亦称起重运输设备,可分为:

（1）装卸堆垛设备：包括各种类型的起重机、叉车、堆垛机、滑车、跳板等。其中叉车应用最为广泛。叉车又名铲车，是指对成件托盘货物进行装卸、堆垛和短距离运输作业的各种轮式搬运车辆。一般采用电动式叉车（图2-4）。

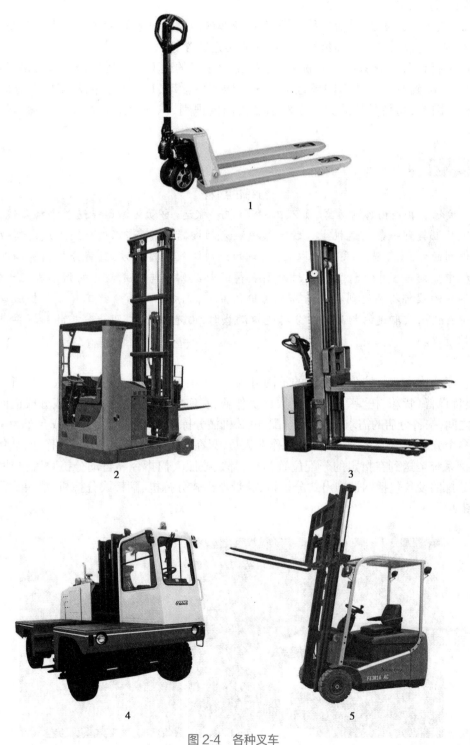

图2-4　各种叉车
1. 手动液压叉车　2. 前移式叉车　3. 叉腿式叉车　4. 侧面叉车　5. 平衡重式叉车

除了叉车,堆垛机也是药品仓库常用的装卸堆垛设备,它可以实现药品的上架和下架。堆垛机可在巷道内来回穿梭,其货台可上下垂直升降,货叉可横行伸缩,从而实现货物的三维方向移动。如果采用计算机控制,还可以实现自动认址、货位虚实监测及与主控计算机之间的信息通信功能。

(2)搬运传送设备:包括各种手推车、电瓶车或内燃机搬运车、拖车、牵引车、运货卡车、各种输送机、电梯等各式平面传送装置和垂直传送装置等。

3. 分拣设备 分拣是为了输送、配送,把很多目的地不同的货物,按照各自的货物流向分开,分配到所设置的不同场地的一种物料搬运活动,也是将物品从集中到分散的处理过程。因此,物品分拣的关键是对物品去向的识别、识别信息的处理和对物品的分流处理。

知识链接

分拣的过程

被拣货物经由各种方式,如人工搬运、机械搬运、自动化搬运等送入分拣系统,经合流后汇集到一条输送机上。物品接受激光扫描器对其条码的扫描,或通过其他自动识别的方式,如光学文字读取装置、声音识别输入装置等方式,将分拣信息输入计算机中央处理器中。计算机通过将所获得的物品信息与预先设定的信息进行比较,将不同的被拣物品送到特定的分拣道口位置上,完成物品的分拣工作。分拣道口可暂时存放未被取走的物品。当分拣道口满载时,由光电控制,阻止分拣物品不再进入分拣道口。

仓库分拣作业可按分拣手段的不同分为:①人工分拣,即分拣作业由人来进行,人、货架、集货设备(货箱、托盘等)配合完成配货作业,在实施时,由人一次巡回或分段巡回于各货架之间,按各分店的需求拣货,直至配齐;②机械分拣:分拣作业员乘车辆或台车为一个分店或多个分店拣选;③自动分拣:分拣作业人员,只在附近几个货位进行拣选作业,从货物进入分拣系统至送到在指定的分配位置为止,都是按照人们指令靠自动分拣装置自动完成。自动分拣的设备包括钢带推出式分拣机、胶带浮出式分拣机、翻板式分拣机、滑块式分拣机等(图2-5)。

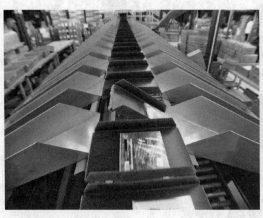
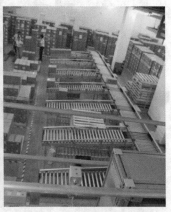

1   2

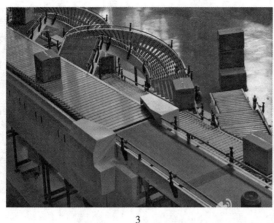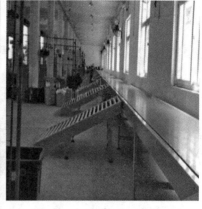

3   4

图 2-5　各种分拣机

1. 翻板式分拣机　2. 钢带推出式分拣机　3. 滑块式分拣机　4. 钢带分拣机

4. 养护设备　指为了确保药品安全储存,防止在库药品变质、失效及污染等而使用的设备,可分为:

(1) 检测调节温湿度,防潮、防霉的设备:如空调、除湿机、干燥箱、温度监测仪等。

(2) 通风照明保暖避光设备:如抽(排)风机、各式电扇、防护窗纱、暖气片、照明灯、遮阴棚等。

(3) 各种防护设施:包括防鼠用的板、老鼠夹,防虫、防尘、防鸟用的纱网,防盗用的护栏、防盗门窗,防火用的消防器材等。

(4) 其他:如劳动防护用的工作服、口罩、安全帽、绝缘手套、防毒面具以及放射线的防护装置等。

5. 冷藏、冷冻设备　根据 GSP 要求,经营冷藏、冷冻药品的,应当配备与其规模和品种相适应的冷库,以及相应的冷藏、冷冻设备,如冷藏箱(柜)、冷藏车及车载冷藏箱或保温设备等(图 2-6)。冷藏、冷冻药品储存设施设备具有自动调控温度功能,配置温湿度自动监测系统,可实时采集、显示、记录、传送储存过程中的温湿度数据,并具有远程及就地实时报警功能,可通过计算机读取和存储所记录的监测数据。

冷库(2~10℃)应当配备冷库制冷设备的备用发电机组或者双回路供电系统,防止因供电系统异常使药品存储条件的改变而导致药品质量受到影响。

冷藏箱主要用于药品、生物制剂、疫苗、血液的冷藏、保存、运输。根据不同的需求,可分为 8~20℃的药品阴凉箱、4℃血液保存箱、2~8℃医用冷藏箱、−25~−50℃的低温保存箱以及 −86℃以下的超低温保存箱等。

> **课堂活动**
>
> 血液制品可以放在低温冷藏箱(柜)中保存吗?为什么?

(二) 软件设备

仓储软件是指一切涉及药品仓储管理全过程的书面文件和实施过程的真实记录。仓储软件包含的内容有制度与记录(凭证)两大类。

1. 质量管理制度　主要有药品验收、保管、养护和出库复核的管理制度;有关记录和票据的管理制度;特殊药品和贵细药品管理制度;效期药品、不合格药品和退货药品的管理制度等。

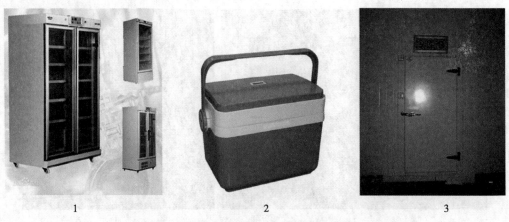

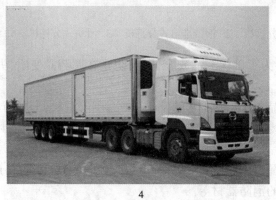

图2-6 各种冷藏设备

1、2. 药品冷藏箱 3. 冷库 4. 冷藏车

2. 质量程序文件 为落实各项质量管理制度,仓库还应有相应的程序文件来具体落实管理制度,如药品储存养护质量的操作程序,药品出库复核质量控制程序,药品销后退回的处理程序,不合格药品的确认和处理程序等。

3. 管理记录、凭证、台账 仓库的温湿度、养护设备使用、药品在库养护检查、药品出库复核等均应有管理记录;凭证包括近效期药品催调表、不合格药品申报表、药品养护档案表、退货通知单;台账包括不合格药品台账、销货退回药品台账、中药饮片分装记录等。

(三)计算机系统

1. 硬件 计算机系统的硬件要求包括:①有支持系统正常运行的服务器;②药品采购、销售、储存、运输以及质量管理等岗位应当配备专用的终端设备;③有稳定、安全的网络环境,有固定接入互联网的方式和可靠的信息安全平台;④批发企业有实现相关部门、岗位信息传输和数据共享的局域网;⑤有符合GSP要求及企业管理实际需要的应用软件和相关数据库。

2. 基础数据库 质量管理基础数据是企业合法经营的基本保障,企业应当将审核合格的供货单位、购货单位及采购品种等信息由专职质量管理人员据实录入系统,建立质量管理基础数据库并有效运用。这些数据应当与对应的企业或产品的合法性、有效性相关联,由系统进行自动跟踪、识别与控制;当任一质量管理基础数据失效,系统应当对与该数据相关的业务功能自动锁定,直至该数据更新、生效后相关功能方可恢复;各操作岗位只能按照规定权限查询、应用质量管理基础数据,不能修改数据的任何内容。

3. 数据的录入、修改、保存及权限控制 各操作岗位应当通过输入用户名及密码等身份确认方式登录后,方可在权限范围内录入、查询数据,但不能修改数据信息;修改业务经营数据应

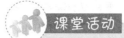

在职责范围内提出申请,经质量管理人员审核批准后方可修改,修改的原因和过程应当在系统中记录;系统对各岗位操作人姓名的记录,应当根据专有的用户名及密码自动生成,不得采用手工编辑或菜单选择等方式录入;系统操作、数据记录日期和时间应由系统自动生成,不得采用手工编辑、菜单选择等方式录入。

各类记录和数据的保存应采用安全、可靠的方式存储和备份;批发企业应当按日备份,零售企业应当定期备份;备份数据应当存放在安全场所,防止与服务器同时遭遇灾害;数据的保存时限应符合相关规定。

学以致用

工作场景:

小李是今年的应届毕业生,来到某药品批发仓库工作,负责接替小张的仓库保管员工作。交接过程中,小张向小李介绍了各类数据的录入、修改和保存,小李熟悉工作并得到授权以后方可独立工作。

知识运用:

1. 各操作岗位应当通过输入用户名及密码等身份确认方式登录后,方可在权限范围内录入、查询数据,但不能修改数据信息。

2. 修改数据需提出申请,经管理人员批准后方可修改并记录修改的原因。

3. 各岗操作人员的姓名、操作时间、数据记录等均由系统自动生成,不得手工录入。

4. 流通过程的管理

(1)采购管理:采购订单应当依据系统建立的质量管理基础数据制定,系统能拒绝无质量管理基础数据支持的任何采购订单的生成。系统对各供货单位的法定资质能够自动审核,拒绝超出经营方式、经营范围的采购行为发生,采购订单确认后,系统自动生成采购记录。

(2)验收管理:药品到货时,系统应当支持收货人员查询采购订单,对照实物确认相关信息无误后,方可进行质量验收;验收人员按规定进行药品质量验收,对照药品实物在系统采购记录的基础上录入药品的批号、生产日期、有效期、验收合格数量、验收结果等内容后,系统生成验收记录。

(3)储存、养护管理:系统能按照药品的管理类别及储存特性,自动提示相应的储存库区;能依据质量管理基础数据和养护制度,对库存药品按期自动生成养护工作计划,提示养护人员对库存药品进行有序、合理的养护;能对库存药品的有效期进行自动跟踪和控制,具备近效期预警、超有效期自动锁定及停售等功能。

(4)销售、出库和运输管理:企业销售药品应当依据质量管理基础数据及库存记录生成销售订单,系统拒绝无质量管理基础数据或无有效库存数据支持的任何销售订单的生成。能对各购货单位的法定资质实施自动审核,拒绝超出经营方式、经营范围等销售行为的发

生;批发企业销售订单确认后,系统自动生成销售记录,并将数据传输至仓储部门提示出库配货(见图 2-7)及复核。复核员完成复核任务后,系统自动生成出库复核记录。批发企业的系统能对药品运输的在途时间进行自动跟踪,对有运输时限要求的应当提示、警告相关部门及岗位。能按照 GSP 要求,支持生成药品运输记录。

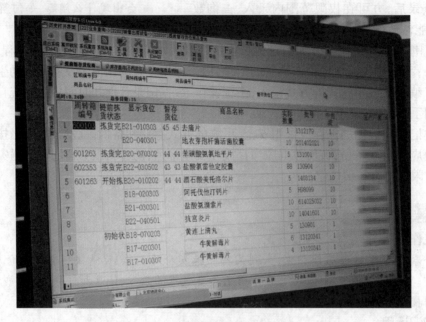

图 2-7 登录计算机出库配货界面

(5)销后退回及质量有疑问药品的管理:销后退回药品在收货时应当调出原对应的销售出库复核记录;对应的销售出库复核记录与销后退回药品实物信息一致的方可验收,并依据原销售出库复核记录生成销后退回验收记录;退回药品实物与原记录信息不符时,系统应当拒绝药品退回操作;系统不支持对原始销售数据的任何更改。

各岗位发现质量有疑问药品,应按照本岗位操作权限实施锁定,系统自动通知质量管理人员;被锁定药品应由质量管理人员确认,不属于质量问题的解除锁定,属于不合格药品的由系统生成不合格记录;系统对质量不合格药品的处理过程进行记录,跟踪处理结果。

二、仓库设备的管理

仓库设备管理包括设备的购置、保管、使用、保养、维修等内容,要求做到"有条不紊、使用方便、精心养护、检修及时、不丢不损、领退有手续、物质专人管、职责分明、账物相符"。

(一)健全制度

设备操作规程及相关管理规章制度明确,遵守操作规程。相关工作人员持证上岗,操作人员必须做到"四会四懂",即:懂性能、懂结构、懂原理、懂用途;会使用、会检查、会维护保养、会排除故障。因此,要不断对操作人员进行技术培训,严格考核制度,经考核合格后才能持证上岗。

(二)正确使用,定期保养

设备选择合理,要严格按照规定安装、试运转、验收合格才能投入使用,合理确定设备的工时定额,既要充分发挥设备效能,又要防止设备的过度疲劳和磨损,更不能超负荷使用。

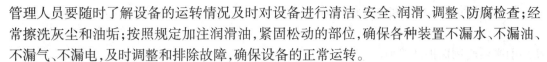

管理人员要随时了解设备的运转情况及时对设备进行清洁、安全、润滑、调整、防腐检查;经常擦洗灰尘和油垢;按照规定加注润滑油,紧固松动的部位,确保各种装置不漏水、不漏油、不漏气、不漏电,及时调整和排除故障,确保设备的正常运转。

(三)验证管理

验证是指以书面的形式证明任何操作规程(或方法)、生产工艺或系统能够持续达到预期结果的一系列活动。根据 GSP 要求,企业应当按照国家有关规定,对计量器具、温湿度监测设备等定期进行校准或者检定;应当对冷库、储运温湿度监测系统以及冷藏运输等设施设备进行使用前验证、定期验证及停用时间超过规定时限的验证。前验证即使用前验证,确认设施设备的关键参数及性能符合使用条件,定期验证间隔时间一般不超一年,设备停用超过最大停用时限,重新启用前,要重新进行验证。质量管理部门组织验证、校准相关设施设备。

企业应当根据相关验证管理制度,形成验证控制文件,包括验证方案、报告、评价、偏差处理和预防措施等。验证报告应当经过审核和批准,验证文件应当存档。企业应当根据验证确定的参数及条件,正确、合理使用相关设施设备。

点滴积累

1. 仓库设备主要包括硬件设备、软件设备和计算机系统。
2. 硬件设备包括储存设备、搬运装卸设备、分拣设备、养护设备、冷藏冷冻设备。
3. 仓储软件包含的内容有制度与记录(凭证)。
4. GSP 要求药品经营企业应当建立计算机系统,计算机系统中设置各流程及环节的质量控制功能。
5. 仓库设备应正确使用,定期保养和验证。

第三节 药品仓库的作业管理及消防安全管理

一、作业管理

(一)安全操作管理制度健全

制定科学合理的各种作业安全制度、操作规程和安全责任制度,并通过严格的监督,确保制度得以有效和充分地执行。

(二)加强劳动安全保护

劳动安全防护包括直接和间接实行于员工人身的保护措施。要求:①尽可能轻负荷作业;②遵守劳动时间和休息时间的规定,提供合适和足够的劳动防护用品;③作业设备、作业场地必须具备适合作业的条件;④不进行冒险作业;⑤避免带伤病作业;⑥须有专人在现场指挥和安全指导。

(三)加强培训,持证上岗

从业人员必须掌握岗位的安全作业技能和规范,并取得作业资格,方可进行作业,且仅能从事其资格证书限定的作业项目操作,不混岗作业。

(四)机械、设备安全

机械设备状况良好,适合作业;要有专人进行指挥;保持安全间距;载货移动设备上不得

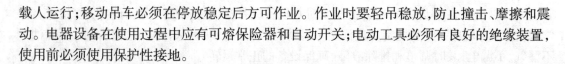

载人运行;移动吊车必须在停放稳定后方可作业。作业时要轻吊稳放,防止撞击、摩擦和震动。电器设备在使用过程中应有可熔保险器和自动开关;电动工具必须有良好的绝缘装置,使用前必须使用保护性接地。

二、消防安全管理

药品仓库的安全包括仓库设施、仓储药品的安全管理和仓库工作人员的人身安全。仓库的不安全因素很多,如火灾、水灾、爆炸、盗窃和破坏等。从其危害程度来看,火灾造成的损失最大。因此药品仓库安全工作的重点是消防安全。

在消防工作中,应贯彻"预防为主,防消结合"的方针,执行《中华人民共和国消防法》和公安部制定的《仓库防火安全管理规则》,做好防火救火相关工作。

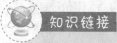 知识链接

火的基本知识

火的产生有三个必要条件即可燃物质、助燃物质和火源。如能消除其中任何一个条件,火灾就可以避免。火源可分为直接火源(明火、电火花、雷电)和间接火源(加热引燃起火和商品本身自燃起火)。仓库的火灾可分为:普通火、油类火、电气火、爆炸性火灾。常用的灭火方法有隔离法、窒息法和冷却法。

(一)防火措施

1. 制定安全防火工作的各项规章制度和责任制 根据仓库实际情况建立消防组织,配足消防器材,并固定在适当的位置,保证在发生火灾时能及时扑救。

2. 宣传教育 经常开展防火宣传教育和消防法制教育,经常进行消防知识与消防技术的学习。

3. 火种管理 严格管理库区明火,火种、火源严禁带入仓库,消灭火灾的隐患;严格管理电源,防止线路老化故障。电器做到安装符合要求,用电不超负荷,电器设备应经常检查,危险品库应采用防爆照明灯。

4. 及时清除易燃杂物 对易燃、易爆的化学危险品要按《危险化学品安全管理条例》进行生产、储存、经营、装卸和使用,不可掉以轻心。

(二)消防设备

常用消防设备有消火栓、灭火器及灭火砂箱等(见图2-8)。

1. 消火栓 消火栓是装于建筑物内消防供水管道上的阀门装置,与消防水枪、水带配套放置在消火栓箱内。水的灭火作用是冷却和窒息。

(1)适用范围:适合扑救木材、棉絮类火灾。但不适于油类及电气着火。

(2)使用方法:第一步打开消火栓门,紧急时刻可以打碎玻璃;第二步取出水带,将水带的一端接在消火栓出水口上,另一端接好水枪;第三步把水枪拉到起火点附近;第四步逆时针打开消火栓阀门,用水枪对准火焰喷射。

(3)注意事项:火灾现场断电情况下,才能用水进行扑救。使用水龙带时防止扭转和折弯。

2. 灭火器 根据仓储药品的性质及业务操作情况,应配备各种类型的灭火器,并置于使用便利而明显的地方。

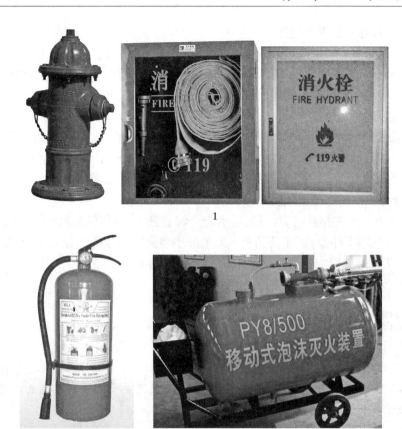

图 2-8　各种消防设备
1. 各种消火栓及消火栓箱　2. 手提式灭火器　3. 移动式泡沫灭火器

（1）二氧化碳灭火器

1）适用范围：适用于扑救贵重药品、档案资料、仪器仪表、600V 下电气设备及油类的初起火灾。但不能用于扑救金属钾、钠、镁、铝等物质的火灾。

2）使用方法：第一步取出灭火器提到起火地点；第二步拔出保险销；第三步占据起火点上风 5m 左右处，一只手握住喇叭筒，另一只手紧握启闭阀的压把；第四步按下压把，对准火焰根部，左右扫射。

3）注意事项：在室内窄小空间使用，灭火后操作者应迅速离开，以防窒息。

（2）干粉灭火器

1）适用范围：适用扑救可燃气体、电气、油类和木材、棉絮等类型火灾。

2）使用方法：第一步取出灭火器赶到着火处，把灭火器上下颠倒几次；第二步拔出保险销；第三步占据起火点上风 5m 左右处，一只手握住软管前端，另一只手紧握启闭阀的压把；第四步按下压把，对准火焰根部左右扫射。

3）注意事项：灭火过程中应始终保持直立状态，不得横卧或颠倒使用。

（3）泡沫灭火器：适用于扑救油类、易燃液体的火灾；因含水分故不能扑救忌水物质和带电物质的火灾。

（4）四氯化碳灭火器：适用于扑灭电气设备和贵重仪器设备的火灾；不能扑救金属钾、钠、镁、铝、乙炔、乙烷、二硫化碳等的火灾。四氯化碳毒性大，使用者要站在上风口，在室内

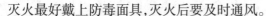

灭火最好戴上防毒面具,灭火后要及时通风。

(5) 1211灭火器:适用于扑救各种油类、可燃气体和电器设备初起的火灾。

3. 灭火砂箱　砂子一般采用细河砂,并配备铁铲、水桶等消防工具置于砂箱旁。砂子适用于盖熄小量易燃液体及不能用水或液体灭火器来救火的物质。

(三)安全灭火

1. 火灾报警　发生重大火灾应在第一时间拨打火警电话,并通知周围的同事、领导、保安;及时切断电源。通过电话向119消防队报警时,应叙述下列内容:发生火灾单位的详细地址、起火物质、火势情况、货场人员被困情况、受威胁物质、报警人姓名及所用电话号码。报警后要安排专人到路口迎接消防车。

2. 火灾扑救　火灾扑救时应注意,遇水能分解、燃烧或爆炸的药品、比水轻又不溶于水的易燃液体,不宜用水扑救。对于药品仓库发生的小型火灾,最好使用沙土或灭火器等扑救,这样既安全,又可避免因大量用水而影响药品的包装和质量。注意空气流通,防止窒息,以保证消防人员安全。

 案例分析

案例:

本章导学中描述长寿医药连锁有限公司火灾事件中,仓库曾装修过,存放的药品系易燃物品,存放量大且未进行申报。起火的直接原因是空调线短路所致。起火时无人在场,扑救不及时。

分析:

经调查发现,特大火灾的发生反映了公司消防安全管理中存在的巨大问题:①单位主管领导不重视;②消防安全管理混乱;③公共消防设施建设滞后,水源不足;④消防力量不足,装备落后;⑤消防监督力度不够大。

 点滴积累

1. 药品仓库的作业管理主要是完善各项管理制度、加强作业人员的素质培训、重视设施设备的养护和使用。

2. 消防安全是药品仓库安全工作的重点。首先应落实防火措施,其次要确保火灾发生时的顺利扑救,即消防设备的正常及安全灭火知识的普及。

 目标检测

一、选择题

(一)单项选择题

1. 冷库的温度要求为(　　)

　　A. ≤20℃　　　B. 2~10℃　　　C. 0~30℃　　　D. 0~10℃　　　E. 20~30℃

2. 货区平面布局形式中,对通风采光不利,存取货物不方便的是(　　)

　　A. 横列式　　　B. 纵列式　　　C. 纵横式　　　D. 倾斜式　　　E. 混合式

3. 业务特点是接收和发运药品的批次量少,药品较长时期脱离周转的仓库是(　　)

A. 加工仓库　　B. 采购仓库　　C. 储备仓库　　D. 中转仓库　　E. 保税仓库

4. 按 GSP 管理要求库区的色标为红色的库区有( )

A. 合格品区 　　　　　B. 待验区 　　　　　C. 退货区

D. 不合格品区 　　　　E. 冷藏区

5. 综合考虑经济因素及自然因素,可将仓库选址于( )

A. 城市的中心 　　　　B. 主干线附近 　　　　C. 油库的附近

D. 潮湿的地区 　　　　E. 居民区附近

6. 叉车的作用是( )

A. 包装货物　　B. 储存货物　　C. 移动货物　　D. 检验货物　　E. 分拣货物

7. 能保证货物叠放高度,使货物互不挤压,减少货物损失的仓储设备是( )

A. 叉车　　B. 货架　　C. 托盘　　D. 拖车　　E. 分拣机

8. 药品仓库的计算机管理系统中,各岗的操作记录( )

A. 系统自动生成 　　　B. 手工录入 　　　　C. 菜单选择方式录入

D. 可由管理人员录入 　E. 可随意更改

9. 在仓库中可增加空间利用率的设施是( )

A. 叉车　　B. 货架　　C. 托盘　　D. 吊车　　E. 分拣机

10. 既可以作为储存设备,又可以作为装卸和运输设备的是( )

A. 托盘　　B. 叉车　　C. 货架　　D. 吊车　　E. 电瓶车

11. 下列设备中属于搬运设备的是( )

A. 货架 　　　　　　　B. 自动升降平台 　　　C. 叉车

D. 纸箱 　　　　　　　E. 分拣机

12. 在仓储作业中,仓库的货物卸车、验收、存放地点之间的安排,按一个方向流动,避免搬运路线交叉和重复,加快货物周转速度,反映了仓储作业的哪项原则( )

A. 节奏性原则 　　　　B. 连续性原则 　　　　C. 安全性原则

D. 稳定性原则 　　　　E. 循环性原则

13. 在下列仓库类型中,属于按职能分类的是( )

A. 立体仓库 　　　　　B. 特种仓库 　　　　　C. 储备仓库

D. 保税仓库 　　　　　E. 通用仓库

14. 下列不属于搬运设备的是( )

A. 起重机　　B. 高层货架　　C. 堆垛机　　D. 叉车　　E. 手推车

15. 能够实现物流仓储的自动化、智能化、信息化,既提高土地利用率、单位面积储存量,又能提高仓库的出入库频率的仓库是( )

A. 立体仓库　　B. 平房仓库　　C. 多层仓库　　D. 通用仓库　　E. 专用仓库

16. 灭火的正确方法有( )

A. 用砂土扑救小量易燃液体初起火灾

B. 用砂土扑救爆炸性物品(如硫酸铵等)起火

C. 用水扑灭钾、钠、镁的燃烧

D. 用水扑灭油起火

E. 用二氧化碳灭火器扑救金属钾、钠、镁等物质的火灾

17. 合理安排仓库作业流程,不包括( )

A. 方便机械设备使用 　　B. 单一的物流方向 　　　C. 最大限度地利用库

D. 最少的作业环节 　　E. 最有效地利用空间

（二）多项选择题

1. 运输冷藏、冷冻药品的冷藏车及车载冷藏箱、保温箱,应当符合运输过程中对温度控制的要求。冷藏车具有哪些功能（　　　）

A. 自动调控温度

B. 温湿度自动监测系统

C. 实时采集、显示、记录、传送存储过程温湿度数据功能

D. 远程及就地实时报警功能

E. 可通过计算机读取和存储所记录的监测数据

2. 在仓库选址时,需考虑的因素有（　　　）

A. 经济因素 　　B. 自然因素 　　C. 政策因素 　　D. 人文因素 　　E. 政治因素

3. 货区平面布局的形式有（　　　）

A. 横列式 　　　B. 纵列式 　　　C. 纵横式 　　　D. 倾斜式 　　　E. 交叉式

4. 按主要业务职能分类,药品仓库可分为（　　　）

A. 采购仓库 　　B. 批发仓库 　　C. 零售仓库 　　D. 加工仓库 　　E. 储备仓库

5. 消防安全管理的基本措施包括（　　　）

A. 发生火警后立即报警

B. 危险品仓库必须符合防火防爆要求

C. 明火作业须经消防部门批准

D. 配备适量的消防设备

E. 普及防火知识

6. 仓库作业区布置应考虑的因素有（　　　）

A. 各个作业区域的位置安排合理 　　　　B. 作业路线最短

C. 道路占用面积小 　　　　　　　　　　D. 方便设备使用

E. 作业流程安排合理

二、简答题

1. 仓库内部应该设哪些功能区? 布置中应有哪些注意事项?

2. 药品仓库中的设备主要有哪些? 各自的主要功能是什么?

（艾福花）

第三章 药品的入库验收

学习目标

1. 掌握药品入库验收的内容、方法和注意事项;
2. 熟悉药品入库验收的基本要求及岗位职责;药品标签、说明书和包装以及药品电子监管码相关知识;
3. 了解冷链药品相关知识;
4. 熟练掌握药品入库验收的业务流程;学会各种表格的填制。

 导学情景

情景描述:

某医药公司于 2014 年 6 月 23 日从 A 公司购进一批 B 制药有限公司生产的批号为 14020565 的布洛芬缓释胶囊,公司药品仓库收货员小丁,根据相关要求查对了药品采购记录、随货同行单、运输方式及药品实物等内容,发现药品批号与随货同行单记录的药品批号不符,于是小丁拒收该批药品,并通知采购部门进行处理。

学前导语:

药品收货与验收活动是药品经营企业控制入库药品质量的第一关。由于药品种类繁多、剂型多样、产地各异、性质复杂,且易受外界条件影响,因此加强药品的入库验收是保证药品质量的一个重要环节。本章将带领大家学习药品入库验收的基本知识,熟练掌握药品入库验收的操作。

第一节 药品入库验收的基本要求和工作流程

一、药品入库验收的基本要求

2012 年修订的 GSP 要求企业应当按照规定的程序和要求对到货药品逐批进行收货、验收,防止不合格药品入库。

1. 企业建立的药品收货、验收质量管理文件应符合 GSP 及其附录管理要求。

2. 应按照规定的程序和标准对采购来货、销售退回药品进行收货、验收,核实采购、退回渠道合法性,并建立收货、验收记录。对药品收货与验收过程中出现的不符合质量标准或疑似假、劣药的情况,应当交由质量管理部门按照有关规定进行处理,必要时上报药品监督管理部门。

3. 企业应当根据不同类别和特性的药品,明确待验药品的验收时限,待验药品要在规定时限内验收。

4. 应按到货药品的批号逐一进行收货、验收,每个批号均应有完整的收货、验收记录。

二、药品入库验收的工作流程

药品入库验收工作流程为:收货初验→药品验收→药品入库(图 3-1,图 3-2)。

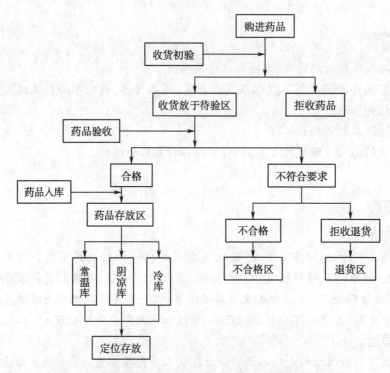

图 3-1 药品入库验收工作流程图

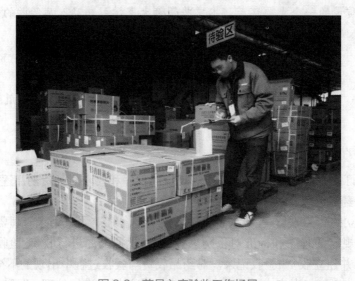

图 3-2 药品入库验收工作场景

点滴积累

　　药品入库验收的基本要求是根据 GSP 要求对入库药品进行验收;基本流程为收货初验→药品验收→药品入库。

第二节　岗位职责

一、收货员岗位职责

　　1. 根据国家有关的法律、法规和企业的质量管理制度,规范开展药品收货作业,保证准确无误;

　　2. 负责采购和销售退回药品的收货,核实采购和销售退回渠道,防止假药、劣药进入公司;

　　3. 药品到货时,核实运输方式是否符合要求,并对照随货同行单(票)和采购记录核对药品,做到票、账、货相符;

　　4. 冷藏、冷冻药品到货时,对其运输方式及运输过程的温度记录、运输时间等质量控制状况进行重点检查并记录。不符合温度要求的拒收;

　　5. 对符合收货要求的药品,按品种特性要求放于相应待验区域,或者设置状态标志,通知验收;

　　6. 协助做好药品防火、防盗、防虫、防鼠、防污染、防霉变等工作;

　　7. 协助做好药品盘点工作。

二、验收员岗位职责

　　1. 树立"质量第一"的观念,坚持质量原则,把好药品入库质量第一关;

　　2. 负责按法定标准和合同规定的质量条款及验收制度,对购进药品和销后退回药品逐批验收;

　　3. 按照规定的抽样方法和抽样数量、验收检查方法和判断标准,在规定场所进行检查验收,重点检查外观质量和包装质量;

　　4. 验收完毕,正确作出验收结论,及时做好有关记录并签名负责,交接手续清楚;

　　5. 对验收合格的药品,及时与保管员办理入库交接手续;

　　6. 对不能判断质量的药品以及在验收中发现的质量变化情况,应立即报告质量管理部门,作出裁决。

点滴积累

　　1. 收货员应根据国家有关的法律、法规和企业的质量管理制度,规范开展药品收货作业。

　　2. 验收员应该树立"质量第一"的观念,严格按照 GSP 要求进行药品验收,把好药品入库质量第一关。

第三节 具体工作任务

一、收货初验

药品收货是对到货药品的实物与相关票据进行检查和核对的过程,包括票据核对、票据与实物核对、运输方式和运输条件的检查等。目的是保证购进药品名称、规格、数量、供货商、运输方式等信息准确,做到票、账、货相符,把好药品收货关。

(一)一般药品

1. 查验票据

(1) 药品到货时,收货人员应当查验相关的药品采购记录(表3-1)以及随货同行单(票)(表3-2)。无随货同行单(票)或药品采购记录的应当拒收。

表 3-1 药品采购记录

采购日期	通用名称	剂型	规格	单位	数量	生产企业	供货单位	批准文号	批号	有效期	备注

表 3-2 随货同行单

客户名称:

送货单位: NO.   开票日期:

序号	品名	剂型	规格	单位	数量	产地	单价(元)	金额(元)	生产日期 生产批号 有效期	批准文号	备注

本页金额小计:	以上药品质量情况:
金额合计(大写):	金额合计(小写):

备注:本批药品验收合格,若有异议,数量不符等原因要求退货请在10个工作日内与本公司联系。

单据说明:(白色:存根联 红色:签收联 粉色:仓库联 绿色:发票联 蓝色:随货同行联)

制单人: 发货人: 复核人: 送货人: 签收人:

知识链接

随货同行单

　　"随货同行单(票)"是药品货源的证明文件,必须随货物同行,在运输过程中必须保证票货相符。目前不同的企业开具"随货同行单(票)"的方法不一,有的单独开具,有的与销售单据做成"一单多联"的格式。单独开具的其名称应为"随货同行单(票)"。"一单多联"的,其中"一联"的名称应为"随货同行单(票)",如名称无法设置,则必须在票面显著位置印刷或盖印"随货同行单(票)"字样。这两种票据的样式均应事先提供给购货方备案。

　　(2)随货同行单(票)应为打印的单据,并加盖供货单位药品出库专用章原印章;随货同行单(票)及加盖的供货单位药品出库专用章原印章应与首营企业档案中留存的相关式样保持一致。

　　2. 查验运输工具和运输状况　药品到货时,收货人员应当:

　　(1)检查是否使用约定的运输工具。

　　(2)核实运输工具是否为封闭式货物运输工具,温度控制应符合药品储存条件,冷藏、冷冻药品的运输应符合 GSP 规范及其相关附录规定,特殊管理药品的运输应符合国家有关规定。如发现运输工具内有雨淋、腐蚀、污染等可能影响药品质量的现象,应当通知采购部门并报质量管理部门处理。

　　(3)根据运输单据所载明的启运日期,检查是否符合协议约定的在途时限,对不符合约定时限的,应当报质量管理部门处理。

　　(4)供货方委托运输药品的,企业采购部门应当提前向供货单位索要委托的承运方式、承运单位、启运时间等信息,并将上述情况提前告知收货人员;收货人员在药品到货后,要逐一核对上述内容,不一致的应当通知采购部门并报质量管理部门处理。

　　3. 药品实物的核对

　　(1)药品到货时,收货人员应当依据随货同行单(票)以及相关的药品采购记录核对药品实物,内容一致,方可收货。

　　(2)对于随货同行单(票)记载的供货单位、生产厂商、药品的通用名称、剂型、规格、批号、数量、收货单位、收货地址、发货日期等内容与采购记录以及本企业实际情况不符的,应当拒收,并通知采购部门,可由采购部门负责与供货单位核实处理。

　　(3)随货同行单(票)中药品的通用名称、剂型、规格、批号、数量、生产厂商等内容与药品实物不符的,应当拒收,并通知采购部门进行处理。

　　4. 收货　收货人员应对照随货同行单(票)、采购记录核对到货药品,并在计算机软件上录入到货信息,系统自动生成收货记录(表3-3)。

　　收货过程中,收货人员应当:

　　(1)对于随货同行单(票)内容中除数量以外的其他内容与采购记录、药品实物不符的,经采购部门向供货单位核实确认后,由供货单位提供正确的随货同行单(票)后,方可收货。

　　(2)对于随货同行单(票)与采购记录、药品实物数量不符的,经供货单位确认后,按照采购制度由采购部门确定并调整采购数量后,方可收货。

表 3-3 药品收货记录

编号：

收货时间	药品名称	剂型	规格	到货数量	批号	有效期	批准文号	生产企业	供货单位	外包装情况	运输方式	输运起止时间	收货人

（3）供货单位对随货同行单（票）与采购记录、药品实物不相符的内容不予确认的，到货药品应当拒收，存在异常情况的，报质量管理部门处理。

（4）拆除药品的运输防护包装，检查药品外包装是否完好，对出现破损、污染、标识不清等情况的药品，应当拒收。

收货人员对符合收货要求的药品，应当按品种特性如药品温湿度特性、储存分区管理、特殊管理药品等要求放于相应待验区域，或者设置"待验"状态标志，并在随货同行单（票）上签字后移交验收人员，通知验收。冷藏、冷冻药品应当在冷库内待验。所谓"待验"是指对到货药品由收货人员收货确认后，等待验收员验收的储存状态。待验期间药品质量由收货人员负责。

（二）冷链药品

冷链：是指为了保持药品、食品等产品的品质，从生产到消费过程中，始终使其处于恒定的低温状态的一系列整体冷藏解决方案、专门的物流网络和供应链体系。

药品冷链物流：是指药品生产企业、经营企业、物流企业和使用单位采用专门的设施，使冷藏药品从生产企业成品库到使用单位药品库的温度始终控制在规定范围内的物流过程。

冷链药品：是指对药品贮藏、运输有冷藏、冷冻等温度要求的药品。

 知识链接

冷链药品的分类及特点

冷链药品根据药品温控条件的不同可大致分成四个类型：首先是一般的冷链药品，严格讲，就是冷藏链药品，它的温度要求是 2~8℃；第二个是冷却链药品，温度要求为 8~15℃；第三个是冷冻链药品，温度要求为 −20℃（疫苗通常要求这个温度）；第四类药品，即深度冷冻链药品，温度要求在 −70℃，这些药品基本上是冷链药品的原液，比如赫赛汀是 2~8℃的储存状态，但它的原液储存在 −70℃环境中。

冷链药品主要有以下几个特点：①多数为生物制剂，性质不稳定，其生物活性非常容易受外界环境影响；②冷链药品对制造、包装过程的要求非常严格；③冷链药品检测周期相对较长，基本上都是 3~6 个月的检测周期，而这个检测周期涵盖在有效期之内；④对日常仓储以及运输过程的温度要求更高。

冷链药品要求药品生产企业、经营企业、物流企业和使用单位都要采用专用设施,使药品从生产企业成品库到使用单位药品库的温度始终控制在规定范围内。因此,对于药品仓库,当冷链药品到货时,除了按照一般药品要求进行初验外,还应当对其运输方式及运输过程的温度记录、运输时间等质量控制状况进行重点检查并记录。不符合温度要求的应当拒收。

课堂活动

某医药公司购进10盒破伤风抗毒素注射液,因供货方距离该公司只有半小时车程,供货方发货时用泡沫保温箱将其包装,随其他药品一起发运至该公司。你作为公司的收货员该如何做?

1. 冷藏、冷冻药品到货时,应当查验冷藏车、车载冷藏箱或保温箱的温度数据,核查并留存运输过程和到货时的温度记录。

2. 收货人员根据运输单据所载明的启运日期,检查是否符合协议约定的在途时限,对不符合约定时限的,应当报质量管理部门处理。

3. 供货方委托运输药品的,企业采购部门应当提前向供货单位索要委托的承运方式、承运单位、启运时间等信息,并将上述情况提前告知收货人员。

4. 收货人员在药品到货后,要逐一核对承运方式、承运单位、启运时间等信息,不一致的应当通知采购部门并报质量管理部门处理。

5. 对未采用规定的冷藏设施运输的或者温度不符合要求的应当拒收,做好记录并报质量管理部门处理。企业所使用的计算机系统应能建立专门的冷链药品收货记录,主要内容至少包括:药品名称、数量、生产企业、发货单位、发运地点、启运时间、运输方式、温控方式、到货时间、温控状况、运输单位、收货人员等(表3-4)。

6. 冷藏、冷冻药品应当在符合要求的冷库内待验。

表3-4　冷链药品收货记录

编号:

收货时间	药品名称	规格	批号	到货数量	生产企业	发货单位	发运地点	外包装情况	运输方式	运输起止时间	温控方式	温控状况	运输单位	收货人

学以致用

工作场景:

某医药企业购进一批注射用尿激酶,仓库收货人员小刘在进行收货时发现,运输过程中的温度控制超过10℃。于是,小刘记录后,将该批药品放置于冷库,进行明显标识后,报质量管理部门进一步核查处理。

知识运用：

1. 注射用尿激酶属于冷藏药品，应避光，密闭，在10℃以下保存。

2. 冷藏药品运输过程"不符合温度要求的应当拒收"。

3. 所谓"拒收"不是将所到药品拒之门外，是指不得办理入库手续，不得擅自退回供货方或由承运方自行处理；收货人员应予以记录，将药品放置于符合温度要求的场所，并明显标识，报质量管理部门进一步核查处理。

（三）销后退回药品

销后退回药品是指已经正式出库，并有完整的销售记录，因为各种原因销售后退回的药品。企业对销后退回药品应重点控制，按照规定的程序进行管理，保证退货环节药品的质量和安全，防止假药劣药进入流通领域。

销后退回药品应按照以下要求进行处理。

1. 销后退回药品首先应由销售部门进行查询，确认为本企业销出药品后，如符合企业制度所规定的退货条件，销售部门填写"销后退回药品处理审批单"，向授权批准人提出申请，授权批准人批准后通知仓储部门收货。

2. 仓库收货人员凭销售部门开具的退货凭证，经对退货药品进行核对无误后，收货并通知验收员验收。

3. 对销后退回的冷藏、冷冻药品，根据退货方提供的温度控制说明文件和售出期间温度控制的相关数据，确认符合规定条件的，方可收货；对于不能提供文件、数据，或温度控制不符合规定的，给予拒收，做好记录并报质量管理部门处理。

4. 退货药品应指定专人负责保管，并建立销后退回药品台账（表3-5），其内容应包括该批退回药品的基本情况及退货原因、处理结果等内容。

表3-5 销后退回药品台账

返回日期	品名规格	单位	数量	批号	有效期	生产企业	质量状况	处理结果	经办人	备注

二、药品验收

（一）药品验收的依据

药品验收应依据《中华人民共和国药典》《国家食品药品监督管理局国家药品标准》以及合同规定的质量条款进行，药典未收载的品种可按部颁标准及各省、自治区、直辖市所制定的标准执行，严格执行《药品管理法》《药品经营质量管理规范》及相关法律法规。

（二）药品验收的程序

1. 查验相关证明文件 验收员接到"请验通知"后应在规定时间内进行药品验收。

验收药品应当按照批号逐批查验药品的合格证明文件,对于相关证明文件不全或内容与到货药品不符的,不得入库,并交质量管理部门处理。

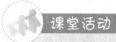

课堂活动

购进药品和销后退回药品的请验通知分别应由哪个部门签字?

（1）按照药品批号查验同批号的检验报告书,药品检验报告书需加盖供货单位药品检验专用章或质量管理专用章原印章。

从生产企业采购药品的,应查验检验报告书原件,从批发企业采购药品的,检验报告书可以为PDF等图片格式的电子文件,应当由质量管理人员负责电子格式检验报告书的收集、确认并传递至验收岗位,确保验收人员在验收时能够在计算机中进行核对。

知识链接

"以电子数据形式传递和保存检验报告"

"以电子数据形式传递和保存检验报告"是GSP规范对企业检验报告的传递和保存提出的方向性要求,不是强制性的。企业可以根据实际情况决定收集电子版的还是纸质的。至于其合法性和有效性如何保证,目前没有统一标准。可从以下几方面保证:一是上游客户将检验报告原则盖章后扫描,用PDF等图片格式保存,不可更改;二是要求上游客户指定专人用专用的传递方式进行传递或指定专门的网站供客户下载;三是如果是用电子数据形式传递,应在质量保证协议中明确规定双方在这个问题上的质量责任;四是在主管部门或专业部门网站上下载,目前有的省份已经实行所有进入该省的药品必须将其检验报告上传至省局指定网站,企业需要时可以直接下载。需要说明的是,特殊管理药品的检验报告不宜用电子数据形式传递。

（2）验收实施批签发管理的生物制品时,有加盖供货单位药品检验专用章或质量管理专用章原印章的《生物制品批签发合格证》复印件。

（3）验收进口药品时,有加盖供货单位质量管理专用章原印章的相关证明文件:①《进口药品注册证》或《医药产品注册证》;②进口麻醉药品、精神药品以及蛋白同化制剂、肽类激素需有《进口准许证》;③进口药材需有《进口药材批件》;④《进口药品检验报告书》或注明"已抽样"字样的《进口药品通关单》;⑤进口国家规定的实行批签发管理的生物制品,有批签发证明文件和《进口药品检验报告书》;⑥进口药品分包装产品,原则与进口药品相同,但分包装有亚批的,核对供货方提供的批号关联性证明。

（4）验收特殊管理药品须符合国家相关规定。

1）麻醉药品、第一类精神药品、医疗用毒性药品、药品类易制毒化学品应指定专人负责,必须货到即验,至少双人开箱验收,双人签字,并建立专门的验收记录。验收专册记录内容应包括:日期、凭证号、品名、剂型、规格、单位、数量、批号、有效期、生产单位、供货单位、质量情况、验收结论、验收和复核人员签字。

2）麻醉药品和第一类精神药品到货时,应向承运单位索取《麻醉药品、第一类精神药品运输证明》副本,并在收货后1个月内交还。运输证明有效期为1年(不跨年度)。铁路运输的,应使用集装箱或铁路行李车;公路、水路运输的,应有专人押运。

（5）验收首营品种应有生产企业提供的该批药品出厂质量检验合格报告书,并在验收记录的备注栏注明。

2. 大包装质量检查 药品大包装应牢实、无破损、无变形、无污染、封口完好。

边学边练

> 某公司购进一批药品,验收员如何对药品进行包装质量检查? 请见"实训三 药品的入库验收"。

3. 抽样

（1）验收抽取的样品应当具有代表性。

（2）对到货的同一批号的整件药品按照堆码情况随机抽样检查。

（3）整件数量在 2 件及以下的应当全部抽样检查;整件数量在 2 件以上至 50 件以下的至少抽样检查 3 件;整件数量在 50 件以上的每增加 50 件,至少增加抽样检查 1 件,不足 50 件的按 50 件计。销后退回药品抽样数量加倍。

（4）对抽取的整件药品应当开箱抽样检查。

（5）应当从每整件的上、中、下不同位置随机抽取 3 个最小包装进行检查,销后退回药品抽样数量加倍。对存在封口不牢、标签污损、有明显重量差异或外观异常等情况的,至少再加一倍抽样数量进行检查。销后退货无完好外包装的,每件须抽样检查至最小包装,必要时送药品检验机构检验。

（6）到货的非整件药品应当逐箱检查,对同一批号的药品,至少随机抽取一个最小包装进行检查。但生产企业有特殊质量控制要求或者打开最小包装可能影响药品质量的,可不打开最小包装。

（7）破损、污染、渗液、封条损坏等包装异常以及零货、拼箱的,应逐箱开箱检查至最小包装。

（8）外包装及封签完整的原料药、实施批签发管理的生物制品,可不开箱检查。

（9）特殊管理的药品应当按照相关规定在专库或者专区内,清点验收到最小包装。

案例分析

案例:

某医药公司购进一批某制药有限公司生产的六味地黄丸(浓缩丸)80 件,其中 60 件产品批号为 14040061,另外 20 件产品批号为 14020035,验收员抽样时对批号为 14040061 的药品随机抽取 4 件,对 14020035 随机抽取 3 件。

分析:

验收抽样要具有代表性,同一批号药品按堆码情况随机抽样检查,不同批号药品要分开抽样。该公司购进的六味地黄丸为两个批号所以应当分别抽样。根据抽样原则整件数量在 2 件以上至 50 件以下的至少抽样检查 3 件,批号为 14020035 的药品 20 件,所以应该至少抽样 3 件;整件数量在 50 件以上的每增加 50 件,至少增加抽样检查 1 件,不足 50 件的按 50 件计,批号为 14040061 药品 60 件,所以至少应该抽样 4 件。

4. 验收 验收人员应当对抽样药品的外观、包装、标签、说明书以及相关的证明文件等逐一进行检查、核对;在不破坏药品内包装的前提下检查药品的性状是否符合要求,注射液还要做澄明度检查并记录。验收结束后,应当将抽取的完好样品放回原包装箱,加封并标示。

(1) 验收人员应当对抽样药品的外观、包装、标签、说明书等逐一进行检查、核对,出现问题的,报质量管理部门处理。

(2) 检查运输储存包装的封条有无损坏,包装上是否清晰注明药品通用名称、规格、生产厂商、生产批号、生产日期、有效期、批准文号、贮藏、包装规格及储运图示标志,以及特殊管理药品、外用药品、非处方药的标识等标记,整件药品要有合格证。

(3) 检查最小包装的封口是否严密、牢固,有无破损、污染或渗液,包装及标签印字是否清晰,标签粘贴是否牢固。

(4) 检查药品最小包装的标签、说明书等是否符合要求。

(5) 验收实施批签发管理的生物制品时,应当有加盖供货单位药品检验专用章或质量管理专用章原印章的《生物制品批签发合格证》复印件。

(6) 销后退回的药品要逐批检查验收,并开箱抽样检查;整件包装完好的要按照规定的抽样原则加倍抽样检查,无完好外包装的每件要抽样检查至最小包装,经验收合格后方可入库销售,有疑义的药品报告质量管理部门,不合格药品按不合格药品的相关规定处理。

 案例分析

案例:

李女士在某药店购买2盒安神补脑液,几天后返回药店说买重了要求退货。经店长了解情况后同意给予处理。结果做退货验收时发现李女士拿来的药品大包装上的批号与售出药品批号相同,但小包装上的批号与大包装不一致。原来里边药品根本不是从本店购买。

分析:

销后退回药品无完好外包装的一定抽样检查至最小包装。

(7) 实施电子监管的药品,验收员应当按规定进行药品电子监管码扫码并及时将数据上传至中国药品电子监管网系统平台。对未按规定加印或加贴中国药品电子监管码,或者监管码印刷不符合规定要求造成扫描设备无法识别的,不应验收入库,应由质量管理部门联系采购部门处理;监管码信息与药品包装信息不符的,要及时向采购部门反映,未得到确认之前不得入库,必要时向当地药品监督管理部门报告。

(8) 直调药品可委托购货单位进行药品验收。购货单位应当严格按照GSP的要求验收药品和进行药品电子监管码的扫码与数据上传,并建立专门的直调药品验收记录。验收当日应当将验收记录相关信息传递给直调企业。

 知识链接

药品直调

发生灾情、疫情、突发事件或者临床紧急救治等特殊情况,以及其他符合国家有关规定的情形,企业可采用直调方式购销药品,将已采购的药品不入本企业仓库,直接从供货单位发送到购货单位,并建立专门的采购记录,保证有效的质量跟踪和追溯。

5. 发现质量问题的处理

(1)购进药品发现质量问题,验收员填写《药品拒收通知单》,报质量管理部门确认。质量管理部门签写处理意见后返给验收员,确认合格的,打印收货单;确认不合格的,交保管员在《药品拒收通知单》上签字,置不合格药品区或退货区临时保管。

(2)销后退回药品验收发现质量问题,验收员填写《药品质量问题报告单》,报质量管理部门确认。质量管理部门确认为不合格的,按不合格药品管理规定处理。

6. 做好药品验收记录 验收员对采购药品或者销后退回药品进行实物验收后,登录计算机系统确认后由计算机系统自动生成药品验收记录;验收记录签名应为验收人员通过计算机操作密码登录操作后的电子签名;计算机系统中验收记录应符合GSP规定项目要求及相关附录要求。

验收记录内容应该包括药品的通用名称、剂型、规格、批准文号、批号、生产日期、有效期、生产厂商、供货单位、到货数量、到货日期、验收合格数量、验收结果等内容(表3-6)。验收人员应当在验收记录上签署姓名和验收日期。

表 3-6 购进药品验收记录

编号:

序号	验收日期	通用名称	商品名称	剂型	规格	数量	批准文号	产品批号	有效期至	生产企业	供货企业	质量状况	验收合格数量	验收结论	验收人	备注

销售退回药品要有专门的验收记录,记录应当包括退货单位,退回日期、通用名称、规格、批准文号、批号、生产厂商、有效期、数量、验收日期、退货原因、验收结果和验收人员。

对验收不合格的药品,应填写药品拒收报告单,注明不合格事项,报质量管理部门审核并由质量管理部门签署处理意见,并通知采购部门。

检查验收结束后,应当将检查后的完好样品放回原包装,并在抽样的整件包装上标明抽验标志。

7. 验收场所、设备及验收时限

(1)验收场所及设备:库房应当有验收的专用场所。药品待验区域有明显标识,并与其他区域有效隔离,待验区域符合待验药品的储存温度要求,验收设施设备清洁,不得污染药品,待验区按规定配备药品电子监管码扫码与数据上传设备。

(2)验收时限:验收员接到验收通知后,应该在规定时间内对待验药品进行验收。一般药品应在到货后1个工作日内验收完毕,特殊管理药品应货到即验,冷藏药品应在30分钟内收货、入库,冷冻药品应在15分钟内完成。

三、药品入库

验收员将药品与药品验收入库通知单交仓库保管员——仓库保管员核实药物并签字——仓库保管员按货位存放药品。

1. 保管员按验收员签字的"药品验收入库通知单"(表 3-7)及随货同行单,对药品名称、规格、数量、批号、有效期等内容核对无误后,在入库单上签收,办理入库交接手续。

表 3-7 药品验收入库通知单

编号:

序号	通用名称	商品名称	剂型	规格	批号	有效期至	数量	生产企业	供货单位	到货日期	验收日期	备注

制单人:　　　　　验收人:　　　　　保管员:

2. 仓库保管员根据药品验收入库通知单核对药品实物。如有数量错误,及时提请纠正;如有质量异常、包装不牢或破损、标志模糊等与验收结论不一致的情况,保管员应填写"药品复检单",转验收员复检,复检药品继续存放待验区。

3. 保管员按储存条件安排仓位,将合格药品存放于满足储存要求的合格品区,在计算机系统上确认,由计算机系统自动生成库存记录,库存记录不得修改。

4. 验收并经质量管理部门确认不合格的药品移至不合格品区。保管员按照"药品拒收通知单"上质量管理部门的意见存放药品,并确认对药品的临时保管责任。计算机系统对不合格药品锁定。

点滴积累

1. 收货员对到货药品的有关单据、运输工具和运输状况等对照药品实物进行查验。一般药品票、货相符存放于待验区(库)待验;冷链药品还应重点检查温度控制状况。
2. 药品验收员应依据法定标准、验收规程以及合同规定的质量条款,在规定场所对药品进行逐批抽样、验收,正确作出验收结论,及时做好有关记录并签名负责,交接手续清楚。
3. 验收合格的药品应当连同药品入库验收记录交仓库保管员,仓库保管员核实无误后安排货位存放药品,不合格药品放于不合格区。

第四节 药品入库验收相关知识

一、药品标签、说明书及包装有关内容

（一）药品标签相关知识

药品的标签是指药品包装上印有或者贴有的内容,分为内标签和外标签。药品内标签指直接接触药品的包装的标签,外标签指内标签以外的其他包装的标签。

1. 药品的内标签应当包含药品通用名称、适应证或者功能主治、规格、用法用量、生产日期、产品批号、有效期、生产企业等内容。对注射剂瓶、滴眼剂瓶等因标签尺寸限制无法全部注明上述内容的,至少应当标注药品通用名称、规格、产品批号、有效期等内容;中药蜜丸蜡壳至少注明药品通用名称。

2. 药品外标签应当注明药品通用名称、成分、性状、适应证或者功能主治、规格、用法用量、不良反应、禁忌、注意事项、贮藏、生产日期、产品批号、有效期、批准文号、生产企业等内容。适应证或者功能主治、用法用量、不良反应、禁忌、注意事项不能全部注明的,应当标出主要内容并注明"详见说明书"字样。

3. 用于运输、储藏的包装的标签,至少应当注明药品通用名称、规格、贮藏、生产日期、产品批号、有效期、批准文号、生产企业,也可以根据需要注明包装数量、运输注意事项或者其他标记等必要内容。

4. 原料药的标签应当注明药品名称、贮藏、生产日期、产品批号、有效期、执行标准、批准文号、生产企业,同时还需注明包装数量以及运输注意事项等必要内容。

5. 同一药品生产企业生产的同一药品,药品规格和包装规格均相同的,其标签的内容、格式及颜色必须一致;药品规格或者包装规格不同的,其标签应当明显区别或者规格项明显标注。同一药品生产企业生产的同一药品,分别按处方药与非处方药管理的,两者的包装颜色应当明显区别。

6. 对贮藏有特殊要求的药品,应当在标签的醒目位置注明。

7. 药品标签中的有效期应当按照年、月、日的顺序标注,年份用四位数字表示,月、日用两位数表示。其具体标注格式为"有效期至××××年××月"或者"有效期至××××年××月××日";也可以用数字和其他符号表示为"有效期至××××.××."或者"有效期至××××/××/××"等。预防用生物制品有效期的标注按照国家食品药品监督管理局批准的注册标准执行,治疗用生物制品有效期的标注自分装日期计算,其他药品有效期的标注自生产日期计算。有效期若标注到日,应当为起算日期对应年月日的前一天,若标注到月,应当为起算月份对应年月的前一月。

（二）药品说明书内容

1. 化学药品与生物制品说明书内容 化学药品与生物制品说明书应当列有以下内容:药品名称(通用名称、商品名称、英文名称、汉语拼音)、成分【活性成分的化学名称、分子式、分子量、化学结构式(复方制剂可列出其组分名称)】、性状、适应证、规格、用法用量、不良反应、禁忌、注意事项、孕妇及哺乳期妇女用药、儿童用药、老年用药、药物相互作用、药物过量、临床试验、药理毒理、药代动力学、贮藏、包装、有效期、执行标准、批准文号、生产企业(企业名称、生产地址、邮政编码、电话和传真)。

2. 中药说明书内容 药品名称(通用名称、汉语拼音)、成分、性状、功能主治、规格、用法用量、不良反应、禁忌、注意事项、药物相互作用、贮藏、包装、有效期、执行标准、批准文号、说明书修订日期、生产企业(企业名称、生产地址、邮政编码、电话和传真)。

(三) 药品包装及其他有关内容

1. 特殊管理的药品、外用药品的包装、标签及说明书上均应当有规定的标识和警示说明,处方药和非处方药的标签和说明书上有相应的警示语或忠告语;非处方药的包装有国家规定的专有标识。

2. 进口药品的包装、标签应当以中文注明品名、主要成分以及注册证号,要有中文说明书。

3. 中药饮片的包装或容器应当与药品性质相适应及符合药品质量要求。中药饮片的标签要注明品名、规格、产地、生产企业、产品批号、生产日期、整件包装上要有品名、产地、日期、供货单位等,要附有质量合格证的标志。实施批准文号管理的中药饮片,要注明批准文号。

4. 中药材有包装,并标明品名、规格、产地、供货单位、收购日期、发货日期等;实施批准文号管理的中药材,还需注明批准文号。验收地产中药材时,如果对到货中药材存在质量疑问,应当将实物与企业中药样品室(柜)中收集的相应样品进行比对,确认后方可收货。

5. 药品包装上的有关名词

冷处:是指温度符合 2~10℃的贮藏和运输条件;

冷冻:是指温度符合 −10~−25℃的贮藏和运输条件;

阴凉处:是指温度符合 0~20℃的贮藏和运输条件;

凉暗处:是指避光并且不超过 20℃的贮藏和运输条件;

常温:是指温度符合 10~30℃的贮藏和运输条件。

课堂活动

课前准备一些药品,学生分组找出药品的标签、说明书以及标签和说明书上标注的有关项目填入表3-8。

表3-8 查验药品标签、说明书内容项目

项目	药品一	药品二	药品三
品名			
规格			
批准文号			
生产批号			
生产日期 ……			

二、中国药品电子监管码有关知识

药品电子监管码管理系统是针对药品在生产及流通过程中的状态监管,实现监管部门及生产企业产品追溯和管理,维护药品生产商及消费者的合法权益。

（一）实施药品电子监管码的目的

实施药品电子监管码可以依靠覆盖全国的国家药监网平台完成产品状态查询、追溯和管理功能。

1. 从生产出厂、流通、运输、储存直至配送给医疗机构的全过程在药品监管部门的监控之下。

2. 实时查询每一盒、每一箱、每一批重点药品生产、经营、库存以及流向情况，遇有问题时可以迅速追溯和召回。

3. 信息预警

（1）各企业超资质生产和经营的预警；

（2）药品销售数量异常预警，可以指示是否有药物滥用，或可能某种药物短时间大量售出提示可能的疾病流行预警；

（3）药品发货与收货数量和品种核实预警，及时发现药品是否流失。

4. 终端移动执法。药品监管和稽查人员可以通过移动执法系统，如通过上网，或通过手机便利地在现场适时稽查。

（二）药品电子监管码的实现过程

药品电子监管码的实现要依靠药品电子监管码赋码系统。整个过程包括：电子监管码的获取、电子监管码的分配、电子监管码的印刷或喷印、电子监管码的扫描、电子监管码及药品信息的上传及查询。

（三）查询方式

药品电子监管码是由20位数字组成（见图3-3）。消费者可以通过中国药品电子监管网输入药品外包装的中国药品电子监管码、区号、电话后，可直接查询到该药品的【药品通用名】【剂型】【制剂规格】【包装规格】【生产企业】【生产日期】【产品批号】【有效期至】【批准文号】及药品流向等信息。如果为非第一次查询则会显示之前相应的查询记录。

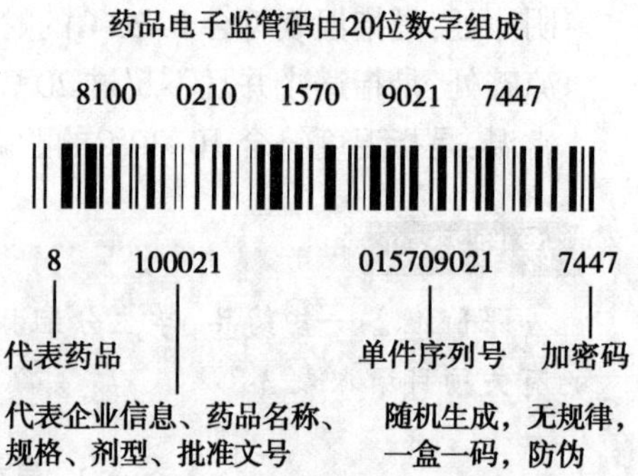

药品电子监管码由20位数字组成

8100　0210　1570　9021　7447

8　　100021　　　015709021　　7447
代表药品　　　　　　　　　　　单件序列号　　加密码

代表企业信息、药品名称、　　随机生成，无规律，
规格、剂型、批准文号　　　　一盒一码，防伪

图3-3　药品电子监管码

（四）特点

药品电子监管码具有以下特点：

1. 一件一码　突破了传统一类一码的机制，做到对每件产品唯一识别、全程跟踪，实现了政府监管、物流应用、商家结算、消费者查询的功能统一。对每一件物品全程追踪，可以确保产品从出厂到客户使用全程监控。

2. 数据库集中存储动态信息　为突破质量信息和流通动态信息无法事先印刷的局限，监管网对产品动态信息实时集中存储在超大规模监管数据库中，同时满足了生产、流通、消费、监管的实时动态信息共享使用需求。

3. 全国覆盖　由于产品一地生产、全国流通销售的特点，只有做到全国统一、无缝覆盖的系统网络平台才能满足全程监管的要求。

4. 全程跟踪　监管网对产品的生产源头、流通消费的全程闭环信息采集，具备了质检、工商、商务、药监等各相关部门信息共享和流程联动的技术功能，为实现对产品的质量追溯、责任追究、问题召回和执法打假提供了必要的信息支撑。

5. 消费者查询 消费者可以借助短信、电话、网络等形式查询药品的真实性和质量信息。如：药品通用名、剂型、规格；生产企业、生产日期、生产批号、有效期等，发现问题，可与当地食品药品监督管理部门联系。

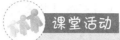

课堂活动

药品电子监管码与商品条形码有什么区别？

点滴积累

1. 药品标签、说明书及包装应符合相关规定。
2. 药品电子监管码管理系统是针对药品在生产及流通过程中的状态监管。

目标检测

一、选择题

（一）单项选择题

1. 药品入库验收的程序是（   ）
   A. 验收→收货→入库入账   B. 收货→验收→入库入账
   C. 收货→入库入账→验收   D. 验收→入库入账→收货
   E. 入库入账→验收→收货

2. 药品到货时，收货人员应当查验相关的药品采购记录以及（   ）
   A. 随货同行单（票）   B. 入库单   C. 收款收据
   D. 合格证   E. 药品说明书

3. 随货同行单（票）应为打印的单据，并加盖供货单位（   ）
   A. 单位公章原印章   B. 仓库专用章原印章   C. 质量管理专用章
   D. 药品出库专用章原印章   E. 发货章原印章

4. 收货过程中，对于随货同行单（票）或到货药品与采购记录的有关内容不相符的，由哪个部门负责与供货单位核实和处理（   ）
   A. 采购部   B. 财务部   C. 质管部   D. 仓储部   E. 销售部

5. 收货人员应当将核对无误的药品放置于库房的哪个区域（   ）
   A. 合格区   B. 待验区   C. 发货区   D. 不合格区   E. 退货区

6. 药品收货后进入待验区，要按批号逐批验收，负责验收的人员是（   ）
   A. 经理   B. 业务员   C. 采购员   D. 保管员   E. 验收员

7. 验收药品应当按照批号逐批查验药品的合格证明文件，对于相关证明文件不全或内容与到货药品不符的，不得入库，并交由哪个部门处理（   ）
   A. 质管部   B. 仓储部   C. 业务部   D. 物流部   E. 采购部

8. 对销后退回药品的验收正确的是（   ）
   A. 检查药品外包装
   B. 检查药品内包装
   C. 检查药品标签、说明书
   D. 按进货验收的规定验收，必要时抽样送检验部门检验
   E. 检查是否是本公司售出药品即可

9. 验收药品应当按照批号查验同批号的检验报告书,供货单位为批发企业的,检验报告书的原印章应为( )

    A. 单位的法人公章   B. 验收专用章   C. 质量管理专用章

    D. 发货专用章   E. 仓库专用章

10. 验收进口药品时,不符合要求的是( )

    A. 包装和标签应以中文注明药品的名称

    B. 包装所附的说明书为外文说明书

    C. 用中文注明"进口药品注册证号"

    D. 用中文注明"医药产品注册证号"

    E. 包装和标签应以中文注明药品的主要成分

11. 应实行双人验收入库制度的药品是( )

    A. 注射剂   B. 外用药品   C. 内服药品   D. 麻醉药品   E. 进口药品

12. 验收药品的抽样原则中,最重要的是样品要有( )

    A. 稳定性   B. 代表性   C. 安全性   D. 有效性   E. 经济性

13. 某药企购进一批感冒灵颗粒120件,至少应随机抽样多少件验收( )

    A. 1件   B. 2件   C. 3件   D. 4件   E. 5件

14. 可以委托购货单位进行药品验收的是( )

    A. 首营品种   B. 直调药品   C. 实施电子监管的药品

    D. 进口药品   E. 生物制品

15. 保管员在入库时发现药品有质量异常、包装破损、标识模糊等与验收结论不一致的情况时,应当( )

    A. 直接退回

    B. 根据验收结论进行入库

    C. 填写"药品复检单",转验收员复检

    D. 放于不合格药品区

    E. 联系采购人员,予以退回

16. 对验收合格的药品,应当由验收人员与哪个部门办理入库手续,由其建立库存记录( )

    A. 采购部门   B. 仓储部门   C. 业务部门

    D. 质量管理部门   E. 财务部门

17. 验收中出现疑似质量问题的,由什么人员处理( )

    A. 采购部门   B. 仓储部门   C. 业务部门   D. 质量管理   E. 运输部门

(二)多项选择题

1. 药品收货员在发生下列哪些情况下应当拒收( )

    A. 无随货同行单

    B. 随货同行单为手写单据

    C. 外包装标识不清

    D. 随货同行单记载药品剂型与药品实物不符

    E. 随货同行单未加盖供货单位药品出库专用章原印章

2. 冷链药品收货记录应该包含的内容( )

A. 发运地点　　B. 启运时间　　C. 运输方式　　D. 温控方式　　E. 温控状况

3. 药品验收的依据包括（　　）

A.《中华人民共和国药典》　　　　B.《国家食品药品监督管理局国家药品标准》

C. 合同规定的质量条款　　　　D.《药品管理法》

E.《药品经营质量管理规范》

4. 下列药品包装的标签必须印有规定的标识和警示说明的是（　　）

A. 麻醉药品　　　　　　B. 注射剂　　　　　　C. 医疗用毒性药品

D. 放射性药品　　　　　E. 外用药品

5. 药品电子监管码具有以下特点（　　）

A. 一件一码　　　　　　　B. 数据库集中存储动态信息

C. 全国覆盖　　　　　　　D. 全程跟踪

E. 消费者查询

二、名词解释

1. 冷链

2. 药品电子监管码

三、简答题

1. 验收人员对抽样药品应该检查、核对哪些具体内容？

2. 在收货过程中，对于随货同行单（票）或到货药品与采购记录的有关内容不相符的，应当如何处理？

3. 企业对退货药品的收货、验收应该如何处理？

4. 药品待验区域及验收药品的设施设备应当能够符合哪些要求？

5. 药品验收入库时应当检查哪些证明文件？

（宫淑秋）

第四章　药品的储存

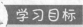

第一节　药品储存的原则、基本要求及工作流程

一、药品储存的原则

　　药品储存是指药品在仓库中进行囤积储备,是药品仓储的一项常规工作。做好药品储存工作对保证药品质量,合理利用仓库空间,提高工作效率有着重要的作用。药品储存,应实施"药品分类储存"的原则,确保药品在库储存期间质量的同时,也为药品养护的开展打下良好的基础。

二、药品储存的基本要求

1. 一般药品都应按照药典"贮藏"项下规定的条件进行储存与保管,亦可根据药品的性质、包装、出入库规律及仓库的具体条件等因地制宜进行,从而保证药品质量良好,数量准确,储存安全。

2. 应按药品的性质、剂型并结合仓库的实际情况,采取"分区分类,货位编码"的方法科学管理。

3. 药品的堆码存放应符合药品保管的要求。

4. 实行药品保管责任制度,建立药品保管账和药品卡,正确记载药品的进、销、存动态,经常检查,定期盘点,保证账、卡、货相符。

5. 药品储存期间,应当采用计算机系统对库存药品的有效期进行自动跟踪和控制,采取近效期预警及超过有效期自动锁定等措施,防止过期药品销售。

6. 储存药品应当按照要求采取避光、遮光、通风、防潮、防虫、防鼠等措施。

7. 加强防护安全措施,确保仓库、药品和人身安全。

三、药品储存的工作流程

药品储存的工作流程为:保管员接收药品→合格药品→分类储存→安排药品储存货位→登入计算机,自动生成库存→根据编码,搬运和堆码→药品在库管理→药品阶段性在库管理。不合格药品储存不合格库中。如图 4-1 所示。

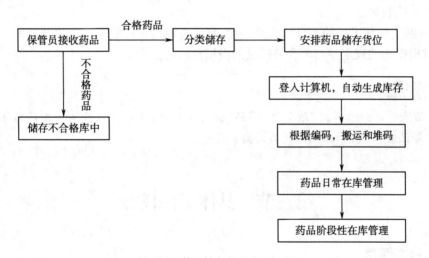

图 4-1 药品储存的工作流程图

 点滴积累

1. 药品储存的基本要求是根据 GSP 要求对药品进行分类储存。
2. 药品储存的基本流程:接收药品→分类储存→安排货位→入账→堆码→日常在库管理→阶段性在库管理。

第二节 保管员的岗位职责

保管员负责对入库药品进行货位安排,科学管理,正确、合理地储存,从而保证药品的储存质量,防止不合格药品流入市场。因此,保管员在药品储存中有着重要的作用,其职责要求如下：

1. 树立"质量第一"的观念，认真执行 GSP 及《中华人民共和国药品管理法》等法律法规，保证在库药品的储存质量，对仓储管理过程中的药品质量负主要责任；

2. 按照药品储存性质的要求，对药品进行合理分类储存，按药品储存温湿度条件要求，储存于相应的温湿度库中；

3. 负责对药品储存库区条件进行监控，在养护人员的指导下做好药品储存库区的温湿度管理工作，并采取正确措施有效调控；

4. 凭验收员签字或盖章的入库凭证收货，对货与单不符、质量异常、包装不牢或破损、标志模糊等情况，填写药品复检通知单，转验收员复检；

5. 在日常保管过程中发现药品质量问题，联系养护员，必要时报质量管理部门；

6. 搬运和堆码药品应当严格按照外包装标示要求规范操作，堆码高度符合包装图示要求，避免损坏药品包装；

7. 做好色标管理及分区分类管理；

8. 药品应按批号、效期进行分类相对集中存放，按批号和效期远近依次或分开堆码，并有明显标识，不同批号药品不得混垛；

9. 销出退回的药品，必须有相关负责人的签字，才能退货；退货药品与新购进药品相同验收，应放入验收区；

10. 根据质管部出具的不合格药品手续，将不合格药品存放于不合格药品库区，作出明显标志，并根据相关规定参与不合格药品的报损及销毁工作。

点滴积累

药品保管员必须树立"质量第一"的观念，认真执行《中华人民共和国药品管理法》及 GSP 等法律法规，保证在库药品的储存质量。

第三节 具体工作任务

一、分类储存

分类储存是药品储存的基本原则。根据药品特性，通过采取有效的技术调控措施及管理手段，确保所经营药品的质量，防止储存过程中的不规范操作对药品质量造成影响。

分区是按药品类别、储存数量结合仓库建筑和设备条件，将仓库面积划分为若干货区，每一货区存放药品相对固定，可留出机动货区应付特殊情况。某药品仓库平面布局图如图 4-2 所示。

分类是将药品按性质、储存要求、管理要求、用途及性状等划分为若干类，分类集中存放。

(一) 温湿度要求

根据《中国药典》对药品贮藏的规定，将药品贮存于符合温湿度要求的库房中（具体要求详见第二章），除另有规定外，贮藏项下未规定贮藏温度的一般系指常温。

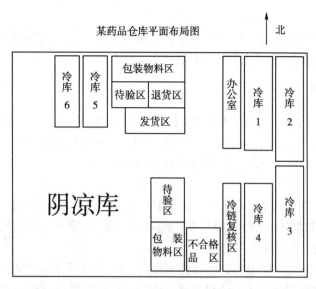

图 4-2　库区平面布局图

（二）色标管理

1. 人工作业的库房储存药品,按质量状态实行色标管理,即以绿、黄、红三色为标牌底色,文字可以白色或黑色表示,以免出现色标混淆或混乱。绿色:合格药品;红色:不合格药品;黄色:待确定药品。发货区、合格药品储存区、中药零货称取区用绿色标识或用绿色线围起来;待验、有质量疑问等质量状态待确定的药品应当使用黄色标识或用黄色线围起来;破损、过期、确认质量不合格等药品必须用红色标识或用红色线围起来。

2. 全机械自动作业的立体仓库,储存场所可不设置三色标识,在计算机系统中进行设定。

（三）分类储存的要求

1. 药品与非药品分开存放　药品必须放置于药品储存区域,并有明显标识,不得与非药品混放。采用同库房分区存放的非药品,不得对药品质量造成影响。如可以储存包装及性状比较接近药品的保健品等,但严禁存放日用食品等。

2. 外用药与其他药品分开存放　外用药品必须单独存放,不得与其他药品混放。

3. 中药材和中药饮片分库存放　易串味的中药材和中药饮片应当密封储存。

4. 拆零药品应当集中存放　在药品储存过程中,经常会出现出库药品需要拆零的情况,拆零药品的散乱摆放易导致管理混乱、出库混淆或者遗漏现象,因此拆零药品必须集中存放于货架,并放置标有品名、规格、批号等信息的标签。

5. 品名和外包装相近的药品分开存放,防止混淆。

（四）特殊管理药品的储存

1. 特殊管理药品应当按照《中华人民共和国药品管理法》《麻醉药品和精神药品管理条例》《医疗用毒性药品管理办法》《放射性药品管理办法》等相关规定进行储存。

2. 麻醉药品和一类精神药品的仓库,要求位于库区建筑群内,不靠外墙,仓库采用无窗、整体为钢筋混凝土结构,具有抗撞击能力,入口采用钢制保险库门,具有相应的防火设施。实行双人双锁管理,专账记录,安装自动报警系统,与公安部门报警系统联网。医疗用毒性药品、放射性药品分别设置专库或专柜存放,专账记录,放射性药品应采取有效的防辐射措施。

3. 经营二类精神药品可在药品库房设立牢固的专库或专柜,能有效地防盗、防火,有报警设施、设备。加锁保管、专人管理、专账记录。

二、货位管理

货位管理是指对仓库存放药品的货位进行规划、分配、使用、调整等项工作。货位管理的基本步骤:药品→确定储存条件→规划储存空间→确定位置和作业方式→进行货位编码→确定货位分配方式→货位管理与维护→检查改善。

(一)规划货位

根据药品外形、包装、药品的性质及储存要求规划货位,将入库药品合理堆放。规划货位的原则是货位布置紧凑,仓容利用率高;方便收货、发货、检查、包装及装卸车;堆垛稳固,操作安全;通道流畅,行走便利。

1. 分析货物的特点　根据药品的特性来储存,如:温湿度、是否串味、灭火方法等;批量大的使用大储区;周转频率高吞吐量大的靠近出入口;流通量小或体积小、重量轻的药品使用较远储区;体积大、重量重的药品应安排在层架底层或靠近出入口。

2. 对储存空间进行规划布置　在规划仓储空间的过程中,一定要在空间、设备、作业效率等因素间进行权衡,合理安排药品储存区、收发货作业区及作业通道三方面的占地面积,通过货架、托盘等设备来对药品进行叠高,提高仓容等。

(二)货位编码

规划好货位后要对货位进行分区编码,货位编码又称为方位制度。它是在分区分类和划好货位的基础上将存放药品的场所,按储存地点和位置排列,采用统一的标记,编上顺序号码,作出明显标志,并绘制分区分类、货位编码平面图或填写方位卡片,以方便仓储作业。货位编码便于迅速、方便地查找药品,有利于提高作业效率和减少差错。

货位编码的要求:必须符合"标志明显易找,编排循规有序"的原则。编号必须是唯一的,药品经编号后能被有效地定位;储位变化时要及时变更。货位的编码有四种:地址式、区段方式、商品群别方式和坐标式。一般来说,货位编码方法是由货物特性、货物的储存量、仓库的空间布置等因素决定的。在实际工作中,药库大多采用地址式编码方法。

1. 地址式　地址式编码方式是各类仓库使用最多的一种编码方式。其编码方法是参照建筑物的编码方法,利用保管区域的现成参考单位,按照相关顺序来进行编码。

药库大多采用"四号定位"法(图4-3),即将仓库号、区号、层次号、货位号这四者统一编号。编号的文字代号可用英文、罗马或阿拉伯数字来表示,例如以7-6-5-4来表示7号仓库6区5层4货位;也有将仓库号、货架号、层次号、货位号四者统一标号的,如以6-5-4-11来表示6号仓库5号货架4层11格。

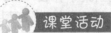

课堂活动

药库大多采用"四号定位"法编码,如货位编码8-6-3-2表示什么意思?

2. 区段方式　它是把保管区域分成几个区段,然后对每个区段进行编码。这种方式以区为单位,每个区段代表的储存区域较大,适用大批量或保管周期短的药品。

3. 商品群别方式　这种方式是把一些相关性货物经过集合后,区分成几个商品群,再对每个商品群进行编码。如:感冒类药品群、妇科药品群等。

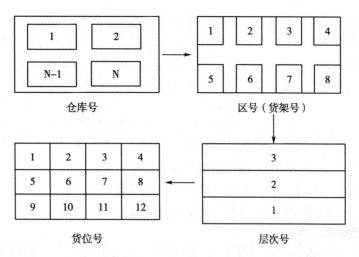

仓库号　　　　　　　　区号（货架号）

货位号　　　　　　　　层次号

图 4-3 "四号定位"法图

4. 坐标式　利用空间概念，采用数学上的坐标方法来编排储位的一种方法。这种方法由于储位切割较小，管理上较为复杂，适用于流通率较小、长时间存放的药品。

货位编码可标记在地坪或柱子上，也可在通道上方或者货架侧面悬挂标牌，便于识别。规模较大的仓库要求建立方位卡片制度，即将药库所有药品的存放位置记入卡片，发放时即可将位置标记在出库凭证上，可使保管人员迅速找到货位。一般较小的药库不一定实行方位卡片制度，将储存地点注在账页上即可。

目前，现代化仓库多是全机械自动作业的立体仓库，这种仓库采用计算机系统管理，系统能够根据货物的性质和储存要求，自动分配货位，并能通过巷道堆垛起重机存取货物，通过周围的装卸搬运设备，自动进行出入库存取作业。既提高了货位的利用率，又保证出库效率。

三、药品堆码

药品的堆码，也称堆垛、码垛，是指将入库的药品在指定的货位（区）上向上或交叉堆放，可以增加药品在单位面积上的堆放高度和堆放数量，减少药品堆放所需的面积，充分发挥仓库使用效能。因此，堆垛工作的合理与否对仓储药品的质量有较大影响。

（一）药品堆码的方法

药品堆码的方法有：托盘堆码法、直码法、压缝法、货架堆码法等（图 4-4），大型仓库多采用托盘堆码式。

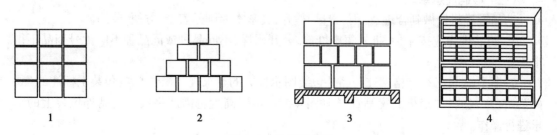

图 4-4 药品堆码图

1. 直码法　2. 压缝法　3. 托盘堆码法　4. 货架堆码法

1. 托盘堆码法　是根据药品包装及其重量等特性进行组盘,确定托盘的类型、规格、尺寸,以及单托载重量和堆高,再将货物码在托盘上,然后用叉车将托盘货一层层堆码起来。

采用托盘堆码时,其堆码和出入库作业常采用叉车或其他堆垛机械完成,采用桥式堆垛机械时,堆垛高度可达8m以上,故其仓库容积利用率和机械化程度有较大的提高。

2. 直码法　直码法是整整齐齐地将药品从下往上堆码、上层与下层的堆放形式一样。这种堆码的形式易取、易清点,适用于小批量药品,但有时堆码不够牢固,也不节省仓库面积。

3. 压缝法　又叫小垛并大垛法。即把上一层货位交叉放在下一层货物上。使货物层层压缝,不易倒塌。本法适用于大批药品便于分批出库。

4. 货架堆码法　主要是适用于零星的或进出频繁而数量又不太大的药品,可不因取货临时开箱而影响发货速度,同时也有利于防止零星药品丢失。

（二）药品堆码的距离

按GSP要求,药品堆码的距离要求为:货垛的"三距",指垛距、固定设施距和底距。

1. 垛距　指药垛与药垛之间的距离,视药品性能、储存场所条件、养护与消防要求、作业需要而定。垛距不小于5cm。

2. 固定设施距　指的是与库房内墙、顶、温度调控设备及管道等设施间距。药垛与固定设施间距不小于30cm。

（1）墙距是指药垛和墙的距离。留出墙距,能起到防止墙壁的潮气影响药品,便于开关窗户、通风散潮、拣点药品、进行消防工作和保护仓库建筑安全等作用。

（2）顶距是指货垛的顶部与仓库屋顶平面之间的距离。留顶距主要目的是为了通风,保证温湿度的均匀。

3. 底距　指药垛与地面的距离。留出底距,能起到通风防潮、散热、防虫的作用。药垛底部应用枕木或其他材料进行苫垫,堆垛与地面距离不小于10cm。使用货架或者托盘储存药品,货架的底层或者托盘可以直接保证药品离地不少于10cm。

知识链接

药品堆码技巧

堆码时要注意采用搭、咬、牵、量、蹲、嵌等技巧。"搭"是指厚薄、松紧、大小不完全一致的包装,相互搭配堆码;"咬"是指件与件之间互相交叉堆叠,使货垛牢固;"牵"是用绳子把货包互相串缚起来;"量"是要衡量垛壁是否成垂直线;"蹲"是把货包竖直后,提起用力抖动下蹲,使包装内物品向下部蹲实;"嵌"是指填满空档。

（三）堆码注意事项

药品堆垛尽量做到合理、牢固、定量、整齐,其基本原则是安全、方便、节约。

1. 药品堆垛应按品种、批号集中堆放,分开码垛,不同品种或同品种不同批号药品不得混垛。

2. 操作人员必须严格遵守药品外包装图示标志的要求规范操作。如:包装上标注的"易碎"、"轻拿轻放"、"禁止倒置侧置"等(图4-5)。堆码高度也需严格按照药品外包装上的要求进行操作。

3. 使用各种装卸搬运设备,严禁超载,同时必须防止建筑物超过安全负荷量。码垛必须不偏不斜,不歪不倒,牢固坚实,以免倒塌伤人,摔坏药品。

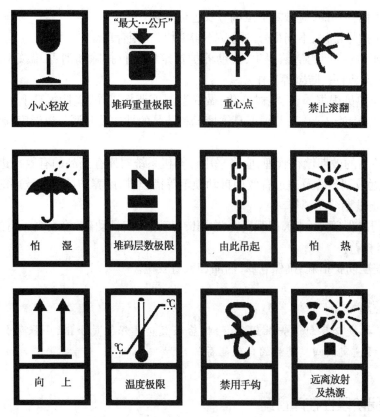

图 4-5 药品外包装图示标志

4. 药品码放高度不应阻挡温度调控设备出风风道,避免影响温度调控效果。

5. 冷库内药品的堆垛除符合上述要求外,制冷机组出风口 100cm 范围内,以及高于出风口的位置,不得码放药品。

 学以致用

工作场景:

某批发企业从 ×× 厂家购进一批阿莫西林胶囊,验收员验收合格后,将药品与药品验收入库通知单交仓库保管员小李,小李登录计算机系统,根据系统提示,采用叉车将阿莫西林胶囊置于编码为 7-5-4-10 常温库中,并在计算机系统上确认自动生成库存记录。

知识运用:

1. 验收员需将药品与药品验收入库通知单一起移交保管员。

2. 阿莫西林胶囊的储存条件是遮光、密封保存于常温库中。

3. 计算机系统采用"四号定位"法安排货位,并自动生成库存记录。

四、药品日常在库管理

根据药品储存的特性要求,采用科学、合理、经济、有效的手段和方法进行日常在库管理,从而确保药品质量正常、数量准确、储存安全。

1. 对分类储存药品,应做好货位编号及色标管理。

2. 药品按批号堆码,不同批号的药品不得混垛,三距合理。

3. 保持库房、货架的清洁卫生,协助养护员定期进行扫除和消毒,做好防盗、防火、防潮、防霉、防污染、防虫、防鼠等工作。

4. 协助养护员根据季节、气候变化,做好温湿度调控工作,坚持每日上午、下午各观测一次并记录"温湿度记录表",并根据具体情况和药品的性质及时调节温湿度,确保药品储存安全。

5. 实行药品的效期储存管理,应当采用计算机系统对库存药品的有效期进行自动跟踪和控制,采取近效期预警及超过有效期自动锁定等措施,协助养护员对近效期的药品设立近效期标志,防止过期药品销售。

6. 建立药品保管账(卡),记载药品进、出、存动态,按日动碰,检查当天有进出的品种,保证账、货、卡相符。

7. 加强安全防护措施,确保仓库、药品和人身安全。

> **边学边练**
>
> 某药品批发仓库新进一批药品,验收后移交仓库保管员小张,小张该如何储存这批药品?请见"实训四 药品的合理储存"。

五、药品阶段性在库管理

保管员对库存药品质量定期检查,进行阶段性在库管理,是确保在库药品质量,防止药品因储存不当而变质的必要工作。阶段性检查内容包括:

1. 定期对库存药品的分类储存、货垛码放、垛位间距、色标管理等工作内容进行巡查,及时纠正发现的问题,确保药品按规定的要求合理储存。

2. 协助养护员定期汇总、分析有效期和长时间储存的药品等质量信息。

3. 协助质管部定期处理报废、待处理及有质量问题的药品,并建立不合格药品台账,防止错发或重复报损,造成账货混乱和其他严重后果。

4. 协助养护员对库存药品进行月或季度盘点,做到账、货相符。

> **点滴积累**
>
> 1. 保管员应按药品性质、所要求的储存条件及管理要求分区分类,安排货位,并根据货位编号,合理堆放药品。
> 2. 保管员应协助养护员做好药品日常和阶段性的在库管理工作,确保药品质量正常,数量准确,安全储存。

第四节 药品仓储经济指标管理

药品仓库经济指标管理,是仓储业务管理的核心。仓库为了适应经济核算的需要,制订了费用率指标、利润指标等一系列与业务和经营活动相对应的指标。

（一）仓储成本核算

仓储成本计算范围一般包括仓储持有成本、订货成本、缺货成本、在途库存持有成本等几个方面。

1. 仓储持有成本　是指为保持适当的库存而发生的成本，它包括资金占用成本、仓储维护成本、仓储运作成本、物品损耗成本四方面。

2. 订货成本　指企业为了实现一次订货而进行的各种活动的费用，包括处理订货的差旅费、办公费、常设机构的基本开支等支出。

3. 缺货成本　是指由于库存供应中断而造成的损失。

4. 在途库存持有成本　在途库存包括入库在途商品和出库在途商品，在途商品应是库存商品的一部分。

（二）仓储成本控制

仓储成本控制的目标是实现仓储成本合理化。

1. 仓储成本合理化就是用最经济的办法实现仓储的功能，表现为以下几个方面：

（1）仓储低成本：首先确保物流总成本最小，在不影响其他环节的前提下，仓储成本最小。

（2）仓储高效率：体现在进出库时间、装卸车时间、货物周转率、仓容利用率、破损率、差错率等指标上，做到"快进、快出、高利用、保管好"。

（3）仓储优服务：即用较低的成本做到仓储服务项目多、服务质量优。

2. 仓储成本不合理的表现

（1）仓储时间过长：合适的储存时间将使被储存的物品获得时间价值，但是随着时间增加，商品的损耗也会加大，企业资金占用成本也随着增加。

（2）仓储的数量不合理：指仓储数量过高或过低。

（3）仓储条件不足或过剩：仓储条件不足，主要指仓储条件不能满足被储存货物所要求的良好的仓储环境和必要的管理措施，因而造成储存货物的损失。仓储条件过剩，主要是指仓储条件大大超过需求，从而使仓储货物过多地负担仓储成本，造成不合理的费用。

（4）仓储结构失衡：仓储结构失衡主要包括以下三个方面：①仓储货物的品种、规格等失调；②仓储物品的各个品种之间仓储期限、仓储数量失调；③仓储地点选择不合理。

3. 实行仓储库存分类管理　库存分类管理的基本方法是 ABC 分类法，又称帕雷托分析法，也叫主次因素分析法，是项目管理中常用的方法。它是根据药品数量占总量比例和该药品的金额占总库存资金的比例将药品分成 A、B、C 三类，所以称为 ABC 分类法。

A 类存货品种数少、销售额大，对企业最为重要，需要进行严格管理和控制；C 类存货品种数多、销售额小，对企业的重要性较低，因而被视为不重要的库存；B 类存货品种数和销售额都处于中等，是企业一般重要的库存。对于这类库存的管理强度介于 A 类存货和 C 类存货之间，即对金额较高的 B 类存货按 A 类存货进行管理，对金额较低的 B 类存货按 C 类存货进行管理。A、B、C 三类具体所占比例见表 4-1。

利用 ABC 分类法可以使企业更好地进行预测和现场控制，以及减少安全库存和库存投资。

4. 实行库存数量控制技术　控制库存数量的方法有定量进货法、定期进货法等。

（1）定量进货法：定量进货法也称订购点控制法，是在库存量下降到一定水平（进货点）时，按固定数量进货的一种库存管理方式。

表 4-1 ABC 分类法各类货物所占比例

库存	占总量比例	占总金额比例
A 类	5%~15%	60%~80%
B 类	15%~25%	15%~25%
C 类	60%~80%	5%~15%

（2）定期进货法：是先确定进货间隔时间，再按变化的数量进货的一种库存管理方式。①确定进货周期：它的长短会影响成本的大小；②确定最高库存量：最高库存量 =（进货间隔天数 + 进货提前天数）× 日均需求量 + 安全储备量。

（三）仓储的效益、效率与质量分析指标

仓储的效益、效率与质量分析，可以从库容利用、存货周转、成本效益、作业质量等几个方面进行分析。

1. 仓容利用指标 是衡量和考核仓库利用程度的指标，可以使用仓库面积利用率和库房容积利用率来表示。一般库房的容积利用率值越大，表明仓库的利用率越高。

2. 存货周转指标 反映存货周转速度的指标，是衡量企业采购、生产消耗、销售各环节的管理水平的综合性指标。

3. 仓储成本效益指标 可用仓储成本率、仓储费用率和仓库劳动生产率等反映仓库成本效益高低，从而为仓储成本管理和决策提供依据。

4. 仓储作业质量指标 可用药品存货完好率、存货损坏率、出入差错率、盘点差错率等反映仓储作业质量的高低。

（四）药品的盘点与损耗

药品在储存过程中因本身的性质、自然条件的影响，易造成重量损失或质量下降，损耗有可以避免的人为因素，也有难免的自然损耗如：挥发、升华、风化等。药品的盘点是为了能及时掌握库存的变化情况，避免发生短缺和长期积压，保证账、卡、货相符的重要手段。盘点的形式有：动态盘点、循环盘点、定期盘点、重点盘点。

药品的盘点一般都是盘损，即实际值小于账面值，但只要盘损在规定范围内即为正常。对盘点发现的问题要彻底查明原因，根据原因迅速采取措施进行防止和处理，从而保证企业的经济效益。

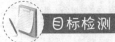

点滴积累

药品仓库经济指标管理，是仓储业务管理的核心。降低仓储成本必须实现仓储合理化，体现仓储的低成本、高效率、优服务，实行仓储库存 ABC 分类管理和控制库存数量。

目标检测

一、选择题

（一）单项选择题

1. 按 GSP 管理要求库区的色标为黄色的库区是（　　）

A. 合格品区　　　　　B. 中药零货称取区　　　　　C. 不合格品区

D. 退货区　　　　　E. 发货区

2. 药品储存的原则是（　　　）

    A. 分类储存　　　　　　　　B. 以防为主　　　　　　　　C. 安全经济

    D. 以检查为主　　　　　　　E. 使用简单方便

3. 药品堆码的基本原则是（　　　）

    A. 三不倒置　　　　　　　　B. 安全、方便、节约　　　　C. 四先出

    D. 色标管理　　　　　　　　E. 分类储存

4. 根据 GSP 的规定，有关药品经营企业药品储存说法错误的是（　　　）

    A. 按包装标示的温湿度要求储存药品

    B. 在人工作业的库房储存药品，按质量状态实行色标管理

    C. 储存药品相对湿度为 35%~75%

    D. 中药材和中药饮片不需分库存放

    E. 药品按批号堆码，不同批号的药品不得混垛

5. 药品堆垛要求药品与地面间距不少于（　　　）

    A. 10cm　　　B. 20cm　　　C. 30cm　　　D. 40cm　　　E. 50cm

6. 在实际工作中常用的货位编码方法是（　　　）

    A. 地址式　　　　　　　　　B. 区段式　　　　　　　　　C. 商品群别式

    D. 坐标式　　　　　　　　　E. 分区式

7. 药品垛与墙、屋顶、温度调控设备及管道等设施的间距不小于（　　　）

    A. 10cm　　　B. 20cm　　　C. 30cm　　　D. 40cm　　　E. 50cm

8. 堆垛时层层压缝，不易倒塌，稳定性强的堆码方法是（　　　）

    A. 直码法　　　　　　　　　B. 压缝法　　　　　　　　　C. 托盘堆码法

    D. 通风式　　　　　　　　　E. 货架堆码法

9. 药品堆垛要求药垛与药垛间距不少于（　　　）

    A. 5cm　　　B. 10cm　　　C. 20cm　　　D. 30cm　　　E. 40cm

10. 根据药品储存要求，其中错误的是（　　　）

    A. 按剂型或用途及储存条件分库、分类储存

    B. 按进货时间进行储存

    C. 按批号进行储存

    D. 按库存条件进行储存

    E. 按药品的性质分类储存

（二）多项选择题

1. 色标标志为绿色的库区为（　　　）

    A. 待验库（区）　　　　　　B. 不合格品库（区）　　　　C. 合格品库（区）

    D. 退货库（区）　　　　　　E. 发货库（区）

2. 药品分区分类管理的具体要求是（　　　）

    A. 药品与非药品应分开存放

    B. 一般药与性能相互影响及易串味的药品分库存放

    C. 品名和外包装容易混淆的品种分开存放

    D. 外用药和其他药品应分开存放

    E. 不合格药品应存放在不合格库内

3. 库区按照色标管理,三色是指( )

    A. 红   B. 黄   C. 蓝   D. 绿   E. 白

4. 毒麻药品储存保管中必须做到( )

    A. 专库、专账、专柜

    B. 必须在冷库储存

    C. 仓库要求位于库区建筑群内,不靠外墙

    D. 双人、双锁保管储存

    E. 仓库内须有安全措施,如报警器、监控器

5. 仓储成本计算范围一般包括( )

    A. 仓储持有成本   B. 订货成本   C. 缺货成本

    D. 在途库存持有成本   E. 保管员工资

6. 仓储成本合理化表现有( )

    A. 仓储低成本   B. 仓储高效率   C. 仓储数量多

    D. 仓储时间长   E. 仓储优服务

二、简答题

1. 简述药品堆垛的注意事项。

2. 采用分区分类、货位编码的方法储存药品有哪些特点?

三、实例分析

某年9月下旬,某药店投诉,从××医药批发公司购进一批止咳糖浆,其中一箱有生霉、发酵现象,而同批号的其他箱药品则无此问题。为此该批发企业质量管理人员立即调查,经查发现原来此箱药品堆放在库房散热器与供暖管道之间,质量监督员确定该问题是由于药物储存不当造成的。最后,该公司同意此药店止咳糖浆退货请求,一切经济损失由该医药批发公司承担。

    通过本案例,你对药品储存如何认识?

(翟丽君)

第五章　药品的在库养护

学习目标

1. 掌握药品在库养护原则、工作流程；
2. 熟悉药品在库养护的岗位职责及养护检查工作内容；
3. 了解温湿度自动监控系统的组成及应用；
4. 熟练掌握库房温湿度监测与调控技术；学会应用温湿度自动监控系统完成相关操作，并能进行各种表格的填制。

导学情景

情景描述：

2014年12月广东省食品药品监督管理局在进行全省范围的药品质量抽查中，检出多个批次氯霉素滴眼液不合格。据药监局进一步核查，该批药品为正当渠道进货，手续齐全。在省药品质量公告之前，该局针对市场上的氯霉素滴眼液进行跟踪抽查，发现药品变质的主要原因是温湿度的影响，使得氯霉素滴眼液中部分成分出现了质量变异。

学前导语：

药品在库养护是药品仓储作业流程的中心环节，也是保证药品在库期间质量的重要环节。温、湿度的变化对药品有着极大的影响，因此做好药品的在库温、湿度管理工作，是做好养护工作的主要内容。本章将带领大家学习药品在库养护的基本知识，熟练掌握药品在库养护以及温湿度的监测、调控工作。

第一节　药品在库养护原则及工作流程

一、药品在库养护原则

养护是指药品在储存期间，所采取的必要的保养和维护措施，它是药品仓储的一项常规工作，也是中心内容。做好药品养护工作对保证药品质量、减少损失、促进药品流通有着重要的作用。药品的在库养护，应贯彻"以防为主"的原则，确保药品在库储存期间质量的同时，还要保证储存的安全，防止安全事故的发生。

二、药品在库养护的工作流程

药品在库养护的工作流程为:制定养护计划→确定重点养护品种→在库检查与养护→做好养护记录→汇总→建立养护档案(图 5-1)。

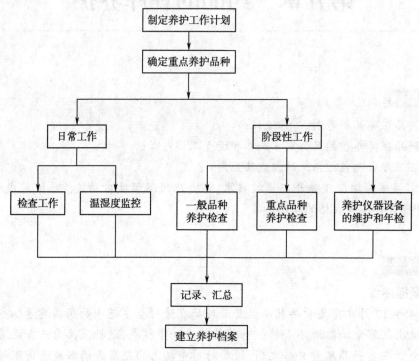

图 5-1 药品在库养护工作流程图

 点滴积累

1. 药品养护工作应贯彻"以防为主"的原则。
2. 药品养护工作流程为:制定养护计划→确定重点养护品种→在库检查与养护→做好养护记录→汇总→建立养护档案。

第二节 养护员岗位职责

药品养护是一项综合性工作,养护员的工作需要质量管理、仓储、保管、业务经营等方面的相互配合,要求各相关岗位必须相互协调与配合,保证药品养护工作的有效开展。

2012 年修订的 GSP 修改了养护工作的重点内容,把根据库房条件、外部环境、药品质量特性等,对药品的储存条件如库房温湿度等进行有效监测、调控,对防护措施、库房的卫生环境等进行监控作为首要工作内容,把养护检查等工作为次要工作内容,养护员具体岗位职责是:

1. 指导和督促储存人员对药品进行合理储存与作业;
2. 检查并改善储存条件、防护措施、卫生环境;

3. 对库房温湿度进行有效监测、调控;

4. 按照养护计划对库存药品的外观、包装等质量状况进行检查,并建立养护记录;

5. 对储存条件有特殊要求的或者有效期较短的品种应当进行重点养护;

6. 发现有问题的药品应当及时在计算机系统中锁定和记录,并通知质量管理部门处理;

7. 对中药材和中药饮片应当按其特性采取有效方法进行养护并记录,所采取的养护方法不得对药品造成污染;

8. 定期汇总、分析养护信息。

 点滴积累

养护员本着"以防为主"的原则,严格按照 GSP 要求进行药品养护,认真履行药品在库养护重要环节的工作职责。

第三节　具体工作任务

一、制定养护计划,确定重点养护品种

(一)制定养护计划

制定养护计划需根据企业具体情况,通常为一年制定一次,目的是为指导养护工作,使日常工作有规律地开展。制定时根据上一年度的养护工作存在的问题和薄弱环节,突出重点,制定适合企业自身的养护计划。药品批发企业的计算机系统应当依据质量管理基础数据和养护制度,对库存药品按期自动生成养护工作计划,提示养护人员对库存药品进行有序、合理的养护。

(二)确定重点养护品种

药品的储存质量是受储存环境和药品性状的制约和影响,在实际工作中,应根据经营药品的品种结构、药品储存条件的要求、自然环境的变化、监督管理的要求,在确保日常养护工作有效开展的基础上,将部分药品确定为重点养护品种,采取有针对性的养护方法。

重点养护品种范围一般包括:首营品种、近效期、有效期较短、质量不稳定、近期出现过质量问题、储存时间较长、特殊管理的药品,药监部门重点监控的品种,以及有温湿度、避光等特殊储存条件要求的品种为重点养护品种。重点养护的具体品种应由养护组按年度制定及调整,报质量管理机构审核后实施。

一般养护品种,每3个月(季度)检查一次;对重点养护品种,每月检查一次。在库药品进行养护检查后,应填写《药品养护检查记录》(表 5-1),并建立《药品养护档案》(表 5-2),特别是重点养护品种的档案。

二、在库检查与养护

(一)药品的养护检查

1. 检查的时间和方法　药品的养护检查的时间和方法,根据药品的性质及其变化规律,结合季节气候,储存环境和储存时间等因素来决定,一般分为以下三种:

表 5-1 药品养护检查记录

记录人：

序号	检查日期	品名	规格（型号）	数量	生产企业	生产批号	有效期	存放地点	外观及包装质量情况	处理意见	备注

表 5-2 药品养护档案表

建档日期： 年 月 日　　　　　　　　　　　　　　　编号：

品名		规格		生产企业		有效期	
别名		批准文号		地址		负责期	
外文名				注册商标		使用期	
用途				生产许可证号			
质量标准				检验项目			
性状				包装情况		内：	
储存要求						中：	
						外：	体积：
质量问题摘要	年月日	生产批号	质量问题	年月日	生产批号	质量问题	

（1）日常检查：由仓库保管员每天进行检查，一天两次，分别是上午（9:30~10:30）和下午（3:30~4:30）（表5-3）。

（2）定期检查：即按月份、季度、半年、年终或是结算盘点等进行。

月份检查：对有效期药品、重点养护的品种、特殊药品类，要重点进行检查，每月至少一次。零售企业对陈列药品每月应全面检查，并要建立月检查记录。

季度检查：采用"三三四"循检法，即每个季度的第一个月检查30%，第二个月检查30%，第三个月检查40%，使库存药品每个季度能全面检查一次（月查季轮）。

（3）动态检查：一般是在汛期、梅雨季、高温、严寒或发现有药品有变质倾向的时候，临时组织工作组进行全面或局部检查。

表 5-3 仓库温、湿度记录表

仓库号及类型：_____　　　适宜温度范围：_____ ~ _____℃　　　适宜相对湿度范围：35%~75%

年	上午						下午						
月	记录时间	气候	温度（℃）	湿度（%）	超标采取的控制措施	采取措施后		记录时间	气候	温度（℃）	湿度（%）	超标采取的控制措施	采取措施后	
日期						温度（℃）	湿度（%）						温度（℃）	湿度（%）
1														
2~29														
30														
31														
说明	1. 每日记录时间范围为上午 9:30~10:30，下午 3:30~4:30 2. 每日具体记录时间要填在记录时间栏内。 3. 气候栏内可填入相应符号：晴○　阴×　雨∵　雪※　大风△ 4. 此表从开始第一日起，记录人就应签名，如多人轮换记录应在表中设计记录人栏，每日均由实际记录人签名。													

2. 检查的内容和要求

（1）检查的内容

1）药库内的温、湿度是否符合规定要求；

2）药品储存条件及药品是否按库、区、排、号分类存放；

3）货垛堆码、垛底衬垫、通道、墙距、货距等是否符合规定要求；

4）药品的外观性状是否正常，包装有无损坏等；

5）库房的防潮、防尘等安全养护措施；

6）养护设备、仪器及计量器的运行情况。

在检查中要加强对质量不够稳定、出厂较久的药品以及包装容易损坏和规定有效期的药品检查和检验。

（2）检查的要求：库存药品的检查，要求常规检查及定期检查、员工检查与专职检查、重点检查与全面检查结合起来进行。一般品种按季度检查一次，特殊要求的药品则应酌情增加检查次数，并填写《库存药品养护检查记录》，要求查一个品种、规格记录一次。依次详细记录检查日期、药品存放货位、品名、规格、厂牌、批号、单位、数量、质量情况和处理意见等，做好详细记录，做到边检查、边整改，发现问题及时处理。

检查结束，要对检查情况进行综合整理，写出质量小结，作为分析质量变化的依据和资料。同时，还要结合检查工作，不断总结经验，提高对库存药品的保管养护水平。

边学边练

准备几种药品，请同学们进行养护检查记录，请见"实训五　药品的在库养护检查"。

3. 对有问题药品的处理　药品养护中发现的问题一般包括技术操作、设施设备、药品质量等方面。养护员应对在库药品循环质量检查发现的问题，按《药品储存养护过程发现问题的办法》进行处理，内容如下：

（1）储存养护过程发现药品质量问题时,应悬挂黄色标志牌,暂停发货,并填写《药品质量复查通知单》(表5-4),通知质量管理部进行复查处理;

（2）质量管理部接到发现药品质量问题的通知后,派人员到仓储现场进行复查核实;

（3）经复查核实若不存在质量问题,则应摘除黄牌,恢复正常的发货出库;

（4）经复查核实若质量异常问题暂不能确定时,应抽样送药品检验机构进行内在质量检验,同时应对已销出药品进行质量追踪,签发暂停销售(使用)通知单(表5-5),传真通知有关顾客;

（5）经检验结果证实不存在质量问题后,应摘除黄牌,恢复正常的发货出库,并同时签发解除停售通知书,传真通知有关顾客恢复销售(使用);

（6）若经检验结果证实质量问题属实,则应按《不合格药品管理规定》对在库的该批号药品进行标识与处理,已销出的与该有问题药品相同批号的药品,应按规定追回并做好相关性记录。

表5-4 药品质量复查通知单

品名		规格		生产企业	
生产批号		数量		存放地点	
有效使用日期					
质量问题:				养护员:　　年　月　　日	
复检结果:				质管部门:　　年　月　　日	

表5-5 药品停售通知单

年　　月　　日

品名	规格	生产企业	包装单位	数量	生产批号
检验情况			处理意见		
养护检查通知单号		通知日期			
有关单据日期号码		存放地点			

质管部门负责人:　　　　　　　　　经手人:

注:一式四联:(1) 存根　(2) 仓库　(3) 业务　(4) 门市

4. 抽样送检　在质量检查中,应注意有计划地抽样送检以下药品:

（1）易变质的药品(表5-6);

（2）与不合格药品相邻批号的药品;

（3）储存2年以上的药品;

（4）近失效期的药品;

（5）厂方负责期药品;

（6）其他认为需要抽检的品种。

表5-6 易变质的药品

常见变质现象	药物举例
易氧化	溴化物、碘化物、硫酸亚铁、叶酸等
易水解	三硝酸甘油酯、阿司匹林、氨茶碱等
易吸湿	胃蛋白酶、淀粉酶、青霉素等
易风化	可待因、咖啡因等
易挥发	麻醉乙醚、乙醇、酊剂等
易升华	樟脑、薄荷脑、碘等
易融化	以香果脂、可可豆脂为基质的栓剂等
易冻结	鱼肝油乳、氢氧化铝凝胶等
易吸附	淀粉、药用炭、滑石粉等

（二）仓库的温湿度管理

温度和湿度是影响药品变质的重要因素。温湿度的管理不当,会使药品发生物理、化学及生物学等变化,导致药品变质失效,不仅造成经济损失,还影响用药安全。因此,做好温、湿度的监测、调控管理工作,是做好养护工作的核心内容。

1. 温湿度系统与设备　现代化的仓储管理,温、湿度的测量不再是传统的纯手工作业,而是利用计算机自动监测并调控,如仓库温湿度微机自动巡测仪及温湿度自动监测系统(以下简称系统)等(图5-2)。

按照2012年修订的GSP的要求,在储存药品的仓库及运输冷藏、冷冻药品的设备中,必须配备温湿度自动监测系统。系统应对药品储存过程的温湿度状况及冷藏、冷冻药品运输过程的温湿度状况进行实时自动监测和记录、跟踪、报警,有效防范储存、运输过程中可能发生的影响药品质量安全的风险,确保药品质量安全。

系统主要由测点终端(探头)、管理主机、不间断电源以及相关软件等组成,同时还配置显示温湿度的采集器,其本身具有数据存储功能。系统能对大面积的多点的温湿度进行监测记录,针对在库药品储存环境的温度、湿度进行24小时不间断地监测和管理。

测点终端能够对周边环境温湿度进行数据的实时采集、传送和报警;管理主机能够对各测点终端监测的数据进行收集、处理和记录,并具有对异常情况进行报警的管理功能;温控器通过温度传感器对环境温度自动进行采样、即时监控。当环境温度高于控制设定值时控制电路启动,可以设置控制回差。如温度还在升,当升到设定的超限报警温度点时,启动超限报警功能。

 案例分析

案例:

在某医药公司药品仓库内,养护员正在进行检查工作,报警器突然响起,冷库的温湿度显示仪上显示:温度8.8℃,湿度65%,养护员进入冷库检查,发现是制冷机故障,养护员立即采取措施,在温度规定范围内,进行在库转移。

分析:

1. 根据《中华人民共和国药典》规定,冷库温度要求范围 2~10℃,但在实际工作中为避免超标而导致药品变质,因此,在对计算机系统设置中往往设置在 2~8℃ 范围,当实际温度超过 8℃ 时便会报警。

2. 由于冷库制冷器故障,在保证温湿度的情况下,对该库房的药品采取相应措施,迅速进行在库转移。

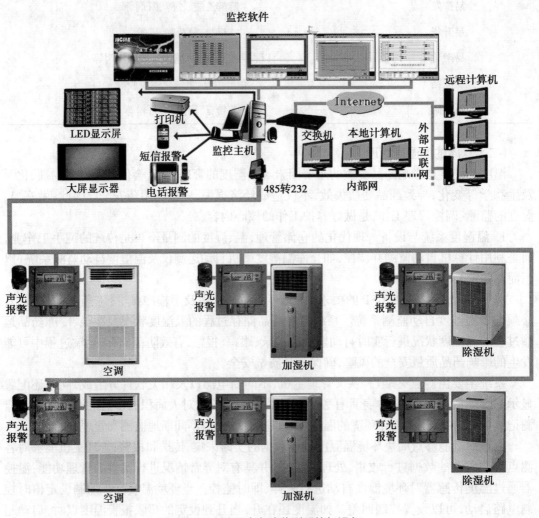

图 5-2 温湿度自动监测系统与设备

2012 年修订的 GSP 对药品储存运输环境温湿度实施自动监测,是我国药品流通领域在药品储运过程的第一次应用。这一技术的应用,将彻底改变我国药品经营企业普遍存在的库房空调不开、温度无控制、监测数据造假、药品质量无保障、运输过程无控制、冷链药品管理高风险的状况。温湿度控制是保证药品质量的基本条件,而温湿度自动监测以及数据的实时采集和记录,是做好温湿度控制的前提和保障。

知识链接

新GSP对药品库房温湿度要求及库房温湿度自动监管的规定

新修订的GSP全面推行计算机信息化管理,着重规定计算机管理的设施、网络环境、数据库及应用软件功能。明确规定药品批发、零售企业储存药品的仓库应采用温湿度自动监测系统,对仓储环境温湿度进行实时监测与记录,并对超出规定范围的温湿度进行有效调控。有包装标示的药品,按包装标示的温度要求储存药品,包装上没有标示具体温度的,按照《中华人民共和国药典》规定的贮藏要求进行储存;储存药品相对湿度为 35%~75%。

(1)测点终端的设置:测点终端的设置根据仓库建筑结构的特点要求不同,具体设置如下:

1)平面仓库:根据库内面积大小,一般面积在 300m² 以下的,至少安装 2 个测点终端,以便全面掌握库内温湿度的变化情况;300m² 以上的,每增加 300m² 至少增加 1 个测点终端,不足 300m² 的按 300m² 计算。

2)高架仓库或全自动立体仓库:货架层高在 4.5m 至 8m 之间的,每 300m² 面积至少安装 4 个测点终端,每增加 300m² 至少增加 2 个测点终端,并均匀分布在货架上、下位置;货架层高在 8m 以上的,每 300m² 面积至少安装 6 个测点终端,每增加 300m² 至少增加 3 个测点终端,并均匀分布在货架的上、中、下位置;不足 300m² 的按 300m² 计算。

3)冷藏、冷冻药品仓库:测点终端的安装数量,须符合本条上述的各项要求,其安装数量按每 100m² 面积计算。

课堂活动

如何根据平面仓库温湿度测点终端的安装要求,来记忆高层立体仓库温湿度测点终端的安装要求?

平面仓库测点终端安装的位置,不得低于药品货架或药品堆码垛高度的 2/3 位置。高架仓库或全自动立体仓库上层测点终端安装的位置,不得低于最上层货架存放药品的最高位置。测点终端的安装布点位置应当考虑仓库的结构、出风口、门窗、散热器分布等因素,防止因安装位置不合理而影响对环境温湿度监测的准确性。

(2)系统的监测、记录要求:系统能对药品储存过程中温湿度环境自动监测和数据采集,对库房温湿度实行 24 小时不间断监测和记录。要求至少每隔 1 分钟更新一次测点温湿度数据,每隔 30 分钟自动记录一次实时温湿度数据。当监测的温湿度值超出规定范围时,系统应当至少每隔 2 分钟记录一次实时温湿度数据。测定的温湿度数据的准确度应符合温度 ±0.5℃,相对湿度 ±5%。

系统各测点终端采集的监测数据应当真实、完整、准确、有效。采集的数据通过网络自动传送到管理主机,进行处理和记录,并采用可靠的方式进行数据保存,确保不丢失和不被改动。系统不得对用户开放温湿度传感器监测值修正、调整功能,防止用户随意调整,造成监测数据失真。企业应当对监测数据采用安全、可靠的方式按日备份,备份数据应当存放在安全场所。对系统设备要进行定期检查、维修、保养,并建立档案,记录保存应不少于 5 年,且要求每年至少进行一次校准。

（3）系统的管理：当监测的温湿度值达到设定的临界值或者超出规定范围，系统能就地完成中央监控器屏幕报警和在指定地点进行声光报警，同时采用短信通信的方式，向至少3名指定人员发出报警信息。当发生供电中断的情况时，系统应当采用短信通信的方式，向至少3名指定人员发出报警信息。

设立分支机构的药品经营企业，应对下设分支机构的各类仓库建立统一的自动温湿度监控平台，通过互联网或局域网实现远程的实时监测、数据采集、记录、设备控制以及异常状况报警等功能。系统监控数据不整合至企业计算机管理系统中，但可同步查阅温湿度监控数据及记录，并接受药品监督管理部门实时监管。

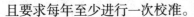
边学边练

养护员在养护检查过程中，发现库房温湿度超标，应该如何处理。请见"实训六 库房温湿度管理技术"。

2. 温湿度的调控措施

（1）温湿度调控的意义和措施：温湿度对库存药品质量的影响很大，温湿度无论过高过低，都会对药品质量产生不良影响，特别是生物制品、抗生素、疫苗血清制品等对温湿度要求更严格。为达到保障人体用药安全、有效的最终目的，把好药品养护关至关重要，而对药品储存仓库的温湿度进行调控和监测则是养护环节最核心要求。因此，必须掌握必要的温湿度调控措施，有针对性地进行超标处理。常见的温湿度调控措施如下（表5-7、图5-3）：

表5-7　常见的温湿度调控措施

超标情况		可采取的措施	常用的设备设施	注意事项
温度	温度偏高（降温措施）	开启空调	制冷空调	各大、中型药库主要的降温措施
		通风换气	换气风机（见图5-3）	不宜用于危险品仓库
		遮光避光	窗帘、窗纸	
		加冰强吹	风扇	易引起湿度升高
	温度偏低（升温措施）	开启空调	制热空调	
		开启暖气	暖气片	注意距离，防止漏水情况
		火墙供暖	火墙	离火墙1米以上，远离其他库房
		安装保温层	双层门窗	
湿度	湿度偏高（降湿措施）	通风换气	换气风机	注意通风条件
		开启除湿	除湿机（见图5-3）	
		化学吸湿	化学吸湿剂	
		防潮密封	双层门窗（见图5-3）	
	湿度偏低（加温措施）	地面洒水	喷壶	
		空气喷雾	喷雾器（见图5-3）	
		自然蒸发	盛水容器	

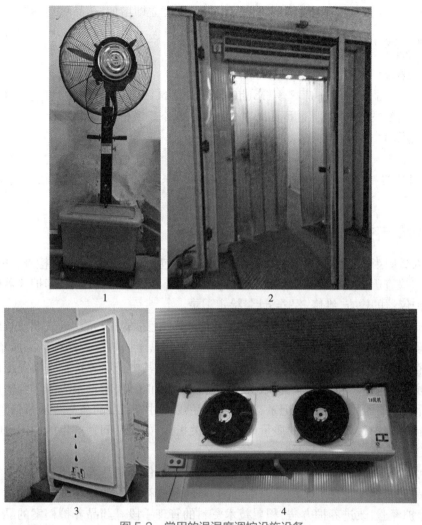

图 5-3 常用的温湿度调控设施设备
1. 喷雾器 2. 双层门 3. 除湿机 4. 换气风机

（2）通风降湿的条件：我国幅员辽阔，南北纬度跨度大，各地气候条件迥异，因此在仓库的设计和建造中应考虑当地的气候环境，譬如，在高纬度的东北等地的仓库，应考虑加装暖气设施和做墙体保温；而在南部沿海各地，应考虑排湿除湿及台风影响；在相对气候较为干燥的西北地区，则要考虑加装加湿设备。

特别需要引起注意的是，因为相对湿度和温度有着直接的关系，采用通风的措施调控湿度时，应结合仓库内外的温湿度差进行综合考虑，如对晴天、雨天、雨后初晴、雾天、阴天以及风向等，具体操作条件如下：

1）当库内温湿度均高于库外时（内＞外），可全部开启门窗，长时间通风，能使库内的温湿度均有一定程度的降低；

2）当库内温湿度均低于库外时（内＜外），应密闭门窗，不可通风；

3）当库外相对湿度高于库内，虽库外温度低于库内，亦不能通风，否则会带进潮气；

4）当库外温度略高于库内（3℃以内），且相对湿度低于库内时，则可通风；

5）当库外温度高于库内（3℃以上），虽相对湿度低于库内，此时亦不能通风；因为热空气进入库内后,由于热空气温度降低可使室内相对湿度立即增加,药品更易潮湿。

学以致用

工作场景:

某医药企业仓库中一阴凉库,此时温湿度记录仪显示:温度21℃,湿度65%。温湿度自动监测系统响起警报,养护员立即采取空调制冷降温措施。

知识运用:

1. 阴凉库温度要求:不高于20℃保存。

2. 温度超标,采取相应措施。温度高于20℃,采取空调制冷降温措施。

三、做好养护记录,汇总并建立养护档案

养护人员应当按照养护计划对库存药品的外观、包装等质量状况进行检查,并建立养护记录。养护检查工作应有记录,包括养护检查记录、外观质量检查记录、养护仪器的使用记录以及养护仪器的检查、维修、保养、计量检定记录。

按照GSP规定,药品养护人员应定期汇总、分析和上报养护检查、近效期或长时间储存的药品的质量信息,以便质量管理部门和业务部门及时、全面地掌握储存药品质量信息,合理调节库存药品的数量,保证经营药品符合质量要求。其中药品养护检查情况汇总表内容包括药品养护档案表、养护记录、台账、检验报告书、查询函件、质量报表等。养护员每季度末,将分析汇总的药品养护检查记录、近效期药品或长时间储存的药品等质量信息上报,统计并分析储存养护过程中发现的质量问题的相关指标,如质量问题产生的原因、比率,进而提出养护工作改进的措施及目标。

对重点养护品种还要建立重点药品养护档案,从而保证药品养护质量信息系统的有效运行。药品养护档案是在一定的经营周期内,对药品储存质量的稳定性进行连续观察与监控,总结养护经验,改进养护方法,积累技术资料的管理手段。药品养护档案的品种应根据业务经营活动的变化,及时调整,一般应按年度调整确定。

点滴积累

1. 药品养护要有计划、有重点、有记录,并建立养护档案。

2. 库房温湿度管理是养护工作的核心任务。

3. 2012年修订的GSP要求对药品储存、运输环境的温湿度实施自动监测。

第四节 药品在库养护相关知识

一、温、湿度的相关基础知识

(一)温度

温度是表示空气冷热程度的物理量,空气温度简称气温。库房温度会随着气温的改变而变化,但仓库温度的变化比外界较慢,库房内温度的变化通常要比气温晚1~2小时,同时

温度变化幅度相应减小。因此掌握气温的变化规律，即可掌控库房的温度，做好药品的养护。

1. **气温日变化规律**（图5-4） 通常，气温的日变化规律是日出后开始上升，上午9点气温上升最快，至14时左右达到最高，然后逐步下降，下午19点气温下降最快，至日出前达到最低。

2. **气温年变化规律**（图5-5） 我国一年中，最高气温内陆7月，沿海8月；最低气温内陆1月，沿海2月。年温差，长江流域20~30℃；华南地区10~20℃；华北地区30~40℃；东北地区40℃以上。

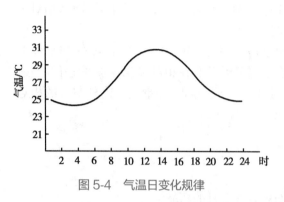

图5-4 气温日变化规律

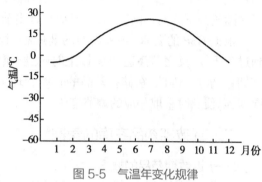

图5-5 气温年变化规律

药品贮藏条件中有关温度的要求，《中华人民共和国药典》规定如下：

阴凉处 系指不超过20℃；

凉暗处 系指避光并且不超过20℃；

冷 处 系指2~10℃；

常 温 系指10~30℃。

除另有规定外，贮藏项下未规定贮藏温度的一般系指常温。

> **课堂活动**
>
> 根据药典规定及GSP要求，药品批发企业的常温库、阴凉库的温度应该如何设定？

（二）湿度

湿度是指空气中水蒸气含有量的大小。空气中水蒸气含量越大，相应的湿度也越大；反之，湿度就越小。目前，空气湿度的量值常采用两种表示方法：

1. **饱和湿度（最大湿度）** 系指在一定温度下，每立方米空气中所含水蒸气的最大量（单位为 g/m^3）。

2. **相对湿度** 系指空气中实际含有的水蒸气量（绝对湿度）与同温度同体积的空气饱和水蒸气量（饱和湿度）之百分比。公式为：

$$相对湿度 = \frac{绝对湿度}{饱和湿度} \times 100\%$$

相对湿度是衡量空气中水蒸气饱和程度的一种量值。相对湿度小表示干燥，水分容易蒸发；相对湿度大，表示潮湿，水分不容易蒸发。

当相对湿度达100%时，空气中的水蒸气已达到饱和状态，水分不再继续蒸发；如果空气中的水蒸气超过饱和状态，就会凝结为水珠附着在物体的表面，这种现象叫"水松"或"结露"，俗称"出汗"。

某温度下的饱和湿度随温度的升高而增大。温度升高，饱和水汽变为不饱和水汽；相反，只要把温度降低到一定程度，不饱和水汽可以变为饱和水汽。将空气中的不饱和水汽变成饱和水汽时的温度,称为"露点"。

 课堂活动

当我们将冰箱中的饮料瓶取出放置一段时间后,瓶壁上出现水珠。请问这是什么现象? 为什么?

室外大气相对湿度日变化的规律与昼夜温度的变化规律相反。一般日出前气温最低,相对湿度最高;随着日出相对湿度逐渐降低,至午后两三点钟相对湿度达最低;而后相对湿度又随气温下降而逐渐升高,直至次日日出前增至最高。

根据 GSP 的要求,各种类型的药库相对湿度应保持在 35%~75% 之间,若在 35% 以下则过于干燥,反之若高达 75% 以上时则过于潮湿。经验表明,在相对湿度 60% 的条件下,适宜储存药品。因此,在储存药品的仓库管理工作中,应不断检查、测量仓库内外空气的相对湿度,以便及时采取相应的调节措施。

二、近效期药品在库的管理

(一) 近效期药品的概念

1. 药品有效期在一年以上并且距离失效期只有 6 个月的药品。

2. 有效期为一年以下(含一年)并且距有效期截止日期小于或等于二分之一有效期限的药品。

(二) 近效期药品在库管理

首先,效期药品在失效期前 6 个月,计算机系统自动生成《近效期药品报表》,自动预警提示,发送到业务部或填写《近效期药品催销表》(表 5-8),以催促销售。新修订的 GSP 明确要求,企业应当采用计算机系统对库存药品的有效期进行自动跟踪和控制,采取近效期预警及超过有效期自动锁定等措施,防止过期药品销售。

表 5-8 近效期药品催销报表

仓库号:_____   _____年___月___日

品名	规格	单位	数量	批号	有效期	库型	货位号	生产企业
说明	本表填写一式四份,分别交业务、质管、主管领导各一份,仓库留存一份。							

其次,养护人员要严格按照《药品在库养护管理制度》对近效期药品进行养护检查,要把近效期药品堆放在最明显处,并且挂近效期药品标示牌,按失效期先后次序分层存放。

近效期药品的储存,特别要控制好温度和湿度,应严格按照规定的储存条件进行保管,以防止或延缓药品变质。要建立效期药品月报制度和设置专用卡片(表 5-9、表 5-10)。应严格掌握"先产先出"(先生产的批号先出库)"近效期先出,近效期先用"的原则,调拨有效期的药品要加速运转,以免过期失效。到期的药品,根据《药品管理法》第四十九条的规定,作为劣药不得再使用。劣药等不合格药品的确认、报告、报损、销毁应有完善的手续和记录。

表 5-9 近效期药品示意卡片

品名	
规格	
数量	
有效期	
批号	
货位	

表 5-10 近效期药品示意表

有效期至：_____年 仓库：_____ 第_____页

品名	1月	2月	3月	4月	5月	6月	7月	8月	9月	10月	11月	12月
说明	1. 在有效期截止的月份栏内打"√"即可。 2. 近效期药品均要填入该表。 3. 在有效期尚有 1 年时，每月开始填报催销报表。											

知识链接

"近效期"的改变

2012 年修订的 GSP 中，"近效期催销"概念被废止，取而代之的是"近效期预警"，近效期药品将被系统自动预警提示和停售，从而避免药品在流通过程中超过有效期行为。与此同时，新修订的 GSP 明确要求药店在销售近效期药品时应明确告知顾客。

三、养护仪器、设备及相关系统的管理

（一）一般养护仪器、设备的管理要求

为保证企业用于药品养护的仪器、设备、计量器具等能正常发挥作用，为养护工作提供物质保障，应对养护仪器设备进行科学的管理。

养护员负责对养护仪器设备的管理、维护和建档，做好《仪器设备的使用记录》。若仪器设备发生故障，及时与有关部门联系，进行检查维修，并在《仪器设备档案表》中记录。养护仪器、设备还应定期检定，以保证性能良好，清洁和维护由专人负责，并建立记录和档案。

（二）检测系统的验证管理和实施要求

质量管理部门负责组织仓储等部门共同实施验证、校准相关设施设备的工作。按照国家有关规定，对计量器具、温湿度监测设备等定期进行校准或检定，特别是温湿度监测系统要进行使用前验证、定期验证及停用时间超过规定时限的验证。监测系统验证的项目至少包括：

1. 采集、传送、记录数据以及报警功能的确认；
2. 监测设备的测量范围和准确度确认；
3. 测点终端安装数量及位置确认；
4. 监测系统与温湿度调控设施无联动状态的独立安全运行性能确认；

5. 系统在断电、计算机关机状态下的应急性能确认;

6. 防止用户修改、删除、反向导入数据等功能确认。

根据GSP要求企业应当根据相关验证管理制度,形成验证控制文件,包括验证方案、报告、评价、偏差处理和预防措施等。企业需制定实施验证的标准和验证操作规程。实施过程如下:

1. 实施前的准备 在实施前的准备阶段,确定验证用的相关仪器仪表是否经过校准,所有校准仪器都要贴上标签以示校准状态。

2. 验证步骤

(1) 按年度制定验证计划:根据计划确定的范围、日程、项目,实施验证工作。

(2) 建立并形成验证控制文件:在验证实施过程中,建立并形成验证控制文件,文件内容包括验证方案、标准、报告、评价、偏差处理和预防措施等。

1) 验证方案:根据每一项验证工作的具体内容及要求分别制定,包括验证的实施人员、对象、目标、测试项目、验证设备及监测系统描述、测点布置、时间控制、数据采集要求,以及实施验证的相关基础条件;

2) 验证报告:验证完成后,需出具验证报告,内容包括验证实施人员、验证过程中采集的数据汇总、各测试项目数据分析图表、验证现场实景照片、各测试项目结果分析、验证结果总体评价等,验证报告由质量负责人审核和批准,并归入药品质量管理档案,并按规定保存。

根据验证结果对可能存在的影响药品质量安全的风险,为企业制定或修订质量管理体系文件,制定有效的预防措施。未经验证的设施、设备及监测系统,不得用于药品储运管理。

 知识链接

验 证 管 理

验证是现代管理的重要手段,是保证各项设施设备及管理系统始终处于完好、适用状态的措施。药品储运验证是国际上通行并成熟应用的强制管理标准,在我国药品流通领域是第一次引入。

 点滴积累

1. 温湿度的日变化、年变化是有规律的。

2. 近效期药品在失效期前6个月,计算机系统自动预警提示。

3. 养护仪器设备,尤其是温湿度监测设备要定期进行验证管理。

 目标检测

一、选择题

(一) 单项选择题

1. 药品经营企业的药品养护工作贯彻的原则是( )

　　A. 预防为主　　B. 重点养护　　C. 质量检查　　D. 账货相符　　E. 账账相符

2. 在药品养护过程中发现药品质量异常时,应暂停发货并挂上( )

　　A. 绿色标识　　B. 红色标识　　C. 白色标识　　D. 黄色标识　　E. 蓝色标识

3. 药品养护的温湿度监控系统中,直接用于温湿度监测的是( )

A. 管理主机 　　B. 测点终端 　　C. 相关软件 　　D. 显示仪 　　E. 不间断电源

4. 对重点养护品种,多长时间检查一次(　　)

A. 每月 　　B. 每2个月 　　C. 每3个月 　　D. 每4个月 　　E. 每5个月

5. 药品库房内,自动监管系统对温湿度记录的要求应是(　　)

A. 每30分钟记录一次 　　B. 每30分钟记录两次 　　C. 每30分钟记录三次

D. 隔日定时记录三次 　　E. 隔日定时记录两次

6. 当监测的温湿度值超出规定范围时,系统应当至少每隔多少分钟记录一次实时温湿度数据(　　)

A. 1 　　B. 2 　　C. 3 　　D. 4 　　E. 5

7. 平面仓库,根据库内面积大小,一般面积在$300m^2$以下的,至少安装几个测点终端(　　)

A. 1个 　　B. 2个 　　C. 3个 　　D. 4个 　　E. 5个

8. 高架仓库或全自动立体仓库,根据库内面积大小,一般面积在$300m^2$以下的,至少安装几个测点终端(　　)

A. 1个 　　B. 2个 　　C. 3个 　　D. 4个 　　E. 5个

9. 高架仓库或全自动立体仓库上层测点终端安装的位置,不得低于(　　)

A. 最上层货架存放药品的最高位置 　　B. 中间层货架存放药品的最高位置

C. 最下层货架存放药品的最高位置 　　D. 最上层货架存放药品的最低位置

E. 最上层货架存放药品的中间位置

10. 监测的温湿度值达到设定的临界值或者超出规定范围,系统发出报警信息,至少几名指定人员接收(　　)

A. 1名 　　B. 2名 　　C. 3名 　　D. 4名 　　E. 5名

11. 根据新修订GSP的要求,在药品保管过程中仓库湿度应控制在(　　)

A. 45%~95% 　　B. 35%~75% 　　C. 25%~75% 　　D. 35%~85% 　　E. 55%~65%

12. 在降湿措施中,错误的方法是(　　)

A. 通风 　　B. 密封 　　C. 吸湿 　　D. 洒水 　　E. 抽湿机

13. 湿度过小可使药品发生以下变化(　　)

A. 风化 　　B. 湿化 　　C. 潮解 　　D. 发霉 　　E. 生虫

14. 养护仪器设备的验证工作由哪个部门组织(　　)

A. 采购部门 　　B. 仓储部门 　　C. 业务部门 　　D. 质量管理 　　E. 运输部门

15. 绝对湿度的表示单位(　　)

A. kg/m^3 　　B. kg/cm^3 　　C. mg/m^3 　　D. g/cm^3 　　E. g/m^3

16. 在药品批发企业仓库,一般药品距离规定的有效期几个月的为近效期药品要预警(　　)

A. 3 　　B. 4 　　C. 5 　　D. 6 　　E. 7

17. 对系统设备进行定期检查、维修、保养,并建立记录档案,记录保存应不少于几年(　　)

A. 1年 　　B. 2年 　　C. 3年 　　D. 4年 　　E. 5年

18. 温湿度自动监控系统设备要进行定期检查、维修、保养,要求多长时间至少进行一次校准(　　)

A. 每年　　　B. 每2年　　　C. 每3年　　　D. 每4年　　　E. 每5年

（二）多项选择题

1. 药品在库检查的内容包括（　　　）

A. 药品的外观质量　　　B. 库房温湿度　　　　　C. 货垛间距

D. 养护设备的运行状况　　E. 库房防鼠状况

2. 下列品种宜重点养护的是（　　　）

A. 首营品种　　　　　　　　　　B. 质量性状不稳定的品种

C. 有特殊需求的品种　　　　　　D. 储存时间长的品种

E. 近期内发生过质量问题的品种

3. 关于温湿度，下列描述正确的是（　　　）

A. 一般情况下，一天中气温最高的时候，空气中的相对湿度最大

B. 一般情况下，一天中气温最低的时候，空气中的相对湿度最大

C. 一般情况下，一天中气温最低的时候，空气中的相对湿度最小

D. 一般情况下，一天中气温最高的时候，空气中的相对湿度最小

E. 一般情况下，一天中气温最低的时候，空气中的绝对湿度最大

4. 关于温湿度下列描述正确的是（　　　）

A. 一年中绝对湿度最高值出现在最热月（7~8月）

B. 一年中绝对湿度最低值出现在最冷月（1~2月）

C. 在温度不变的情况下，空气绝对湿度越大，相对湿度越高；绝对湿度越小，相对湿度越低

D. 在空气中的水蒸气含量不变的情况下，温度越高，相对湿度越小；温度越低，相对湿度越高

E. 相对湿度通常是多雨的季节相对湿度高，晴朗的天气相对湿度低

5. 库房温湿度监控、记录超标，系统采取的报警形式（　　　）

A. 同步声光报警　　　B. 手机短信报警　　　　C. 电话报警

D. 人工报警　　　　　E. 中央监控屏幕报警

二、名词解释

1. 温湿度自动监控系统

2. 近效期

3. 三三四循检

4. 绝对湿度

5. 相对湿度

三、简答题

1. 什么条件下可采用通风降湿措施？

2. 在对库存药品定期检查中，主要采取何种检查法？具体如何操作？

3. 仓库的温湿度监控系统的数据如何整合至企业经营管理系统中？

4. 测点终端的安装布点位置应当注意哪些影响因素？

5. 温湿度自动监测系统验证包括哪些项目？

（覃　琳）

第六章　药品的出库和运输

 学习目标

1. 掌握药品出库和运输的工作流程、操作方法和注意事项；
2. 熟悉药品出库和运输的要求和原则；
3. 了解特殊药品和危险药品的运输；
4. 熟练掌握各类药品出库拣货和复核的操作技术；学会进行相关表格的填制。

 导学情景

情景描述：

某医药公司根据销售记录，于 2014 年 9 月 29 日向 A 药店配送一批 B 药业有限责任公司生产的批号为 20140205 的牛黄蛇胆川贝滴丸，公司药品仓库保管员小张，登录系统打印相关药品销售单，按药品销售单进行拣货，并放于待发区交接复核，复核员小王按规定对药品进行复核，确认合格后，签字，交接运输。

学前导语：

药品出库和运输活动是保证出库药品合格不可缺少的环节。由于库存药品种类繁多、性质各异，储存和运输时易受外界条件影响，因此加强药品的出库管理，严格按制度要求运输，是防止不合格药品进入市场的重要关卡。本章将带领大家学习药品出库和运输的基本知识，熟练掌握相关操作。

第一节　药品出库的基本原则和工作流程

一、药品出库的要求和基本原则

药品出库业务，是仓库根据业务部门或存货单位开出的药品出库凭证，经过审核、备货、复核、出库等业务，直到把药品点交给购货单位或发运单位的一系列作业过程。它是仓储作业的最后一个环节，是防止不合格药品进入市场的重要一步。GSP 要求企业应当按照规定的制度和程序完成药品出库和运输工作。

（一）药品出库的要求

1. 企业建立的药品出库和运输质量管理文件应符合 GSP 及其附录管理要求。
2. 应按照规定的程序和标准对药品进行拣货、复核，核实销售，并建立拣货、复核和运输记录。对药品拣货、复核和运输过程中出现的不符合质量标准或疑似假、劣药的情况,应当交由质量管理部门按照有关规定进行处理,必要时上报药品监督管理部门。

3. 药品出库要严格按规章制度进行,目的是加强药品出库管理工作,确保药品出库的质量。

4. 药品运输要严格按规章制度进行,目的是确保药品在运输过程中质量稳定。

(二)药品出库的原则

1. "四先出"原则 "四先出"即先产先出、先进先出、易变先出、近期先出。

(1)先产先出:指库存同一药品,对先生产的批号先出库。药品出库采取"先产先出",有利于库存药品不断更新,以确保其质量。

(2)先进先出:指同一药品的进货,按进库的先后顺序出库。医药商业部门进货频繁,渠道较多,同一品种不同厂牌的进货较为普遍,加之库存量大,堆垛分散,如不掌握"先进先出"就有可能将后进库的药品发出,而先进库的药品未发,时间一长,存库较久的药品就易变质,因此,只有坚持"先进先出",才能使不同厂牌的相同品种都能做到"先产先出",经常保持库存药品的轮换。

(3)易变先出:指库存的同一药品,不宜久贮、易于变质的尽先出库。有的药品虽然后入库,但由于受到阳光、气温、湿气、空气等外界因素的影响,比先入库的药品易于变质。在这种情况下,药品出库时就不能机械地采用"先产先出",而应根据药品的质量情况,将易霉、易坏,不宜久贮的尽先出库。

(4)近期先出:指库存有"效期"的同一药品,对接近失效期的先行出库。对仓库来说,所谓"近失效期",应包括给这些药品留有调运,供应和使用的时间,使其在失效之前进入市场并投入使用。某些药品虽然离失效期尚远,但因遭到意外事故不宜久贮时,则应采取"易变先出"的办法尽先调出,以免受到损失。

2. 按批号发货的原则 按批号发货是指按照生产批号集中发货,尽量减少同一品种在同一笔发货中的批号数,以保证药品有可追踪性,便于药品的日后质量追踪。

二、药品出库和运输工作流程

药品出库和运输工作流程为:核单→拣货→复核→出货→装车交接→运输→到货交接。药品出库和运输工作流程如图 6-1 所示,药品完成拣货等待复核的工作场景如图 6-2 所示。

点滴积累

1. 药品出库和运输的基本要求是根据 GSP 要求对出库药品进行备货、配送;药品出库应遵循"四先出"和按批号发货的原则。
2. 药品出库的基本流程为核单→拣货→复核→出货→装车交接→运输→到货交接。

第二节 出库和运输岗位职责

1. 树立"质量第一"的观念,坚持质量原则,把好药品质量关;
2. 负责按法定标准和合同规定的质量条款及出库和运输制度,对销售药品进行拣货,复核,运输;

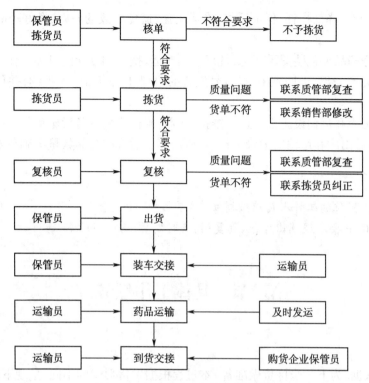

图 6-1　药品出库和运输工作流程图

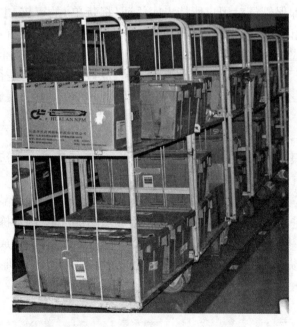

图 6-2　药品完成拣货等待复核工作场景

3. 各项环节完成后,及时做好有关记录并签名负责,交接手续清楚;

4. 对完成装车的药品及时发货;

5. 对不能判断质量的药品以及在拣货、复核、运输中发现的质量问题,及时采取相应措施,并立即报告质量管理部门,作出裁决;

6. 按安全操作、降低损耗、保证质量、发运迅速、避免事故的原则,做好药品的出库和运输工作;

7. 严格遵守药品外包装图示标志,规范药品搬运、摆放和堆垛的具体操作;

8. 坚持按先产先出、近期先出、按批号发货的原则办理药品出库手续,并负责做好药品出库复核记录;

9. 负责对出库和运输设施设备进行维护、保养,确保所用设备设施运行良好;

10. 负责药品出库和运输的记录工作,对所出库和运输的药品数量准确负责。

 点滴积累

1. 出库和运输岗位的工作人员应该树立"质量第一"的观念。
2. 严格按照 GSP 要求规范出库,认真复核,及时发货,安全运输。

第三节 具体工作任务

一、核单

确定拣货依据,为下一步拣货做准备。本过程根据发货形式的不同,呈现下面两种过程。

(一) 审核出库凭证

审核出库凭证,即保管员对用户所持出库凭证(提货单)的审核,主要适用于客户带业务部门开具的出库凭证自行到库提货的发货形式。主要检查的内容有:与付货仓库的名称是否相符;与提单样式是否相符;印鉴(货主的调拨章、财务章)是否齐全;货物编号、药品名称、规格、批号、生产厂家、应发数量、单位有无差错、涂改;开票日期是否符合要求,是否逾期。以上内容有一项不符,仓库有权拒绝发货,待原开证单位(货主)更正并盖章后,才可继续发货。

(二) 打印出单

打印出单,即登录计算机管理系统,打出拣货单,主要适用于仓库运输部门统一配送的发货形式,主要内容有:

1. 确定拣货责任人 储运部经理进入库房允许配货界面,根据药品销售发货单选择优先配货购货单位,在进入库房配货准备界面点击生成药品拣货单,确定拣货责任人。

2. 打印拣货单 拣货责任人登录进入库房允许配货界面,自动生成并打印药品拣货单(表6-1),为下一步拣货做准备。拣货单的形成基于销售单,可由计算机系统自动生成,其信息应与销售单相符。

 知识链接

药品拣货单

目前不同的企业开具"药品拣货单"的方法不一,有的单独开具,有的与销售票据做成"一单多联"的格式。单独开具的其名称应为"药品拣货单"。"一单多联"的,其中"一联"的名称应为"药品拣货单"。

表 6-1 ×××医药有限公司拣货单

购货单位:××大药店   开票日期:2014 年 9 月 29 日星期一   编号:2014090078

品名	规格	生产厂家	批准文号	单位	数量	单价(元)	进价(元)	货位	批号	有效期至	备注
香砂平胃颗粒	10g	昆明××药厂	国药准字Z53020875	盒	300	21.00	19.8	A-103-57	140216	2017 年1 月	

总计:6300.00 元   大写:

销售: 制单: 拣货: 复核: 配送:

知识链接

药品销售票据及记录

销售应开具合法票据,并按规定建立销售记录,做到票、账、货相符。销售内勤依据客户档案开具药品销售凭证,销售凭证的内容包括日期、购货单位、商品编号、药品名称、规格、单位、数量、生产企业、产品批号、有效期至、含税单价、含税金额、零售价、件数、零数、批准文号、货位、开票人。

企业应按规定建立药品销售记录,记载药品的通用名称、剂型、规格、有效期、生产厂商、购货单位、销售数量、销售日期等项内容。

二、拣货

拣货,又称备货、配货,是按出库凭证所列内容进行拣出药品的操作过程。根据拣货单完成对其指定药品的配备。保证所出库药品的信息与销售记录相符,对所备货的药品质量进行初检。

(一)拣货方法

1. 根据拣货方式不同,常用拣货方法分为摘果实法和播种法。

(1)摘果实法:以一张出库单(供货单)为单位,每张出库单(供货单)拣货一次,操作方法简单;拣货后不用再按单分装的过程,延迟时间短;拣货人责任明确,易于评估;是传统的拣货方式,适用于大数量订单的拣货处理。缺点是药品种类多时,拣货行走路径较长;出现拣货数量错误的情况不易自查,同一品种多次拣货后,如出现数量差错,不易锁定出错的拣货单位。

(2)播种法:将多张出库单(供货单)集中统计,以一个品种为出库单位,一次性拣出此品种所需的全部数量,统一备货后,在装箱区按不同供货单位实际所需数量进行分配。此种方法的优点是备货同时可以盘点所备药品,分配装箱差错的发生率低;缩短拣选药品时所行走的距离;缺点是要拿到所有出库单后才能统一处理,有一定延迟性。

2. 根据拣货过程中人是否随货移动分为人工拣货和自动拣货。

（1）人工拣货：拣货人徒手或应用一定的运输设备（如手推车），携带可移动存储设备（如物流箱），按照拣货单的信息提示，达到货位进行拣货操作。其优点是所需设备成本低；缺点是劳动强度相对自动拣货大。

（2）自动拣货：在整个仓库区域中设置传送带，可移动存储设备（如物流箱）可在其上到达仓库的所有部位，不同的拣货人员负责不同的仓库区域，其拣货范围即负责区域。其优点是劳动强度低，效率高；缺点是所需设备成本高，运行成本亦高。

（二）拣货步骤

无论采用哪一种拣货方式进行拣货，都要完成如下主要备货步骤：

1. 定位药品　拣货员领取拣货任务或者将编号物流箱置于传送带上进入拣货程序，依据药品拣货单的信息，到达药品相应储存区，定位药品。

2. 核对信息　拣货员核对药品与拣货单的信息，核对所拣品种与药品拣货单上内容是否相符，主要包括日期、购货单位、药品名称、规格、单位、数量、生产企业、产品批号、有效期至、件数、零数、批准文号、货位、开票人。如不符，不得发货。

3. 初检药品质量　检查所拣药品的外包装、效期等内容。其中外包装要完好，无污染，干燥；药品不能超过有效期；并确定为质量合格的药品，具体内容可参照复核中药品的质量要求。如具体企业有相关制度要求，应按企业制度进行检查。如检查合格，进入下一环节。保管员在药品拣货和检查过程中发现不合格药品应在计算机系统内锁定，并联系养护员及质量管理部进行处理。检查药品工作场景如图6-3所示。

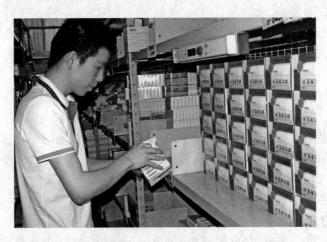

图6-3　检查药品工作场景

4. 问题处理　如果配货时发现问题，需要修改单据，储运部按销售流程进行回退后电话通知销售部，开票员根据储运部告知的单据ID号来确定回退的单据，点击"回退确定"，该单据使用状态由正式变为临时，可做撤单或修改内容的处理。

5. 移交复核　药品必须由复核员进行药品复核检查后方可出库。拣货员拣货完成后，进入拣货完工界面，检查无误后，在拣货单上签字。将符合备货条件的药品按搬运制度要求移至发货区，与药品拣货单一并交由复核员进行药品出库复核。必要时在药品拣货单上注明实际发货数量。按要求搬运药品工作场景如图6-4所示。

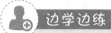

边学边练

A药店从B医药有限公司购进一批药品,B公司储运部人员根据销售单拣货,请见"实训七 药品出库拣货"。

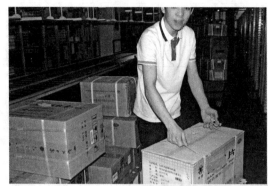
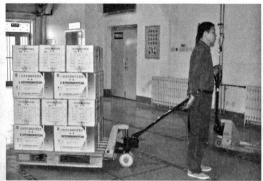
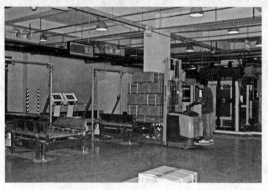

图6-4 按要求搬运药品工作场景

课堂活动

计划为某防疫站配送10盒人用狂犬病疫苗(Vero细胞),因这家防疫站同时还需购进其他常温储存药品,你作为公司的拣货员是否可以将拣出的这10盒人用狂犬病疫苗(Vero细胞)与其他所需药品一起放置待发区复核?

6. 冷链药品的特殊要求 冷链药品要求药品生产企业、经营企业、物流企业和使用单位都要采用专用设施,使药品从生产企业成品库到使用单位药品库的温度始终控制在规定范围内。冷库按照实际经营需要,合理划分出包装物料预冷、装箱发货、待处理药品存放等区域,并有明显标示,拆零、装箱、发货等作业活动应当在冷库内完成。

冷链药品拣货单(表6-2)要注明储存条件。移交复核前,要检查复核储存区域的温湿度是否符合要求,如不符合要求,应先行调整,至温湿度符合冷链药品的储存要求,再将待复核冷链药品放置复核储存区内移交复核。

7. 报损出库(含抽检、取样情况) 保管员依据销毁处理单据或者抽检单据核对信息并拣货,所要核对的药品信息包括:药品通用名、规格、生产厂家、批号、有效期、数量等。

表6-2 ×××医药有限公司冷链药品拣货单

购货单位:××大药店　　开票日期:2014年9月29日星期一　　编号:2014090081

品名	规格	生产厂家	剂型	单位	数量	单价(元)	货位	批号	有效期至	储存条件	备注
注射用尿激酶	25万U	上海××药厂	注射剂	盒	10	120.00	L-125-1	140807	2016年7月	10℃以下	

销售:　　　　　制单:　　　　　拣货:　　　　　复核:

8. 清场　用于零货拣选作业区域和设备的定期检查、清洁和维护应当由专人负责,并建立记录和档案。作业区清洁工作场景如图6-5所示。

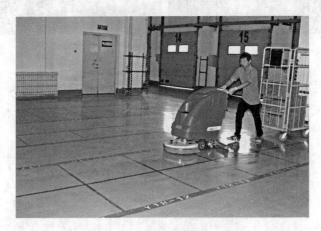

图6-5　作业区清洁工作场景

　学以致用

工作场景:

在备货一批破伤风抗毒素时,仓库保管员小刘在查看冷藏药品复核区温湿度时发现,复核区的温度为10℃。于是,小刘暂停将药品移入复核区的工作,通知养护人员进行温度的调整,至温度达到8℃以下的合格温度后,将备好的药品移至复核区移交复核。

知识运用:

1. 破伤风抗毒素属于冷藏药品,药典规定,本药品应于2~8℃避光保存和运输。
2. 冷链药品移交复核前要检查,复核储存区域的温湿度是否符合要求。
3. 冷链药品从生产、流通到使用,温度始终应控制在规定范围内。

三、复核

复核是按发货凭证对药品实物进行质量检查和数量、项目的核对。通过严格复核有效

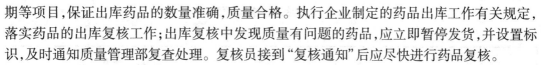

期等项目,保证出库药品的数量准确,质量合格。执行企业制定的药品出库工作有关规定,落实药品的出库复核工作;出库复核中发现质量有问题的药品,应立即暂停发货,并设置标识,及时通知质量管理部复查处理。复核员接到"复核通知"后应尽快进行药品复核。

(一)核对拣货单与药品信息

复核员在计算机系统调出药品复核专用界面,依据药品拣货单和实物,进行出库药品信息复核;或者直接依据打印的拣货单信息复核药品。如有发货清单或配送凭证,也应逐一认真仔细核对相关信息。复核项目应包括:购货单位、品名、剂型、规格、数量、生产厂商、批号、生产日期、有效期、发货日期等项目,对于信息相符的进入下一步检查,对于信息不符的,通知拣货员纠正处理。

(二)复核药品

药品复核应依据《中华人民共和国药典》《国家食品药品监督管理局国家药品标准》以及合同规定的质量条款进行,药典未收载的品种可按部颁标准及各省、自治区、直辖市所制定的标准执行,严格执行《药品管理法》《药品经营质量管理规范》及相关法律法规。

> **课堂活动**
>
> 　某医药公司正在复核一批药品,其中一个批号为药监部门通知暂停使用的品种,如果你是复核员,请说出你的处理方法。

1. 检查合格,进入下一环节　合格药品标准包括:包装内不能有异常响动和液体渗漏;包装无破损;未出现外包装破损、封口不牢、衬垫不实、封条损坏等现象;药品大包装应牢实、无破损、无变形、无污染、封口完好。标识无污染、模糊不清或脱落现象;标识内容与实物相符。不能超出有效期。具体情况还要依据企业制度要求,符合企业自定的高于GSP的标准。无其他可能异常情况,包括变质、虫蛀、鼠咬及淘汰药品;内包装破损的药品;怀疑质量发生变化,未出检验报告加以确认的药品;有质量变化,未经质量管理部门的明确质量状况的品种;有退货通知或药监部门通知暂停销售的药品;药品停售通知或药监部门通知暂停使用的品种。

2. 检查不合格,对发现的问题药品进行处理　检查过程中,如发现有一条不符合合格药品标准,即定为问题药品。问题药品不得出库,应立即停止发货,并报告质量管理部门处理。复核中如发现问题应停止发货或配送,复核员应在计算机系统内确认执行锁定该品种,或者放置暂停销售的黄牌,同时填写"药品质量复检通知单"(表6-3)报质量管理员确认,如确认为不合格药品,填写"药品停售通知单"(表6-4),将药品入不合格品区。

3. 特殊药品的复核　特殊管理药品的出库应当按照有关规定进行复核。麻醉药品、一类精神药品、医疗用毒性药品应建立双人核对,双人签字制度。

(三)扫码上传

扫码上传也称核销,是相关企业在药品出库时,扫描采集出库药品包装上的药监码,并将采集的数据上传至"中国药品电子监管网"进行记录的行为。实施电子监管的药品,复核员应当按规定进行药品电子监管码扫码并及时将数据上传至中国药品电子监管网系统平台。复核电子监管码品种时,计算机系统自动提示,点击电子监管码查询,导出 XML 后进行上传。

表 6-3　药品质量复检通知单

编号：

药品通用名称		剂型		规格	
生产厂家		产品批号			
有效期至		数量		货位	
购进日期		供货单位			
复查原因：　　　　　　　　　　　请检人员(签名)：　　年　月　日					
质量复查结论：　　　　　　　　　　质量管理部门：　　年　月　日					

表 6-4　×××医药有限公司药品停售通知单

编号：

药品通用名称		规格	
药品商品名称		生产厂家	
批号		有效期至	
停售原因		经手人	
质量管理员意见　　　　　　　　　质量管理员：　　年　月　日			

　　XML,一般指可扩展标记语言,标准通用标记语言的子集,是一种用于标记电子文件使其具有结构性的标记语言。它非常适合万维网传输,提供统一的方法来描述和交换独立于应用程序或供应商的结构化数据,它被设计用来传输和存储数据,一般使用 RF 进行数据录入。RF 也称手持终端,是采集信息化辅助对货、票信息进行核验的一种利用射频技术的识别工具。

　　如有漏扫、错扫系统自动提示,及时纠正。对未按规定加印或加贴中国药品电子监管码,或者监管码印刷不符合规定要求造成扫描设备无法识别的,监管码信息与药品包装信息不符的,不应出库配货,应联系质管部门处理,未得到确认之前不得出库配货,必要时向当地药品监督管理部门报告。

(四) 做好药品复核记录

　　药品出库应做好药品出库复核记录,以保证出库药品的质量和快速、准确地进行质量跟踪。复核、扫码无误的,复核员在计算机系统中确认,由计算机系统自动生成复核记录,并同时减库存,生成当前保管账库存记录;复核记录签名应为复核人员通过计算机操作密码登录操作后的电子签名;计算机系统中复核记录应符合 GSP 规定项目要求及相关附录要求。药品出库复核应当建立记录,包括购货单位、药品的通用名称、剂型、规格、数量、批号、有效期、生产厂商、出库日期、质量状况和复核人员等内容。

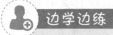

边学边练

　　B医药有限公司储运部人员需要根据工作要求进行复核,请见"实训八　药品出库复核"。

四、出货

(一) 拼箱

　　1. 药品拼箱　又称合箱,指不同批号的同一药品合装为一箱,合箱外应标明全部批号(只限两个批号)。拼箱发货是指发货时将不同零货(指拆除了用于运输、储藏包装的药品)或拆零药品(为了销售,将最小包装拆分的药品)集中拼装至同一包装箱内,并对拼装箱药品明确标识,如装箱单或出库单。拆零品种复核后,复核员对所复核的药品进行确认后系统自动提示拼箱情况,录入拼箱件数和拼袋个数,打印出拼箱明细单,贴于装有药品的袋或箱外的明显位置。

　　2. 拼箱原则　尚未有系统自动提示拼箱情况的拼箱,可参考下列原则进行拼箱。

　　(1) 药品与非药品、特殊药品与普通药品、冷藏冷冻药品与其他药品、液体药品与固体药品不能拼箱;

　　(2) 若为多个品种,应尽量分剂型进行拼箱;

　　(3) 若为多个剂型,应尽量按剂型的物理状态进行拼箱;

　　(4) 尽量将同一品种的不同批号或不同规格的药品拼装于同一箱内;

　　(5) 易串味药品,尽量单独装箱,若需拼箱应采取密封措施。

案例分析

　　案例:

　　某医药公司准备向某医院发送一批药品,其中有拆零药品六味地黄丸、双黄连口服液和流感全病毒灭活疫苗,三种药品的数量正好可以装入同一周转箱内,请问能否经过适当包装将这三种药品放入同一周转箱内,为什么?

　　分析:

　　流感全病毒灭活疫苗为冷藏药品,冷藏冷冻药品与其他药品不能拼箱;六味地黄丸为固体药品,双黄连口服液为液体药品,不能拼在同一包装中;故以上三种药品应分别装箱,有效包装。

　　3. 拼箱注意事项

　　(1) 拼箱药品包装完好无损,贴有拼箱标签,拼箱外面不得出现其他字迹和标识。使用其他药品包装箱为拆零药品的代用箱时,应将代用箱原标签内容覆盖或涂改。代用包装是指专用的包装纸箱、标准周转箱或重复使用的其他包装纸箱。当使用重复使用的其他包装纸箱的代用包装箱时,应当加贴可明显识别的药品拼箱标志,以防止代用包装原标志内容造成误导和错判。

　　(2) 拆零药品应逐批号核对无误后,由复核等相关人员进行拼箱加封,并填写"拆零拼箱记录表",也称装箱清单,放置在拼箱内。

（3）拼箱药品可以存放在待发区，并积极组织车辆运给客户，因为待发区没有合格品库的条件好，及时运输才能保证药品质量不受温湿度、时间、日光等的影响。

（4）冷藏、冷冻药品的装箱、装车等项作业，应当由专人负责，并在冷藏环境下完成冷藏、冷冻药品的装箱、封箱工作。

（二）包装

1. 出库药品的包装必须完整，以保证药品质量和运输安全，凡包装破损、污染的药品须及时整理、调换，切实保证出库药品包装良好、牢固。

2. 箱内衬垫物如纸条、隔板等均应清洁干燥，无发霉、虫蛀、鼠咬等现象。药品配装须准确无误，并附有装箱单。

3. 药品每件包装的体积和重量应力求标准化，不应过大或过重，以便于装卸和堆码。

4. 用于运输的包装的标签，至少应当注明药品通用名称、规格、贮藏、生产日期、产品批号、有效期（至）、批准文号、生产企业，也可以根据需要注明包装数量、运输注意事项或者其他标记等必要内容。

5. 所发药品的包装上应加写鲜明的"标识"，注明收货单位，必要时还应注明"小心轻放"、"不要倒置"、"防潮"、"防热"等字样。有特殊携带要求的药品，须向提货人讲明注意事项、携带方法，确保药品和人身安全。

6. 药品拼箱发货的代用包装箱应当有醒目的拼箱标志。

7. 特殊管理药品应分别包装，并在外包装上注上明显标识。

8. 危险品必须按不同性质分开包装，特别是性质相抵触、混合后能引起燃烧爆炸的，应单独包装，并在外包装上注明或贴上危险品标识，以引起运输时的注意。

9. 对易冻结的药品，必要时应加防寒包装，外包装上应有"防寒"标识。

（三）打印随货同行单

随货同行单就是指销售票据，一般是指随着货物一起的销售单据及相关的证明性文件（如注册证、通关单、检验报告等）

1. 药品出库时，应当附加盖企业药品出库专用章原印章的随货同行单（票）（表6-5）。原印章是指企业在购销活动中，为证明企业身份在相关文件或者凭证上加盖的企业公章、发票专用章、质量管理专用章、药品出库专用章的原始印记，不能是印刷、影印、复印等复制后的印记。在计算机系统查询后，调出并打印药品检验报告单，加盖质量管理专用章原印章及仅供质检报告备案使用章。图6-6为加盖原印章的随货同行单。

表6-5 ×××医药有限公司药品发货随货同行单

编号：20130908

供货单位		生产厂商	
药品的通用名称		剂型	
规格		批号	
数量		收货单位	
发货日期		收货地址	
备注			

×××公司销售随货同行单　　　　　仓库：西药库

单位：×××　　　　　　日期：2014-09-15　07:52:45　挂账　编号：×××

商品全称	生产厂商	单位	数量	规格	剂型	批号	有效期至	单价	金额	批准文号	质量
利巴韦林颗粒	×××制药有限公司	盒	11	50mg×20d	颗粒剂	140319	2016-02	2.20	24.20	国药准字H2004	合格
盐酸二氧丙嗪片	×××有限责任公司	瓶	11	5mg×100片	片剂	140102	2016-12	1.90	20.90	国药准字H2102	合格
氯芬黄敏片	×××集团	盒	20	30s	片剂	140707	2016-06	1.70	34.00	国药准字H4102	合格
本页小计	¥79.10										
合　计	金额大写：壹佰玖拾贰元整							总计：192.00			

业务员：×××　　　发货人：　　　复核人：　　　操作员：×××　　　提货人：　　　第1页共2页

无质量问题概不退货　　　第1次打印　　　　　　　　业务电话：×××

图6-6　加盖原印章的随货同行单

2. 直调药品出库时,由供货单位开具两份随货同行单(票),分别发往直调企业和购货单位。随货同行单(票)应当包括供货单位、生产厂商、药品的通用名称、剂型、规格、批号、数量、收货单位、收货地址、发货日期等内容,并加盖供货单位药品出库专用章原印章,同时标明直调企业名称。

（四）清场

用于复核、拼箱、包装的作业区域和设备应定期检查、清洁和维护,应当由专人负责,并建立记录和档案。

五、药品装车交接

药品运输要保证运输过程中的药品质量与安全,保证每个环节准确交接,由运输员、保管员完成相应职责。

（一）运输工具准备

1. 选择运输工具　运输药品,应当根据药品的包装、质量特性并针对车况、道路、天气等因素,选用适宜的运输工具,采取相应措施防止出现破损、污染等问题。企业运输冷藏、冷冻药品,应当根据药品数量、运输距离、运输时间、温度要求、外界温度等情况,按照事先验证过的方法,选择适宜的运输工具和温控方式,确保运输过程温度符合要求。

2. 检查运输工具　发运药品时,应当检查运输工具,运输药品应当使用封闭式货物运输工具。运输车辆应在运输药品过程中保持密闭,禁止敞篷运输。车厢整体封闭、结构牢固、车内有温度调节设备、车门严密可锁闭,可有效防尘、防雨、防遗失。发现车况不符合规定的,不得发运。

课堂活动

计划为某医院配送10盒人血白蛋白,因发货仓库距离医院只有半小时车程,供货方发货时准备用泡沫保温箱将其包装,随其他药品一起发运至医院。你作为公司的发货员该如何做?

根据药品的储存温度要求,在运输过程中采取必要的调温措施,一般情况保持温度在

10~30℃,有需阴凉处储存的药品保持温度在20℃以下。GSP要求,冷藏、冷冻药品应使用符合规定的冷藏车或冷藏箱、保温箱运输药品。

运输冷藏、冷冻药品的冷藏车及车载冷藏箱、保温箱应当符合药品运输过程中对温度控制的要求。冷藏车具有自动调控温度、显示温度、存储和读取温度监测数据的功能;冷藏箱及保温箱具有外部显示和采集箱体内温度数据的功能。使用冷藏车运送冷藏、冷冻药品的,启运前应当提前打开制冷机组和温度监测设备,预热或预冷车厢内温度至规定的温度。

3. 委托运输要求 委托其他单位运输药品的,应当对承运方运输药品的质量保障能力进行审核,索取运输车辆的相关资料,符合GSP运输设施设备条件和要求的方可委托。

(1)委托其他第三方运输药品时,应当按照GSP要求,事先对承运方的运输设备、质量保障能力、人员资质及条件进行审核,符合要求的方可委托。

(2)企业委托运输药品应当与承运方签订运输协议,明确药品质量责任、遵守运输操作规程和在途时限等内容。

(3)委托运输的,应当要求并监督承运方严格履行委托运输协议,按照验证确定的温控时限,选择适宜的运输方式,在规定的时限内将药品运达目的地,防止因在途时间过长影响药品质量。应当采取运输安全管理措施,防止在运输过程中发生药品盗抢、遗失、调换等事故。

4. 特殊管理药品的运输 特殊管理药品的运输应当符合国家有关规定。

(二)药品出库交接

1. 交接单据 保管员与运输员依据配送单认真交接各种单据,包括发票原件及发票签收单、同批号检验报告、随货同行单、进口药品注册证、医药产品注册证等。医药产品注册证是指由港澳台进来药品,国家食品药品监督管理局核发的批文就是《医药产品注册批件》及《医药产品注册证》,《医药产品注册证》证号的格式为H(Z、S)C+4位年号+4位顺序号,其中H代表化学药品,Z代表中药,S代表生物制品。医药产品注册证号格式中C代表国产,以区别《进口药品注册证》。

2. 交接药品 运输员应仔细核对药品品名、规格,清点数量,查看包装是否完好、封箱是否牢固,有无异样。严禁包装有破损或包装未封口的货物出库。

3. 确认签字 运输员经查无误、确保单货相符后,在配送单上签章确认。

(三)药品搬运装卸

工作人员应当严格按照外包装标识的要求搬运、装载药品。

1. 一般药品装卸要求

(1)药品装卸时,禁止在阳光下停留时间过长或下雨时无遮盖放置。

(2)应严格按照外包装标识的图案和文字要求规范作业,搬运、装卸药品要轻拿轻放,保证药品的安全。

(3)仔细检查药品外包装,不得倒置,特别是液体类的药品必须直立正放。

(4)药品装卸时应当重品在下,轻品在上,装车后堆码整齐、捆扎牢固、摆放整齐、宽松有度,避免挤压,防止药品撞击,倾倒。

(5)运输药品的车辆不得装卸对药品有损害的其他物品。

2. 冷藏、冷冻药品装车的特殊要求

(1)冷藏、冷冻药品的装车等项作业,应当由专人负责。

（2）车载冷藏箱或者保温箱在使用前应当达到相应的温度要求；装车前应当检查冷藏车辆的启动、运行状态，达到规定温度后方可装车。

（3）使用冷藏车运送冷藏、冷冻药品的，开始装车时关闭制冷机组，并尽快完成药品装车。

（4）冷藏车厢内，药品与厢内前板距离不小于10cm的通风距离，与后板、侧板、底板间应当保持不小于5cm的导流距离，药品码放高度不得超过制冷机组出风口下沿，并在车厢内画出装载限制线，以免影响气流正常循环和温度均匀分布。运输过程中，冷藏、冷冻药品的码放方式应当有利于温度的有效控制。

（5）使用冷藏箱、保温箱运送冷藏药品的，应当按照经过验证的标准操作规程进行药品包装和装箱的操作。装箱前将冷藏箱、保温箱预热或预冷至符合药品包装标示的温度范围内；按照验证确定的条件，在保温箱内合理放置与温度控制及运输时限相适应的、相应数量的蓄冷剂，蓄冷剂在规定的时间和温度环境下进行预冷、释冷操作后方可使用；保温箱内使用较低温度蓄冷剂的，采用隔热装置将药品与蓄冷剂进行隔离；运输过程中，药品不得直接接触冰袋、冰排等蓄冷剂，防止对药品质量造成影响。

（6）药品装车完毕，及时关闭车厢厢门，检查厢门密闭情况并上锁；启动并检查制冷机组以及温度监测系统运行状况，设备运行正常方可启运。使用冷藏箱、保温箱运送冷藏药品的，药品装箱后，冷藏箱要启动冷藏动力电源和温度监测设备，保温箱内启动温度记录设备，对箱内温度开始实时监测和记录后，将箱体密闭。

 学以致用

工作场景：

将前面完成备货的破伤风抗毒素进行装车，运输员小李在查看冷藏箱温度达到7℃时开始装箱。药品装箱完成后，放入隔热板，在隔热板上放置验证确定数量的已经预冷的冰袋，启动温度记录设备，将箱体密闭。

知识运用：

1. 破伤风抗毒素属于冷藏药品，药典规定，本药品应于2~8℃避光保存和运输。

2. 按照验证确定的条件，在保温箱内合理放置与温度控制及运输时限相适应的、相应数量的蓄冷剂。

3. 运输过程中，药品不得直接接触冰袋、冰排等蓄冷剂，防止对药品质量造成影响。

（四）运输记录

1. 运输记录具体操作　储运部经理进入运输调度管理界面，点击"新增"，录入车辆、送货员，点击"选择调度任务单"查询，录入运输线路ID，点击"查询"，选择购货单位后确定，生成细单，录入整件、散件数量后保存确认，自动生成运输记录（表6-6）。

启运前应当打印运输记录，内容包括药品名称、数量、生产企业、发货单位、发运地点、启运时间、运输方式、运输工具、温控方式、温控状况、启运时间、预计到货时间、运输单位、收货单位、收货地点等。

表6-6 ××公司药品运输记录单

编号：201309037　　　发货日期：2013年9月16日星期一　　　外部环境温度：25℃

收货单位及收货人	收货地址	发货地点	运输单位	运输工具	对运输温度的要求
××药店一×××	北京市西城区莱园街××号	北京市马连道××物流公司	××配送公司	封闭货车京A-××××××	常温

对运输温度控制采取的措施：					空调						
品名	规格	批号	数量	有效期至	贮藏条件	生产企业	启运时间	到达时间	启运时药品储存温度	到达时药品储存温度	运输过程储存温度变化情况
丹红注射液	10ml/支	20130702	120盒	20160701	常温	××药厂	10:00	12:00	23℃	27℃	常温范围内

（　　　　　　　　）单位，你单位于我公司购进的药品，现已按规定送到，请签收。

收货单位人员签名：××　　　　　运输员：×××

　　记录表一式两份，运输员到达药品接收地点，与接收方人员核对签名后，一份交予购货方，一份交回公司质量管理部存档，不符合运输规定的客户可拒收。

　　及时填写药品运输车辆记录，内容包括：车牌号、驾驶员姓名、驾驶证备案、出发时间、送达时间、运输期间车内温度、车厢密封情况、药品情况等。

　　2. 委托运输记录　储运部经理进入运输记录界面点击"查询"，出派车单，派车单根据具体情况可修改（表6-7）。

　　储运部经理进入运输回执界面点击"查询"出购货单位明细，填写签收人、签收日期、收款额。

表6-7 ××公司药品运输车辆记录表

编号：　　　　　　　　　　　　　　　　　　记录日期：

发运单号	车牌号	驾驶员姓名	驾驶证备案	出发时间	送达时间	运输温度	车厢密封情况	药品情况	记录人

　　供货方委托运输药品的，企业采购部门应当提前向供货单位索要委托的承运方式、承运单位、启运时间等信息，并将上述情况提前告知收货人员。委托运输药品应当有记录，实现运输过程的质量追溯。记录至少包括发货时间、发货地址、收货单位、收货地址、货单号、药品件数、运输方式、委托经办人、承运单位，采用车辆运输的还应当载明车牌号，并留存驾驶人员的驾驶证复印件。记录应当至少保存5年。

六、药品运输

　　运输员应当按照质量管理制度的要求，严格执行运输操作规程，并采取有效措施保证运输过程中的药品质量与安全。在运输途中发生质量或数量问题由运输员负责。

1. 已装车的药品应当及时发运并尽快送达,避免出现不合理的停留,保证在合理的运输时限内安全送达。

2. 运输药品过程中,运载工具应当保持密闭,禁止敞篷运输。

3. 药品运输时,应针对运送药品的包装条件及道路状况,谨慎驾驶避免车辆颠簸,防止药品的破损。

4. 防止在途中的药品发生盗抢、遗失、调换等事故。在运输途中发生被盗、被抢、丢失的,应立即报告当地公安机关,并通知收货单位,收货单位应立即报告当地药品监督管理部门。

5. 应根据药品的储存温度要求,在运输过程中采取必要的调温措施,一般情况保持温度在 10~30℃,有需阴凉处储存的药品保持温度在 20℃ 以下。在冷藏、冷冻药品运输途中,应当实时监测并记录冷藏车、冷藏箱或者保温箱内的温度数据。实时监测运输途中运输设施内的温度状况,并实现远程人工监督。运输过程中如发生的设备故障、异常气候影响、交通拥堵等突发事件,应根据冷藏、冷冻药品运输应急预案,采取相应的应对措施。

6. 运输特殊药品复方制剂时,严格执行国家相关法律法规及公司制定的含特殊药品复方制剂管理制度。

七、药品到货交接

药品送到指定收货地址后,运输员向购货单位收货员交接药品及单据,同时检查药品外包装是否有异样变化。如发现药品包装出现破损、封口、封条损坏、包装内有异常响动或者液体渗漏等情况,及时与供货方储运部联系,查清事实,写清经过,双方签字作证。购货单位收货员在药品配送回执单上签字,运输员返回储运部交保管员存档。如果是冷链运输,针对运输过程要有客户反馈的信息记录。运输特殊药品复方制剂时,严格执行公司制定的"含特殊药品复方制剂管理制度"。

点滴积累

1. 核单结果应符合企业制度要求。
2. 拣货应保证药品质量合格,货单信息相符。
3. 复核能发现拣货中存在的问题并予以解决。
4. 出货能为药品发运做好包装和手续准备。
5. 药品装车是出库和运输交接的过程。
6. 药品运输是保证药品完好无损的空间转移。
7. 药品到货是运输员与接货方的交接。

第四节 药品出库和运输相关知识

一、药品出库的方式

出库方式是指仓库用什么样的方式将货物交付用户。选用哪种方式出库,要根据具体条件,由供需双方事先商定。

仓库根据出库通知或出库请求,通过发货作业把应发药品交由运输部门送达收货单位,

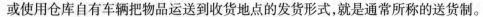

或使用仓库自有车辆把物品运送到收货地点的发货形式,就是通常所称的送货制。

（一）送货

仓库实行送货具有多方面的好处:仓库可预先安排作业,缩短发货时间;收货单位可避免因人力、车辆等不便而发生的取货困难;在运输上,可合理使用运输工具,减少运费。

（二）收货人自提

这种发货形式是由收货人或其代理人持取货凭证直接到库取货,仓库凭单发货。仓库发货人与提货人可以在仓库现场划清交接责任,当面交接并办理签收手续。

（三）转仓

转仓是指货主为了业务方便或改变储存条件,将某批库存自甲库转移到乙库。仓库也必须根据货主单位开出的正式转仓单,办理转仓手续。

二、特殊管理药品和危险药品的运输

（一）特殊管理药品的运输

发运特殊管理的药品必须按照《麻醉药品和精神药品管理条例》(国务院令第442号)、《麻醉药品和精神药品运输管理办法》《医疗用毒性药品管理办法》《放射性药品管理办法》等规定办理,应尽量采用集装箱或快件方式,尽可能直达运输以减少中转环节。运输特殊药品时,必须凭药品监督管理部门签发的国内运输凭照办理运输手续,如有必要时,企业应根据有关规定派足够的人员押运,并提示和监督运输,加强管理。

（二）危险药品的运输

危险药品除按一般药品运输要求办理外,还必须严格遵照《危险化学品安全管理条例》及危险货物运输的有关规定办理。危险药品发运前,应检查包装是否符合危险货物包装的规定及品名的特殊要求,箱外有无危险货物包装标识,然后按规定办好托运、交付等工作。在装卸过程中,不能摔碰、拖拉、摩擦、翻滚,搬运时要轻拿轻放,严防包装破损,做好安全运输工作。自运化学危险物品时,必须持有公安部门核发的准运证。汽车运输必须按当地公安部门指定的路线、时间行驶,保持一定车距,严禁超速、超车和抢行会车。

三、冷链药品的运输

（一）冷链药品的运输原则

尽量采用最快速的运输方式,缩短运输时间;尽量采用直达客户的运输方式,避免运途中转;尽量采用能全程保持冷藏温度的运输方式;冬季尽量避免夜间运输,注意防止冷藏药品发生冻结变质;尽量避免夏季高温时节运输,必要时应在早、晚运输,减少外界温度的影响。

（二）冷链运输过程特殊要求

有明确的运输跟踪部门和岗位责任人,能随时与运输员取得联系;及时通知客户发出时间、发运方式及预计到达时间;如果超出预计时间,应查明原因,评估影响药品质量的可能。

（三）冷藏运输温度控制

冷藏车具有自动调控温度的功能,冷藏车的配置符合国家相关标准要求;冷藏车厢具有防雨水、不透气、不易燃、耐腐蚀等性能,车厢内部留有保证冷气充分循环的空间,并设置具有良好气密性能的排水孔。每台独立的冷藏、冷冻药品运输车辆或车厢,安装的温度测点终端数量不得少于2个。车厢容积超过20m³的,每增加20m³至少增加1个测点终端,不足

$20m^3$ 的按 $20m^3$ 计算。每台冷藏箱或保温箱至少应当放置一个可移动的测点终端。自动地对药品运输过程中的温湿度环境进行不间断监测和记录,运输过程中至少每隔5分钟自动记录一次实时温度数据。

案例分析

案例:

某医药公司准备同时向甲药店、乙医院两家发送药品,其中向甲药店发货连花清瘟颗粒和通窍鼻炎片,向乙医院发货左归丸和重组人干扰素注射液,问应如何设计送货的行车计划,为什么?

分析:

重组人干扰素注射液为冷链药品,冷链药品的运输原则是尽量采用直达客户的运输方式,故送货行车路线设计为先直达乙医院,之后去甲药店送货。

企业应当对测点终端每年至少进行一次校准,对系统设备进行定期检查、维修、保养,并建立档案。对冷藏车的制冷机组制定维护、维修计划,并将计划执行情况予以记录;定期对冷藏车、冷藏箱和保温箱的密封性和紧固性进行检查、维修。冷藏箱、保温箱的箱体采用吸水性低、透气性小、导热系数小、具有良好温度稳定性的保温材料;冷藏箱具有自动调控温度的功能,保温箱配备蓄冷剂以及用于隔离药品与蓄冷剂的隔温装置。

企业应当对冷藏运输等设施设备进行使用前验证、定期验证及停用时间超过规定时限的验证。运输设施设备的定期检查、清洁和维护应当由专人负责,并建立记录和档案。

点滴积累

1. 药品出库的方式需要根据具体条件,由供需双方协商确定。
2. 发运特殊管理药品及危险药品必须按照相关规定办理。
3. 冷链药品的运输不同于一般药品,有自己的原则和特殊要求。

目标检测

一、选择题

(一)单项选择题

1. 药品出库的正确顺序是( )

    A. 拣货→运输→拼箱   B. 拣货→复核→拼箱

    C. 复核→拣货→扫码上传   D. 复核→扫码上传→拣货

    E. 拣货→扫码上传→复核

2. 下列不需停止配货的情况是( )

    A. 包装出现破损   B. 包装内有异常响动   C. 包装封条损坏

    D. 近效期药品   E. 有液体渗漏

3. 下列拼箱,符合要求的是( )

    A. 药品与非药品   B. 不同批号的同一药品

    C. 特殊药品与普通药品   D. 冷藏冷冻药品与其他药品

E. 液体药品与固体药品

4. 下列符合药品搬运装卸要求的是( )
　　A. 轻品在下,重品在上　　　　　　　B. 药品摆放紧密
　　C. 侧置密闭良好的液体药品　　　　　D. 天气晴朗时,在遮盖下装卸
　　E. 雨天在无遮盖的情况下迅速装卸

5. 冷藏车内药品摆放不合格的是( )
　　A. 药品与厢内前板距离不小于10cm
　　B. 药品码放高度不得超过制冷机组出风口上沿
　　C. 药品与后板间应当保持不小于5cm
　　D. 药品与侧板间应当保持不小于5cm
　　E. 药品与底板间应当保持不小于5cm

6. 下列冷链运输原则中,不正确的一项是( )
　　A. 尽量在夜间运输　　　　　　　　　B. 尽量采用最快速的运输方式
　　C. 尽量采用直达客户的运输方式　　　D. 尽量避免夏季高温时节运输
　　E. 尽量采用能全程保持冷藏温度的运输方式

7. 随货同行单(票)由哪个部门负责打印( )
　　A. 采购部　　B. 财务部　　C. 质管部　　D. 仓储部　　E. 销售部

8. 拣货人员应当将拣出的药品放置于库房的哪个区域( )
　　A. 合格区　　B. 待验区　　C. 发货区　　D. 不合格区　　E. 退货区

9. 复核中发现问题药品,应报告哪个部门处理( )
　　A. 质管部　　B. 仓储部　　C. 业务部　　D. 物流部　　E. 采购部

10. 下列缩写哪一个代表"手持终端"( )
　　A. RFID　　B. RF　　C. DPS　　D. GPS　　E. WMS

11. 应实行双人复核制度的药品是( )
　　A. 注射剂　　B. 外用药品　　C. 内服药品　　D. 麻醉药品　　E. 进口药品

12. 对完成复核的药品,应当由哪个部门办理与运输的交接手续,并减掉相应库存
( )
　　A. 采购部　　　　　　B. 储运部　　　　　　C. 业务部
　　D. 质量管理部　　　　E. 财务部

13. 药品出库和运输工作中,如发现质量有问题的药品,及时采取相应措施,并通知下列哪个部门处理( )
　　A. 采购部　　B. 财务部　　C. 质管部　　D. 仓储部　　E. 销售部

14. 药品出库和运输工作中,由下列哪位工作人员审核出库凭证( )
　　A. 采购员　　B. 财务员　　C. 保管员　　D. 养护员　　E. 销售员

15. 药品出库的拣货单的形成基于哪个单据,可由计算机系统自动生成,其信息应与其相符( )
　　A. 采购单　　B. 记账单　　C. 销售单　　D. 验收单　　E. 收货单

16. 药品备货的正确顺序是( )
　　A. 定位药品→移交复核→问题处理
　　B. 定位药品→核对信息→初检药品质量

C. 初检药品质量→移交复核→定位药品

D. 问题处理→扫码上传→定位药品

E. 初检药品质量→核对信息→复核

17. 原印章是指企业在购销活动中,为证明企业身份在相关文件或者凭证上加盖的企业公章、发票专用章、质量管理专用章、药品出库专用章的(　　)

A. 原始印记　　B. 印刷印记　　C. 影印印记　　D. 复印印记　　E. 手绘印记

18. 复核中如发现问题应停止发货或配送,复核员应在计算机系统内确认执行锁定该品种,或者暂停销售的黄牌,同时填写下列哪种单据(　　)

A. 药品停售通知单　　　　B. 药品质量复检通知单　　C. 药品运输单

D. 药品拣货单　　　　　　E. 药品复核单

19. 下列哪一条不符合拼箱原则(　　)

A. 液体药品与固体药品不能拼箱

B. 易串味药品可与其他药品合箱

C. 若为多个品种,应尽量分剂型进行拼箱

D. 特殊药品与普通药品不能拼箱

E. 冷藏冷冻药品与非药品不能拼箱

20. 企业应当至少多长时间对测点终端进行一次校准(　　)

A. 每天　　　　B. 每周　　　　C. 每月　　　　D. 每年　　　　E. 每季

(二)多项选择题

1. 常用的拣货方式有(　　)

A. 播种法　　B. 摘果实法　　C. 复核法　　D. 放射法　　E. 双人备货

2. 药品出库原则有(　　)

A. 先产先出　　B. 先进先出　　C. 易变先出　　D. 近期先出　　E. 按批号发货

3. 药品的出库和运输工作原则为(　　)

A. 安全操作　　B. 降低损耗　　C. 保证质量　　D. 发运迅速　　E. 避免事故

4. 药品的出库审核出库凭证主要检查的内容有(　　)

A. 与付货仓库的名称是否相符

B. 与提单样式是否相符

C. 印鉴(货主的调拨章、财务章)是否齐全

D. 货物编号、药品名称、规格、批号、生产厂家、应发数量、单位有无差错、涂改

E. 开票日期是否符合要求,是否逾期

5. 销售凭证的内容包括(　　)

A. 日期　　B. 购货单位　　C. 药品名称　　D. 规格　　E. 质检报告

6. 复核的内容包括(　　)

A. 核对拣货单与药品信息　　B. 复核药品　　　　　　　　C. 扫码上传

D. 做好药品复核记录　　　　E. 拼箱及包装

7. 药品复核时,合格的药品包装标准包括(　　)

A. 包装内不能有异常响动和液体渗漏

B. 包装无破损

C. 未出现外包装破损、封口不牢、衬垫不实、封条损坏等现象

    D. 药品大包装应牢实、无破损、无变形、无污染、封口完好

    E. 不能超出有效期

8. 药品运输车应满足下列哪些要求（   ）

    A. 车厢整体封闭   B. 车厢整体结构牢固

    C. 车内有温度调节设备   D. 车厢可有效防尘、防雨、防遗失

    E. 车门严密可锁闭

9. 药品经营质量管理规范要求,冷藏、冷冻药品应使用符合规定的哪些设备运输药品
（   ）

    A. 冷藏车   B. 冷藏箱   C. 保温箱   D. 密封箱   E. 保鲜盒

10. 一般药品装卸有哪些要求（   ）

    A. 药品装卸时,禁止在阳光下停留时间过长或下雨时无遮盖放置

    B. 应严格按照外包装标示的图案和文字要求规范作业,搬运、装卸药品要轻拿轻放,保证药品的安全

    C. 仔细检查药品外包装,不得倒置,特别是液体类的药品必须直立正放

    D. 药品装卸时应当重品在下,轻品在上,装车后堆码整齐、捆扎牢固、摆放整齐、宽松有度,避免挤压,防止药品撞击,倾倒

    E. 运输药品的车辆不得装卸对药品有损害的其他物品

二、名词解释

1. 合箱

2. 拼箱发货

3. 拆零销售

三、实例分析

实例一:某公司准备为某药店发送一批药品,包括整件六味地黄丸 2 箱、50 盒双黄连口服液,作为公司药品仓库的保管员,你打算如何完成这批药物拣货、复核、配送?

实例二:某公司准备为某药店发送一批药品,包括 20 盒注射用人免疫球蛋白、50 盒双黄连口服液,作为公司药品仓库的保管员,你打算如何完成这批药物拣货、复核、配送?

（尹秀莉）

第七章 常用剂型及原料药的储存养护

学习目标

1. 掌握常用剂型及原料药的储存养护方法;
2. 熟悉常用剂型及原料药的质量验收内容;熟悉注射剂、片剂、胶囊剂、颗粒剂常见变异现象及原因;
3. 了解其他剂型常见变异现象及原因;
4. 学会对在库药品进行常规储存养护。

导学情景

情景描述:

两年前,小王来到某医药公司当仓库保管员,面对堆积如山、剂型多样的药品,如何进行科学储存养护,更好地保证药品质量,她陷入了深深的思考中……小王是一位勤奋好学,积极进取的员工,在她的努力下,结合学过的常用剂型药品的储存养护方法,很快工作起来得心应手。年底因药品过期或变质造成的经济损失降到近几年最低点,当年她被评为优秀新员工。

学前导语:

各种药品的储存养护是今后药品仓库保管员工作的重要内容,从质量验收到储存养护,都需要熟练掌握和运用。本章将带领大家学习常用剂型及原料药的储存养护基本知识,学会各种药品的储存养护。

第一节 注射剂的储存养护

注射剂系指原料药物或与适宜的辅料制成的供注入体内的无菌制剂。注射剂可分为注射液、注射用无菌粉末和注射用浓溶液等。

一、注射剂常见变异现象及原因

(一) 变色

变色是注射剂质量变异的重要标志。某些注射剂如维生素C注射液受氧气、光线、温度、重金属离子等的影响,易发生氧化和分解等化学变化而引起变色。

（二）生霉

灭菌不彻底，安瓿熔封不严、有裂隙，或大输液铝盖松动等都会引起注射剂储存过程中出现絮状沉淀或悬浮物，这是霉菌生长的现象。营养性成分含量高和药品本身无抑菌作用的注射剂如葡萄糖注射液更易长霉。

（三）析出结晶或沉淀

某些注射剂如磺胺嘧啶钠注射液、葡萄糖酸钙注射液在储存养护过程中容易析出结晶，有些油溶媒注射剂遇冷时会析出结晶，但其在热水中加温可溶解使溶液澄明，并在冷却至室温后也不再析出结晶。对于药品本身已分解变质而析出结晶或产生沉淀的注射剂就不能再供药用。

（四）脱片

盛装注射剂的安瓿玻璃质量太差时，在装入药品后，灭菌或久贮时，很容易产生玻璃屑使注射剂出现闪光即脱片及浑浊现象，如氯化钙注射液、枸橼酸钠注射液。温度越高脱片现象越严重。

（五）白点、白块

注射剂在生产过程中过滤不完全、安瓿不净、药品吸收二氧化碳或者久贮等，都有可能使注射剂中出现小白点、小白块，甚至产生浑浊、沉淀。产生这种现象的原因较为复杂，主要受药品生产中的原材料、溶媒和安瓿本身的质量影响。如钙盐、钠盐注射剂等在储存期间很容易产生白点，安瓿玻璃的碱度偏高同时使药液本身的酸碱度发生改变时也能使注射剂产生白点、白块。

（六）冻结

含水溶媒的注射剂在温度很低时易产生冻结现象，一般浓度低的溶液较浓度高的溶液易产生冻结现象。如 5% 的葡萄糖注射液在 −4~−5℃时可发生冻结现象，而 25% 葡萄糖注射液在 −11~−13℃时才发生冻结现象。

实际情况表明，冻结后的注射剂一般有以下三种情形：

1. 冻结解冻后药液质量无变化　大多数注射剂在 −4~−5℃时可发生冻结现象，解冻后注射剂一般无质量变化。如复方奎宁注射液、盐酸麻黄碱注射液等。

2. 容器破裂，造成药液污染或损失　这是因为玻璃受冻后脆度增加，体积缩小；而药液受冻后体积膨胀，易将玻璃瓶或安瓿胀破。试验证明，一般容积大的容器比容积小的容器更易冻裂。因此，大输液在储存过程中如果受冻应尽量保持其静置或不动状态，减少破裂现象的发生。

3. 受冻变质　某些注射剂因受冻后使药品发生变质现象，致使不可再供药用。如胰岛素注射液受冻后其蛋白质发生变性；葡萄糖酸钙注射液受冻后易析出大量的沉淀，即使加温处理也不容易使结晶溶解。

（七）结块、萎缩

对于注射用粉针和注射用冻干粉针剂型，如果盛装容器干燥不彻底、密封不严、受光和热的影响，可发生粉末粘瓶，药品结块、变色以及溶化萎缩等变质现象。

（八）其他质量变异

有些注射剂可因外界因素的影响而使药品发生水解、氧化、变旋、差向异构、聚合等一些化学变化，导致药品变质失效。如氨苄西林、阿莫西林易引起聚合反应，影响药效；如头孢噻肟钠在光照下，容易由顺式结构变成反式结构，抗菌活性下降至原来的 1/100~1/40。

二、注射剂的验收

(一)包装检查

包装应完好无损,注射剂的容器上必须标明注射液的名称、批号、容量与主药的含量、有效期及有关注意事项等。

(二)外观性状检查

1. 安瓿外观无歪丝、歪底、色泽、麻点、砂粒、疙瘩、细缝、油污及铁锈粉色等。

2. 液体注射剂检查应无变色、沉淀、生霉等现象;带色的注射剂应检查同一包装内有无颜色深浅不均的情况;若有结晶析出,检查经加温后是否可以溶化;玻璃瓶输液应检查瓶塞、铝盖的严密性及瓶壁有无裂纹等。

3. 混悬型注射剂应检查有无颗粒粗细不均或分层现象,若有分层现象经振摇后观察是否均匀混悬。

4. 注射用粉针应检查药粉是否疏散,色泽是否一致,有无变色、粘连、结块等现象。如为圆柱型瓶装,应检查瓶盖瓶塞的严密性,有无松动现象。

案例分析

案例:

注射用青霉素钠的储存,由于影响青霉素钠的稳定性因素主要是水分、温度和pH,那么在储存和使用该药品时应该怎样保证其质量?

分析:

青霉素钠中如果含水量达到4%~5%时,分解速率最大,失去效力最快。在饱和的大气压中,在两日内即发生液化,在37℃损失70%,在24℃、pH 2时其效力损失一半,在24℃、pH 6时最为稳定。因此本品应盛装在灭菌、干燥、洁净的容器内,密闭,在凉暗干燥处保存。肌内注射的水溶液应储于5℃以下,在48小时内应用。

三、注射剂的储存养护重点

注射剂在储存养护时,应根据其药品的理化性质,结合其溶剂的化学特点和包装材质的具体情况综合加以考虑。

(一)避光

一般注射剂应避光储存。遇光易变质的注射剂(主要指含有易被氧化结构的药品)如肾上腺素、盐酸氯丙嗪、维生素C等注射剂,在储存养护中必须采取各种遮光避光措施,以防紫外线的照射。以油为溶剂的注射剂要注意避光、避热储存。

(二)防热

遇热易变质的注射剂如抗生素注射剂、生物脏器制剂或酶类注射剂、生物制品等,应在规定的温湿度条件下储存养护,同时注意防潮、防冻。

(三)防冻

以水为溶剂的注射剂,要注意防冻、防裂,冬季库房温度一般应经常保持在0℃以上。尤其是大输液,在储存运输过程中,不可横卧倒置,不可扭动、挤压或碰撞瓶塞。

（四）防潮

注射用粉针在储存过程中应注意防潮,保持瓶盖的严密熔封,以免引起粘瓶结块。

除另有规定外,注射剂应置玻璃或塑料容器内,熔封或严封,避光,在凉暗处保存,生物制品应在 2~8℃贮存。冬季严防冻结。

储存中不得出现变色、生霉,析出结晶或沉淀,产生白点和白块、冻结现象。

课堂活动

1. 葡萄糖酸钙注射液为过饱和溶液,试分析该注射剂受外界影响所产生变异现象,从而剖析该注射剂的储存养护最佳方法。

2. 注射用普鲁卡因青霉素为悬浮剂与缓冲剂制成的无菌粉末,根据其理化特点和剂型分析其储存养护的方法。

点滴积累

1. 注射剂的验收主要有包装检查,外观性状检查。

2. 注射剂在储存养护中应注意避光、防热、防冻、防潮。应置玻璃或塑料容器内,熔封或严封,避光,在凉暗处保存。冬季严防冻结。

3. 注射剂在储存中不得出现变色、生霉,析出结晶或沉淀,脱片,产生白点和白块、冻结等质量变异现象。

第二节　片剂的储存养护

片剂系指原料药物或与适宜的辅料制成的圆形或异形的片状固体制剂。片剂以口服普通片为主,另有含片、舌下片、咀嚼片、泡腾片、阴道片、阴道泡腾片、缓释片、控释片与肠溶片等。片剂是由药物和辅料组成,辅料作用主要包括:填充作用、黏合作用、崩解作用和润滑作用,有时还起到着色、矫味以及遮光作用等。由于片剂的种类很多,因此在储存养护时,要特别留心。

一、片剂常见变异现象及原因

（一）一般压制片

压制片在生产过程中,除主药外常需加入如淀粉、糊精、糖粉等辅料,这些辅料的选择和使用与片剂的质量密切相关。另外,片剂的容器包装、运输过程、贮存条件等均可影响片剂质量。一般压制片常发生的变异现象及原因如下:

1. 裂片或松片　裂片是指片剂受到振动或经放置后,从腰间开裂或顶部脱落一层的现象。松片是指片剂的硬度不够,受振动易松散成粉末的现象。产生裂片或松片的主要原因是药品本身具有纤维性;黏合剂和湿润剂选用不当或用量不足;压力不均,压力过大或过小;片剂露置空气过久,吸湿膨胀等。

2. 表面斑点（花斑）或异物斑点　颗粒松紧不匀,结晶性药物混合不均匀,润滑剂色泽不好,中草药片剂中原辅料颜色差别很大等均可产生片剂花斑;压片机上的刮粉器、冲头、模圈等因摩擦脱落的金属屑、机油、灰尘或其他杂质混入颗粒中,使片剂表面发生斑点;因吸潮片剂表面出现霉斑等。

3. 变色 有些药物受光线作用容易发生变色现象,如碱式碳酸铋片;有些药物受空气中氧的影响,也容易变色,如碘化钾片。经变色变质后的药物,有的毒性增加,有的效力降低,都不能再供药用。

4. 析出结晶 有些片剂,在贮存过程中药物发生了化学变化,产生新的结晶状物质可析出,如含阿司匹林的片剂吸潮后易分解产生醋酸和水杨酸,而针状结晶的水杨酸常黏附在片剂表面和包装内壁;含有挥发性成分的片剂,受热后药物易挥发,挥发出来的蒸气遇冷析出结晶,也常黏附在片剂表面和包装内壁,如含有薄荷脑、冰片的片剂。

5. 粘连溶(熔)化 具有吸湿性或受热易溶(熔)化的药品可发生粘连和溶(熔)化,如复方甘草片吸潮后粘连成团,颜色变黑;含糖成分较多的片剂受潮受热后易溶(熔)化粘连,如三溴片极易吸潮而部分溶化等。

6. 发霉、虫蛀 片剂的包装密闭不严或储存不当,吸潮后常引起微生物繁殖而霉变。有营养性成分的片剂,以及片剂生产中添加的淀粉、糊精、糖等赋形剂,受潮后都可能生霉。毒剧药片(如升汞)或抗生素、磺胺类等片剂对霉菌无抑制作用,也可能发霉。另外,含有生药、脏器以及蛋白质类成分的片剂,如洋地黄片、甲状腺片、干酵母片等,吸潮后易发生片剂松散、霉变外,还会生虫和产生异臭。

7. 染菌 片剂如果在生产时操作污染和包装材料不符合卫生要求,瓶内填塞物消毒不彻底等,常常容易引起严重的细菌污染,而外观不发生变化,造成潜在的药品质量隐患,传统药品片剂往往较现代药品片剂染菌现象严重。

8. 崩解迟缓 崩解迟缓是指片剂崩解时限超过药典规定的要求。常见原因有:黏合剂黏性太强或用量过多,使颗粒过硬、过粗;崩解剂选择不当或用量不足;压片时压力过大,使片剂过于坚硬;片剂的贮存不当等。

(二) 包衣片

包衣片是指在片剂(片芯)的表面包裹上适宜材料的衣层,使药物与外界隔离。如果在制造时原辅料使用不当或操作不慎,储存方法不当均可影响包衣片的质量。包衣片常发生的变异现象及原因如下:

1. 褪色 包衣片的褪色现象较为常见。主要由于包衣时片芯及包衣片层不够干燥,或包衣片受潮,以及长时间暴露于光线下,均能引起片面色泽减褪。

2. 龟裂与爆裂 包糖衣时糖浆与滑石粉用量不当,糖的质量不符合要求,温度过高,干燥太快,均可使片面发生裂纹,甚至开裂。

3. 花斑 在制备时包衣不匀,片面粗糙,有色糖浆调配不匀,温度过高等,均会使片面出现花斑及色泽不均。

4. 片面不够光亮 包衣片受潮,或包衣时包衣层未经适当干燥即加蜡打光以及打光不充分,都会使片面色泽不够光亮。

5. 起泡、皱皮与脱落 薄膜衣片在制备过程中因固化条件不当,干燥过快,两次包衣间的加料间隔过短,包衣物料的浓度不当等,均可引起薄膜衣片的起泡、皱皮甚至脱落。

6. 粘连溶(熔)化及霉变 由于包装不够严密、贮存不当,包衣片吸潮、受热后可发生片面褪色,失去光泽,严重者可出现粘连溶(熔)化,甚至霉变。

7. 片芯变色 某些包衣片主药性质不稳定,片芯容易被氧化发生变色,而药片表面无变化。如硫酸亚铁片片芯变棕黄色,对氨基水杨酸钠片片芯变红褐色,不可再供药用。

滴丸剂的储存养护

滴丸剂目前多数为生药滴丸,现代药滴丸多为包衣滴丸剂,分别为包糖衣和肠溶衣。要求滴丸剂应大小均匀,色泽一致。储存时应防潮、防霉等。其储存养护方法和验收注意事项基本上与片剂相同。

二、片剂的验收

由于片剂在生产、储存、运输中能发生多种变异现象,所以验收时应根据具体情况,对片剂的质量如外观性状、主药含量、重量差异检查、硬度、崩解度、染菌数(致病菌、活螨、杂菌及霉菌等)等作抽样检查。一般可根据药品的性质、片剂剂型及包装容器的特点进行验收。验收时注意检查以下方面:

(一) 包装检查

外包装的名称、批号、包装数量等是否与药品的内容物相符合,包装封闭是否严密,片剂在容器中是否塞紧以及有无破漏、破损现象。印字应清晰、端正。

(二) 外观性状检查

1. 一般压制片检查 形状应一致,色泽均匀,片面光滑,无毛糙起孔现象;无附着细粉、颗粒;无杂质、污垢、异物斑点;无变色、粘瓶、生霉、松片、裂片等现象。含有生药、动物脏器以及蛋白质类成分的片剂还应检查有无生虫、异臭等情况。

2. 包衣片检查 有无光泽改变、褪色、龟裂、粘连溶(熔)化、膨胀脱壳、出现花斑等现象。对于主药性质不稳定易被氧化变色的包衣片,应按规定抽取一定数量的样品,用小刀切开,观察片芯有无变色和出现花斑的情况。

片剂在入库开封检查时要注意,应使用清洁、干燥的药匙将药片取出,平铺在干净、光洁的白纸上或白瓷盘内,用肉眼逐片观察检验。片剂不应在空气中放置太久,也不能直接用手抓取,以免影响被检药片的色泽或使药片受到污染。

案例分析

案例:

某日,王女士在家清理过期药品,发现一瓶刚买不久,仍在有效期内的维生素 C 泡腾片有部分变黄。她怀疑有质量问题,就前往销售药店质疑。经店员仔细询问了解,原来王女士把药瓶放在卧室的桌面上,经常受到日晒。

分析:

维生素 C 遇光、受潮及空气易被氧化,色渐变黄,含量下降,甚至失效。提醒王女士应遮光、密封,在干燥处储存该药品,变黄色者不宜再供药用。

三、片剂的储存养护重点

在片剂储存养护中,温度、湿度、光线、空气都可影响片剂质量,其中湿度影响最大。由于片剂剂型不同,所含成分不同,制备工艺、所用辅料及包装也不尽相同,因此片剂的储存应

根据各自特点,选择适宜方法进行保管,方能保证质量。主要应注意以下几方面:

(一)防潮

1. 普通片剂 除另有规定外,片剂都应置于密封、干燥处储存,防止受潮、发霉、变质。

2. 包衣片 吸潮、受热后,包衣片容易产生包衣褪色、失去光泽、粘连、溶(熔)化、霉变,甚至膨胀脱壳等现象,因此储存养护要求较一般片剂更严格,特别注意防潮、防热。

3. 含片 除有片剂的一般赋形剂外,含片还加有大量糖粉,吸潮、受热后能溶(熔)化粘连,严重时易发生霉变,故应置于密封、干燥处储存。

4. 含有生药、动物脏器以及蛋白质类成分的片剂 此类片剂易受潮、松散、生霉、虫蛀,应注意防潮、防热、密封,在干燥阴凉处储存。

5. 易吸潮的片剂 此类片剂吸潮后易变色、变质以及潮解、溶化、粘连,要特别注意防潮。应在包装容器内放入干燥剂或在瓶口下和片子上的空隙部位填塞棉花、吸水纸等,并密封在干燥处储存。

(二)防热

含挥发性成分的片剂受热后极易挥发,有效成分损失,含量降低而影响疗效。如薄荷喉症片、西瓜霜含片、人丹等应注意防热,置于阴凉处储存。

(三)避光

主药对光敏感的片剂如磺胺类片、盐酸氯丙嗪片、对氨基水杨酸钠肠溶片等,必须盛装于遮光容器内,注意避光储存。

(四)其他

抗生素类药品、生物制品其片剂不但有有效期规定,而且有严格的储存条件要求,必须按其规定的条件储存养护。如生物制品应在 2~8℃ 贮存。

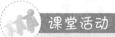

课堂活动

阿司匹林片、硝酸甘油片两种药品的储存养护方法分析。

点滴积累

1. 片剂验收时应根据具体情况,作抽样检查。一般应做包装、外观性状检查等。

2. 片剂一般都应置于密封、干燥处储存,防止受潮、发霉。另外一些药品还要注意防热、避光。

3. 片剂在验收和储存养护时,应注意其质量变异现象,确保药品质量合格。

第三节 胶囊剂的储存养护

胶囊剂系指原料药物或与适宜的辅料充填于空心胶囊或密封于软质囊材中的固体制剂。可分为硬胶囊、软胶囊(胶丸)、缓释胶囊、控释胶囊和肠溶胶囊等,胶囊壳的主要原料为明胶。凡药物易溶解囊材、易风化、刺激性强者,均不宜制成胶囊剂。

一、胶囊剂常见变异现象及原因

(一)漏粉

硬胶囊剂在生产和储存中若太干燥,易引起胶囊脆裂而漏粉。生产时填充药品过多,合

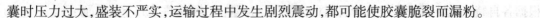

囊时压力过大,盛装不严实,运输过程中发生剧烈震动,都可能使胶囊脆裂而漏粉。

(二)漏液

软胶囊若生产不当,囊内液体可发生溢漏。溢漏的胶囊易受污染,或氧化而发生变质。

(三)黏软变形、霉变生虫

硬胶囊或软胶囊若包装不严或储存不当,均易吸潮、受热而黏软、变形、发霉变质。装有生药或生物脏器制剂的胶囊吸潮、受热后更易霉变、生虫,产生异臭。

二、胶囊剂的验收

(一)包装检查

检查外包装的名称、批号、包装数量等是否与药品的内容物相符合,包装封闭是否严密,有无破漏、破损现象。印字应清晰、端正。

(二)外观性状检查

1. 查胶囊表面是否光滑整洁,大小、粗细是否一致均匀,有无斑点。

2. 查胶囊有无砂眼、虫眼、漏粉(漏液)等现象。检查漏粉的简单方法是用手轻敲瓶子,看瓶底部有无细粉出现,如有细粉出现,则为漏粉。

3. 查胶囊有无黏结、变形、发霉、异物黏着、膨胀甚至囊壳破裂等现象。生药或生物脏器制剂的胶囊剂应特别注意有无生霉、虫蛀等现象。

4. 查带色胶囊色泽是否均匀,有无褪色和变色现象。

5. 查胶囊剂有无异臭。

三、胶囊剂的储存养护重点

胶囊剂的储存养护,要以防潮、防热为主,并结合所含主药的特性制定具体的办法。储存中不得出现褪色、变色、漏药、破裂、变形、黏结、异臭、霉变、结块、生虫现象。具体如下:

(一)防潮、防热

1. 一般胶囊剂均应密封,储存于干燥处,温度不高于30℃,注意防潮、防热。但也不宜过分干燥,以免胶囊脆裂。

2. 生物制品胶囊剂应在2~8℃贮存。

3. 抗生素类胶囊剂吸潮受热后易使效价下降,除按上述储存外,尚需注意其有效期或生产日期。

 知识链接

胶囊剂吸潮的预防和处理

胶囊剂若轻微受潮或吸潮,内装药品尚未变质时,可采用干燥器吸湿的办法进行预防或处理。简单方法是:将瓶盖打开,开启瓶塞,将瓶子放入盛有干燥剂如生石灰、无水氯化钙或变色硅胶等的干燥器(其他密封容器也可)内,使其干燥。此外,应根据胶囊受潮的程度决定药品在干燥器内的存放时间,若胶囊剂在干燥器放置时间太长或药瓶与干燥剂的距离很近,会使胶囊发生脆裂。对于已干燥适度达到要求的胶囊剂应马上取出加以密封储存。经处理过的胶囊,应由质量管理部门检验合格后销售、使用,不应久贮。

（二）避光

装有对光敏感药物的胶囊剂，除储存于干燥处外，还应避光。如辅酶 Q_{10} 胶囊、维生素 AD 胶丸等。

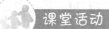

课堂活动

维生素 AD 胶丸和阿莫西林胶囊如何储存养护？并加以分析。

点滴积累

1. 胶囊剂的验收主要有包装检查和外观性状检查。
2. 胶囊剂应注意防潮、防热，一般均应密封，储存于干燥处，温度不高于 30℃，对光敏感的胶囊剂，还应避光。
3. 胶囊剂在储存养护过程中不得出现有漏粉（漏液）、黏软变形和霉变生虫等变异现象。

第四节　颗粒剂的储存养护

颗粒剂系指原料药物与适宜的辅料混合制成具有一定粒度的干燥颗粒状制剂。可分为可溶颗粒（通称为颗粒）、混悬颗粒、泡腾颗粒、肠溶颗粒、缓释颗粒和控释颗粒等。颗粒剂表面积较大，储存不当易发生吸潮、结块，发霉、生虫等现象。

一、颗粒剂常见变异现象及原因

（一）吸潮

颗粒剂的吸潮性一般大于原料药。吸潮后可发生很多变化，如软化、结块、潮解等物理变化，变色、分解或效价降低等化学变化，以及发生微生物污染等生物学变化。

（二）变色

有些颗粒剂遇光、热、空气或吸潮易被氧化分解变色。如含磺胺类药物颗粒剂，变质变色后，不能再供药用。

（三）霉变

含有蛋白质、淀粉、胶质、糖或生化药品等的颗粒剂，吸潮后除发生结块、变色外，尚可发生霉变、生虫或异臭。如胃蛋白酶颗粒。

二、颗粒剂的验收

（一）包装检查

包装是否完整，封口是否严密，有无破损、浸润痕迹等。

（二）外观性状检查

取供试品适量，置光滑纸上，颗粒应干燥，均匀，色泽一致，无吸潮、软化、结块、潮解、异臭异味等现象。

三、颗粒剂的储存养护重点

颗粒剂易发生吸潮、结块、潮解、发霉等现象，因此颗粒剂储存养护重点是防止吸潮。

（一）防潮

颗粒剂一般都用薄塑料袋包装。如果塑料袋太薄透湿，库房相对湿度过高，可能使药品发生吸潮、结块、软化、生霉、虫蛀等现象,故应密封储存于干燥处。

(二) 防热

含挥发药品的颗粒剂,须注意温度和湿度,应置于阴凉、干燥处密封储存;含结晶水药物的颗粒剂,应该保持库房的相对湿度达到规定的要求,以免失去结晶水,影响药品的正确取量;生物制品应在 2~8℃保存。

(三) 避光

含有遇光易变质药品的颗粒剂,要防止日光直接照射,应遮光密封在干燥处储存。

(四) 重点、定期检查

在储存中对引湿性强、极易吸潮的颗粒剂应经常作重点检查,吸潮剂也需定期检查,并及时更换。

边学边练

　　某药品仓库存有一批对乙酰氨基酚颗粒,作为公司养护员,你将如何对这批药品进行养护?请见"实训九　几种常用剂型及原料药的储存养护"。

点滴积累

1. 颗粒剂验收主要有包装、外观性状检查。
2. 颗粒剂的储存养护重点是防潮,一般应密封储存于干燥处。有些药物要注意防热、避光,定期检查。
3. 颗粒剂在储存养护中严防发生吸潮、变色、霉变等变异现象。

第五节　糖浆剂的储存养护

糖浆剂系指含有药物的浓蔗糖水溶液,含蔗糖量应不低于 45%(g/ml)。

一、糖浆剂常见变异现象及原因

(一) 霉变

由于制备糖浆剂的原料不洁净、蔗糖质量差、制法不当、包装不宜、含糖浓度偏低等原因,均可引起糖浆霉变,有时糖浆被微生物污染也可引起生霉。

(二) 沉淀

如果糖的质量差,含可溶性杂质较多,含糖浓度低的糖浆剂,可产生浑浊或沉淀现象。

(三) 变色

加有着色剂的糖浆有时色泽会发生变化,这是由于色素的原因。此外,糖浆剂在生产中加热过久,储存温度过高,转化糖量会增加,也可使糖浆颜色变深变暗。

二、糖浆剂的验收

(一) 包装检查

检查包装容器封口是否严密,有无渗漏液现象;瓶外是否清洁,有无黏结现象,有无未擦净的糖浆痕迹。

（二）外观性状检查

1. 对光检视糖浆是否澄清，应无浑浊、大量沉淀，允许有少量摇之易散的沉淀；有无糖结晶析出；同一批号的糖浆其色泽是否一致，有无变色、褪色现象；有无杂质异物。

2. 检查有无生霉、酸败。必要时开瓶尝闻，看有无因霉变引起的异臭、异味。

糖浆剂的入库验收以肉眼观察为主，一般不宜开启瓶口，以防污染。

三、糖浆剂的储存养护重点

（一）一般储存养护

糖浆剂容易发生霉变、酸败、沉淀、变色等质量变异。因此糖浆剂应密封，避光置干燥处贮存。

（二）防污染、防霉变

含糖 80% 以上的糖浆剂，微生物在其中不易繁殖，本身具有一定的防腐作用，但如果储存温度太低易析出蔗糖结晶，所以糖浆仍需保持清洁，预防污染。含糖 50% 以下的糖浆剂微生物容易滋生，一般加有防腐剂。在储存养护期间导致包装封口不严，糖浆剂被污染或受热会产生生霉、发酵、酸败、发臭、产气，甚至膨胀而破裂。在潮热的地区更易发生此类现象。

（三）沉淀的处理

含有少量沉淀的糖浆剂，经振摇能均匀分散则可供药用。糖浆剂发生霉变、浑浊、大量沉淀时则不能再供药用。

（四）冻和解冻

糖浆剂尤其是含糖量低的糖浆剂在寒冷的季节和地区容易发生冻结，冻结时其质地比较松软，不易冻裂容器，放置在室温时可自己解冻。如不能解冻，可用温水浴解冻，但不得破坏其标签。一般含糖量在 60% 以上的糖浆剂，可不需防冻。

> **课堂活动**
>
> 500ml 橙皮糖浆中含橙皮酊 25ml、枸橼酸 2.5g、蔗糖 410g。由于本品含糖量为 82%，一般不易酸败和霉败，橙皮酊中含有易被氧化成松节油臭的挥发油，同时含有在冷水或弱碱溶液中析出沉淀的原生果胶质。根据此特点分析本品的正确储存养护方法。

> **点滴积累**
>
> 1. 糖浆剂的验收主要有包装、外观性状检查。
> 2. 糖浆剂容易发生霉变、变色、沉淀等质量变异现象，应注意防热、防污染，因此糖浆剂应密封，避光置干燥处贮存。

第六节 栓剂的储存养护

栓剂系指原料药物与适宜基质制成供腔道内给药的固体制剂。按施用腔道不同，分为直肠栓、阴道栓、尿道栓。

一、栓剂常见变异现象及原因

（一）软化变形
由于栓剂基质的影响,使栓剂遇热、受潮后均可引起软化变形,变形严重时则无法供药用。

（二）出汗
水溶性基质的栓剂有很强的引湿性,吸湿后表面沾有水珠俗称"出汗"。

（三）干化
环境过于干燥、储存时间太长的栓剂,其基质的水分容易蒸发,使栓剂出现干化现象。

（四）外观不透明
水溶性基质在生产中方法不当或在储存中受潮,使栓剂发生浑浊泛白而呈不透明现象。

（五）发霉
栓剂在储存时,放置太久,因微生物繁殖而发霉,腐败,使其产生刺激性。

二、栓剂的验收

（一）包装检查
1. 栓剂单个用防潮材料如蜡纸、帕拉芬纸或锡箔等包裹并应存放于衬有防潮蜡纸的硬质盒内。水溶性基质的栓剂应存放于琉璃管或塑料管内,保持干燥独立。

2. 外包装的名称、批号、包装数量等是否与药品的内容物相符合,包装封闭是否严密,有无破漏、破损现象。印字应清晰、端正。

（二）外观性状检查
在入库验收时,要特别注意栓剂应无熔化走油现象,无干裂、软化、发霉、酸败等不良现象。

三、栓剂的储存养护重点

1. 栓剂一般置于干燥处,30℃以下密闭储存,避免重压。炎热夏季贮于冰箱或冷库冷藏。注意防热和防潮。

2. 对受热易熔化,遇光易变质的栓剂,应密闭、避光、阴凉处储存。

3. 甘油明胶基质的栓剂,要注意清洁卫生,防止异物、微生物污染,要防止其受潮、防止其干化,封口要严密,应密闭,阴凉处储存。

4. 储存时间不宜过长,储存中不得出现软化、变色、变形、熔化、走油、腐败、酸败、霉变现象。

课堂活动

克霉唑栓为乳白色至微黄色的栓,每枚含克霉唑 0.15g,分析其稳定性和储存养护基本方法。

点滴积累

1. 栓剂的验收主要有包装、外观性状检查。
2. 栓剂一般置于干燥处,30℃以下密闭储存,避免重压。
3. 栓剂储存时间不宜过长,储存中不得出现软化、出汗、干化、外观不透明、发霉等现象。

第七节　软膏剂、乳膏剂、糊剂和眼用
半固体制剂的储存养护

软膏剂系指原料药物与油脂性或水溶性基质混合制成的均匀的半固体外用制剂。可分为溶液型软膏剂和混悬型软膏剂。

乳膏剂系指原料药物溶解或分散于乳状液型基质中形成的均匀半固体制剂。可分为水包油型乳膏剂和油包水型乳膏剂。

糊剂系指大量的原料药物固体粉末(一般 25% 以上)均匀地分散在适宜的基质中所组成的半固体外用制剂。可分为含水凝胶性糊剂和脂肪糊剂。

眼用半固体制剂包括眼膏剂、眼用乳膏剂和眼用凝胶剂。眼膏剂系指由原料药物与适宜基质均匀混合,制成溶液型或混悬型膏状的无菌眼用半固体制剂。眼用乳膏剂系指由原料药物与适宜基质均匀混合,制成乳膏状的无菌眼用半固体制剂。眼用凝胶剂系指由原料药物与适宜辅料制成凝胶状的无菌眼用半固体制剂。

软膏剂、乳膏剂、糊剂和眼用半固体制剂均属于半固体制剂,但眼用半固体制剂质量要求要高于前三者,主要要求是无菌,它们的储存养护方法基本相同,下面以软膏剂为例进行药品剂型分析。

一、软膏剂常见变异现象及原因

软膏剂在储存中发生变化时常有下列变异现象:酸败、变色、流油、发硬、异臭、分离、霉变等。植物油或脂肪性基质制成的软膏,容易产生酸败现象;储存温度过高,软膏易流油;储存温度太低,软膏易发硬;不溶性药物制成的水溶性软膏,储存时间长或受冻,药物和基质易发生分离;水溶性基质的软膏易发霉等。

二、软膏剂的验收

(一) 包装检查

检查包装容器密封是否严密,在运输过程中因挤压碰撞有无破损、漏药现象,这是检查的重点。

(二) 外观性状检查

必要时查看质地是否均匀、细腻,有无流油、发硬、霉变、酸败、分离、胀气、变色等现象。

三、软膏剂、乳膏剂、糊剂和眼用半固体制剂的储存养护重点

1. 软膏剂储存的温度越低,软膏内的微生物、霉菌、酶的活动性愈小;接触的空气越少,则软膏的分解过程也进行得越慢。故软膏剂必须避光密闭储存于凉爽、干燥处。

2. 锡管软膏已具备遮光和密闭条件,在 30℃ 以下储存即可,避免受压;塑料管软膏因具有透气性,若系亲水性和水溶性基质的软膏,应避潮湿,避光储存,并避免重压和久贮;玻璃瓶软膏若是无色瓶必要时应考虑采用遮光外包装,一般应密闭在干燥处储存,不得倒置,避免重摔;扁盒(金属盒、塑料盒、纸板盒)已达避光要求,仅须密闭,储存于干燥处,防止重压,

纸盒装不宜久贮。

3. 具有特殊气味的软膏剂应注意其封口的密闭性,隔离储存于凉处。

4. 眼用软膏剂的包装已经经过灭菌处理,不能随便启封,以防微生物污染。

5. 所有软膏剂储存中不得出现变色、流油、发硬、异臭、酸败、霉变等现象。

6. 乳膏剂、糊剂,要求遮光密闭,25℃以下贮存,不得冷冻。生物制品乳膏剂应于2~8℃遮光密封贮存。储存中不得出现酸败、异臭、油水分离、变色、变硬、胀气等现象。

7. 眼用半固体制剂应遮光、密封贮存。储存中不得出现异臭、变色、分层等现象。

课堂活动

清凉油是含有薄荷脑、桉叶油、樟脑、桂花油的白色或淡黄色软腻芳香性软膏,试分析其稳定性和储存养护基本方法。

点滴积累

1. 软膏剂、乳膏剂、糊剂和眼用半固体制剂的验收主要有包装、外观性状检查。
2. 软膏剂一般应遮光密闭贮存;乳膏剂、糊剂应遮光密闭,25℃以下贮存,不得冷冻;眼用半固体制剂遮光密封贮存。
3. 储存中不得出现酸败、变色、流油、发硬、异臭、分层、霉变等现象。

第八节 原料药的储存养护

原料药系指用于药品生产中的任何一种物质或物质的混合物,只有加工成为药物制剂,才能成为可供临床使用的药品。原料药根据存在状态分为固体原料药和液体原料药。

原料药质量好坏决定制剂质量的好坏,因此要做好原料药的储存和养护工作,首先要了解药物的理化性质和生物特性,其次要熟悉它们受各种因素影响而引起的质量变异情况和特点,从而采取行之有效的管理方法,保证药品质量。

一、原料药常见变异现象及原因

(一) 风化

许多含有结晶水的原料药易风化,从而失去部分或全部结晶水,使重量减少,如硫酸钠、硫酸阿托品等。风化后的药品其化学性质一般不变,但影响使用剂量的准确性,特别是有毒药品,可能会造成超剂量给药而引起中毒。

(二) 吸潮

原料药因储存不当,可发生吸潮。吸潮后可发生结块、粘连、潮解、稀释甚至霉变、分解变质等现象。如甘油易吸潮稀释,青霉素吸潮水解失效。

(三) 挥发

具有挥发性的原料药因包装和储存条件不当,会发生挥发。如乙醇、挥发油等,麻醉乙醚因挥发还会引起燃烧、爆炸。

（四）变色

某些原料药遇光、热、氧气易被氧化分解而变色。变色后往往降低或失去疗效,甚至产生有毒物质。如甘汞变深灰色时对人体有害;肾上腺素变棕色后即失去疗效等。

（五）异臭、异味

原料药因贮藏保管不当而发生化学变化常产生异臭或异味。如含蛋白质的原料药易腐烂发臭;各种挥发油氧化变质产生臭味等。

（六）发霉、生虫

生药、生化类药品和生物制品、脏器类制品等原料药受热受潮后极易发生霉变、生虫,如淀粉、蛋白质和很多生药粉末等。无机和有机原料药一般不容易发霉、生虫。

（七）效价减失

抗生素、生化药品、生物制品等有效期药品,久贮或贮运不当,随有效期临近其效价(含量)会逐渐下降乃至完全消失,或者会增加毒性。

二、原料药的验收

（一）包装检查

检查包装是否完好,名称、批号、数量、封口、印字等符合要求。

（二）外观性状检查

检查色、臭、味应符合规定,无结块、溶化或风化,无灰尘、纸屑等杂质,无发霉、发臭、虫蛀、鼠咬等现象。

三、原料药的储存养护重点

1. 一般原料药都应密闭储存养护,注意包装完好不受损坏,严防灰尘等异物污染。

2. 凡吸潮能发生变化的原料药,储存时应注意防潮,包装密封,于干燥处储存,如碳酸氢钠。

3. 易风化的原料药储存时应注意包装严密,不能放置在过于干燥或通风的地方,置于凉处储存,如咖啡因。

4. 对光敏感的原料药,遇光易变质失效,储存时要避光,置于深色遮光容器中,密闭于阴暗处保存,如维生素 C。

5. 易吸收二氧化碳的原料药,不能露置于空气中,应密封,避免与空气接触,如氧化锌。

6. 具有特殊异臭异味或挥发性的原料药(如薄荷脑、樟脑、碘等)必须与吸附性强的原料药(如药用炭、淀粉、乳糖、葡萄糖、氢氧化铝等)分隔储存,防止相互串味,避免近旁、同柜、混合堆放。

7. 生化制品及含蛋白质、肽类的原料药,易受温度、光、水分和微生物的影响,引起霉变、腐败、生虫等,使有效成分被破坏或产生异臭,这类原料药要注意密封,置于阴凉避光处储存。

8. 抗生素类原料药应在干燥、凉暗处储存。掌握"先产先出,近期先出"的原则,如头孢唑林钠、青霉素钠等。

9. 危险品除按规定储存外,应远离一般库房,置于凉暗处防火储存。

学以致用

工作场景:

下午,在药品仓库工作的小李例行检查,走到原料药阿司匹林处,发现有一包药品直接存放在地面上,仔细一闻,有一股醋酸臭味。他马上通知质管部人员前来取样,以检查其质量是否符合规定。然后检查了其他阿司匹林是否密封完好,同时保持环境干燥。

知识运用:

1. 处方组成　阿司匹林系解热镇痛和抗血小板聚集药,外观为白色结晶或结晶性粉末,无臭或微带醋酸臭,味微酸。

2. 质量稳定性分析　阿司匹林在干燥空气中稳定,遇湿气即缓缓水解成水杨酸与醋酸。该药品直接存放在地面上,容易受潮,发生水解,产生醋酸臭。

3. 储存养护方法分析　①密封,在干燥处储存;②如有明显的醋酸臭或贮存时间过久,应检查其分解产物"游离水杨酸"是否符合药典规定。

点滴积累

1. 原料药的验收主要有包装、外观性状检查。

2. 原料药一般都应密闭储存养护,包装完好,严防灰尘等异物污染。对一些性质不稳定的药物,按照其特点分类储存养护。

3. 原料药在储存中不得出现风化、吸潮、挥发、变色、异臭、异味、发霉、生虫和效价下降等变异现象。

目标检测

一、选择题

(一) 单项选择题

1. 要注意防冻、防裂,在储存运输过程中,不可横卧倒置,不可扭动、挤压或碰撞瓶塞的药品制剂是(　　)

    A. 以水为溶剂的注射剂　　B. 以油为溶剂的注射剂　　C. 固体粉末的注射剂

    D. 栓剂　　E. 胶囊剂

2. 一般注射剂保存应该注意(　　)

    A. 防潮　　B. 避光　　C. 密封　　D. 防热　　E. 防冻

3. 哪一项不是注射剂发生的质量变异(　　)

    A. 变色、生霉　　B. 脱片　　C. 冻结、析出结晶或沉淀

    D. 出汗　　E. 白点、白块

4. 注射用粉针剂的主要保管方法是(　　)

    A. 防热　　B. 防冻　　C. 防潮　　D. 避光　　E. 按批号出库

5. 产生白点、白块是下列哪种制剂易发生的质量变异现象(　　)

    A. 片剂　　B. 颗粒剂　　C. 胶囊剂　　D. 注射剂　　E. 栓剂

6. 胰岛素注射液应该怎样保存（　　　）

    A. 密封保存

    B. 密塞或熔封,置于干燥、凉暗处密闭储存

    C. 熔封,阴凉处保存

    D. 严封,干爽处保存

    E. 密闭,在冷处储存

7. 注射剂发生变质的一个重要标志是（　　　）

    A. 生霉　　　　B. 沉淀　　　　C. 变色　　　　D. 脱片　　　　E. 冻结

8. 需要考虑防冻保管的制剂是（　　　）

    A. 注射用粉针剂　　　　　　B. 水溶液注射剂　　　　　　C. 油溶液注射剂

    D. 颗粒剂　　　　　　　　　E. 片剂

9. 片剂盛装时,在瓶口下和片子上的空隙部位填塞硅胶或棉花、吸水纸等,其作用是
（　　　）

    A. 吸水、防潮　　　　　　　B. 排除空气　　　　　　　　C. 排除二氧化碳

    D. 防止碰撞　　　　　　　　E. 避光

10. 下列哪一项不是片剂常有的变质现象（　　　）

    A. 裂片　　　　B. 风化　　　　C. 崩解迟缓　　　　D. 变色　　　　E. 发霉

11. 维生素 C 片的保管方法（　　　）

    A. 密封,避光、干燥处保存　　　　　　B. 密封,干燥处保存

    C. 密封,阴凉处保存　　　　　　　　　D. 密封,常温下保存

    E. 密封,冷处保存

12. 吸潮、受热后,容易产生褐色、失去光泽、粘连、溶（熔）化、霉变,甚至膨胀脱壳等现
象,常见于（　　　）

    A. 乳膏剂　　　B. 肠溶衣片　　　C. 栓剂　　　　D. 软膏剂　　　　E. 颗粒剂

13. 胶囊剂的保管养护要以（　　　）为主

    A. 防潮、避光　　　　　　　B. 防潮、防热　　　　　　　C. 防热、避光

    D. 防冻、避光　　　　　　　E. 防霉、避光

14. 胶囊剂常见的质量变异现象有（　　　）

    A. 变色、挥发　　　　　　　B. 漏粉、漏液　　　　　　　C. 效价减失

    D. 析出结晶　　　　　　　　E. 白点、白块

15. 对颗粒剂质量影响最大的是（　　　）

    A. 温度　　　　B. 湿度　　　　C. 空气　　　　D. 微生物　　　　E. 重金属

16. 颗粒剂保管养护的关键是（　　　）

    A. 防热　　　　B. 防冻　　　　C. 防潮　　　　D. 避光　　　　E. 避免重压

17. 感冒清热颗粒应怎样保存（　　　）

    A. 密封防潮　　　B. 放在冰箱　　　C. 避光　　　　D. 阴凉处　　　　E. 专柜储存

18. 糖浆剂的防冻与其浓度有密切关系,含糖量在（　　　）以上可以不必防冻

    A. 40%　　　　B. 50%　　　　C. 60%　　　　D. 70%　　　　E. 80%

19. 糖浆剂的保管养护关键是（　　　）

    A. 防霉败　　　B. 沉淀　　　　C. 变色　　　　D. 防潮　　　　E. 避光

20. 含糖量达到(　　)以上的糖浆剂本身具有一定防腐作用
    A. 50%　　　　B. 60%　　　　C. 30%　　　　D. 80%　　　　E. 15%
21. 栓剂在储存过程中,一般要求其储存温度不超过(　　)
    A. 10℃　　　　B. 20℃　　　　C. 30℃　　　　D. 2℃　　　　E. 15℃
22. 有吸湿性,在潮湿空气中易吸潮结块、发霉长菌的原料药是(　　)
    A. 阿司匹林　　　　　　B. 维生素C　　　　　　C. 葡萄糖
    D. 盐酸土霉素　　　　　E. 咖啡因
23. 阿司匹林吸潮后易水解生成的(　　)产生异臭异味
    A. 醋酸　　　　B. 盐酸　　　　C. 水杨酸　　　　D. 碳酸　　　　E. 硫酸
24. 阿司匹林的保管方法(　　)
    A. 密封,置干燥处　　　　B. 阴凉处　　　　C. 专柜
    D. 凉暗处　　　　　　　E. 冷处

(二) 多项选择题

1. 注射剂的储存养护应该做到(　　)
   A. 注射剂应置玻璃容器内,密封或熔封
   B. 避光,在凉暗处保存
   C. 冬季严防冻结
   D. 注射用粉针应注意防潮,以免引起粘瓶结块
   E. 大输液不得横置倒放,不要震动、挤压、碰撞瓶塞而漏气
2. 颗粒剂储存养护的重点是(　　)
   A. 防止吸潮而结块　　　　B. 防止熔化　　　　C. 防止霉变
   D. 防止氧化变色　　　　　E. 防止出现斑点
3. 片剂的储存养护正确的叙述是(　　)
   A. 除另有规定外,片剂应置于密封、干燥处储存,防止受潮、发霉、变质
   B. 含有生药、动物脏器以及蛋白质类成分的片剂,在干燥阴凉处储存
   C. 含有挥发性药品成分的片剂应注意防热,置于阴凉处储存
   D. 主药对光敏感的片剂,必须盛装于遮光容器内,注意避光储存
   E. 有少量霉点的光滑片剂可以供药用
4. 药品入库进行包装检查时包括(　　)
   A. 外包装的名称、批号、包装数量等是否与药品的内容物相符合
   B. 包装封闭是否严密
   C. 有无破漏、破损现象
   D. 印字应清晰、端正
   E. 装量差异限度是否符合要求
5. 注射剂的常见变异现象有(　　)
   A. 变色　　　　B. 生霉　　　　C. 脱片
   D. 白点、白块　　　　E. 冻结
6. 下列属于片剂的质量变异现象有(　　)
   A. 裂片、松片　　　　B. 变色　　　　C. 发霉
   D. 崩解迟缓　　　　　E. 冻结

122

7. 正确储存养护药品的意义是（　　　）

　　A. 根据药品的性质、剂型和包装储存养护药品

　　B. 按不同的环境和条件因地制宜的储存养护药品

　　C. 保证药品质量良好、数量准确、储存安全

　　D. 同时兼顾节省财力、物力

　　E. 尽量提高工作效率和提高药品库房的有效利用率

二、简答题

1. 颗粒剂在储存过程中出现的变异现象有哪些？怎样储存养护颗粒剂？

2. 怎样正确储存养护注射剂、胶囊剂？

3. 片剂在储存过程中出现的变异现象有哪些？怎样储存养护片剂？

4. 注射剂、胶囊剂的验收包括哪些内容？

三、实例分析

分别准备好以下药品，将其分类储存养护并分析养护依据：异烟肼片、含糖胃蛋白酶、盐酸普鲁卡因注射液、阿司匹林肠溶胶囊。

（于　静）

第八章　中药的储存与养护

学习目标

1. 掌握中药的分类储存技术；
2. 熟悉中药入库验收的内容、方法及中药养护技术；
3. 了解中药的质量变异现象及原因；
4. 熟练掌握常见易变中药的养护技术。

导学情景

情景描述：

武汉市某医药有限公司，是一家以中药批发、物流配送、零售连锁为核心业务的股份制民营企业。2012年1月该公司从原产地购进大批价格低廉而质优的中药饮片大黄。在遵循"先产先出、易变先出、近期先出"的原则下，分批出库，但由于储存量过大以及仓库管理不当，在2013年9月最后一批出库时，发现该批药材已经生虫变质，导致企业的经济利益受到损失。

学前导语：

中药的合理储存与养护是保证中药质量的重要环节，中药质量是中药批发与零售企业的生命线，是保证临床用药安全、有效的基础。本章将带领大家学习中药入库验收、储存、养护的基本知识。

中药的储存与养护是采取科学、合理、经济、有效的手段，采用干燥、降氧等养护方法，采取防潮、防虫、防鼠等措施，控制调节中药的储存条件，并对中药储存质量进行定期检查及维护，达到有效防止中药变质、确保储存中药质量的目的。

第一节　中药的入库验收及质量检查

中药是指在我国传统医药理论指导下，能够预防、治疗疾病的药用物质及其制剂。是人类长期与自然界、疾病作斗争的过程中，不断发现与积累的智慧结晶，其成方及剂型是经过数百年逐渐演变和发展过来的成果。中药包括中药材、中药饮片和中成药三大类，中药材是指取自植物、动物、矿物、海洋生物及天然产物的某一部分或全体，并经初加工后（主要是除去非药用部分）作为药用的物质。因其多为完整的药用部位，药材行业俗称"个货"。中药

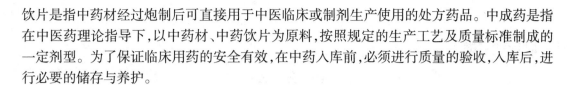

饮片是指中药材经过炮制后可直接用于中医临床或制剂生产使用的处方药品。中成药是指在中医药理论指导下,以中药材、中药饮片为原料,按照规定的生产工艺及质量标准制成的一定剂型。为了保证临床用药的安全有效,在中药入库前,必须进行质量的验收,入库后,进行必要的储存与养护。

一、中药入库验收的基本要求

为保证入库中药数量准确,质量完好,防止假冒、伪劣中药入库。GSP 要求企业对所购中药的包装、品种的真伪、质量的优劣进行全面的检查,对符合要求的予以接收入库,对不符合要求的予以拒收,并建立相应的记录,实施批准文号管理的中药饮片、中成药还应当记录批准文号。验收不合格的还应当注明不合格事项及处置措施。

验收人员、场所及设备要求:

1. 验收人员 从事中药材、中药饮片验收工作的,应当具有中药学专业中专以上学历或者具有中药学中级以上专业技术职称;直接收购产地的中药材,验收人员应当具有中药学中级以上专业技术职称,且应当在职在岗,不得兼职其他业务工作,还要进行与其职责范围和工作内容相关的岗前培训和继续培训,身体健康(应当进行岗前及年度健康检查,并建立健康档案),无传染病史。

2. 验收场所 企业应当有与其经营规模相适应的、光线充足、清洁干燥、符合卫生要求的验收场地,验收业务应在相应待验区域进行。

3. 验收设备 验收应有必要的验收设备,包括白瓷盘、剪刀、放大镜、冲筒(又称探子,检查细小的果实、种子类药材)、标本等。

二、验收依据

1. 国产中药依据《中华人民共和国药典》、国家食品药品监督管理总局颁药品标准、《全国中药炮制规范》、地方炮制规范、《中药饮片质量标准通则(试行)》等进行验收。

2. 进口药材依照《中华人民共和国卫生部进口药材标准》、《药品进口管理办法》(局令第 4 号)、《进口药材管理办法(试行)》(局令第 22 号)执行。

3. 进货合同、入库凭证上所要求的各项规定。

三、取样原则

1. 抽取样品前,应注意品名、产地、规格等级及包件式样是否一致。检查包装的完整性,清洁程度以及有无水迹、霉变或其他物质污染等情况,并详细记录。凡有异常情况的包件应单独检验。

2. 取样数量 对于 5 件以内要逐件取样验收;对 5~99 件,随机抽验 5 件;对 100~1000件的按 5% 随机取样检验;超过 1000 件的,超过部分按 1% 取样检验;贵重药品无论包件多少均逐件抽验。

3. 取样方法 对破碎的,粉末状的或体积大小在 1cm 以下的药材,可用采样器(探子)抽取样品。每一包件至少在 2~3 个不同部位各取样 1 份;包件大的应从 10cm 以下的深处在不同部位分别抽取。

4. 取样量 一般中药材及饮片抽取 100~500g,粉末状的中药抽取 25~50g,贵重药抽取 5~10g。最终抽取的供检品量一般不得少于检验所需用量的 3 倍,即 1/3 供检用,1/3 供复核用,

1/3 留样保存。

四 分 法

若抽取药品总量超过检验用量数倍时,可按四分法再取样。四分法是将所有样品摊成正方形,以对角线划"×",使分成四等份,取用对角两份;再如上操作,反复数次,直到最后剩余量能满足供检验用样品量。

四、验收内容和方法

(一)中药材的验收内容与方法

1. 数量验收 检查来货与原始凭证的内容是否相符,数量是否准确,不符合要求的,要查明原因,及时处理。

2. 外包装检查 中药材应有外包装(包装标识:品名、数量、产地、供货单位、毛重、净量)等,并附有质量合格证。外包装有无松散、破漏、油渍、潮湿;周围及四角有无虫迹。内层防潮衬纸及内包装有无破碎、渗漏等。凡有异常包装的应单独存放,查明原因及时处理。

3. 性状鉴定 根据《中国药典》各品种性状内容,主要通过眼看、手摸、鼻闻、口尝、水试、火试等方法,观察药材的形状、大小、色泽、表面特征、质地、断面特征、气味等,发现性状异样,及时抽样送质检部门进行显微鉴别和理化鉴别。

性状鉴定常用方法

1. 目测法

(1)看形状:药材的外形特征,如防风的根茎部分似蚯蚓头。

(2)看大小:药材的大小(指长短、粗细、厚薄)。

(3)看色泽:药材表面的颜色和光亮程度,如阿胶呈棕黑或乌黑色,石膏绢丝光泽。

(4)看表面:看药材的表面或表面的具体特征,如枇杷叶的毛,苍耳子的刺,黄连的鳞叶,天麻的鹦哥嘴等。

(5)看断面:通过观察断面,看药材的软硬,坚韧,疏松,粗糙或粉性等特征。

2. 鼻闻 指用嗅觉闻中药材特有的气味。检查气味时,可直接闻或在折断、破碎、搓揉及热水湿润后检查。

3. 口尝 指直接用口尝或取小量咀嚼,或加开水浸泡后尝浸出液的方法。

4. 纯度与内在质量检查 根据《中国药典》的要求,检查中药材含水量、灰分及杂质是否在安全限度以内。对当年产的新货或当地直接收购的药材,更应注意其水分含量,水分过大的,须进行干燥。杂质较多的,需做净制处理等。对要求做浸出物和含量测定的药材,根据药典进行相关指标测定,符合规定要求的方能入库。

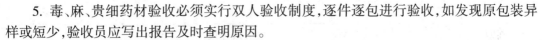

5. 毒、麻、贵细药材验收必须实行双人验收制度,逐件逐包进行验收,如发现原包装异样或短少,验收员应写出报告及时查明原因。

（二）中药饮片的验收内容与方法

依据《中国药典》《全国中药炮制规范》、合同质量条款对中药饮片进行验收。验收毒性中药饮片,必须检查生产企业是否持有《毒性中药材的饮片定点生产企业合格证》。除验收数量、检查包装外,重点需检查饮片有否该制不制,以生代制等情况。

1. **数量和外包装的验收** 与中药材验收内容相似,检查数量以及外包装标识(包括品名、产地、生产企业、生产日期、重量等)。但实施批准文号管理的中药饮片还必须检查包装上是否注明批准文号。

2. **外观性状检查** 检查方法与中药材相似,但不同类型的药材饮片按不同的质量验收标准验收。若有性状异样,应参照药典进行显微和理化鉴别,以帮助确定真伪。

 知识链接

饮 片 验 收

1. **切制饮片验收** 极薄片(镑片)为 0.5mm 以下;薄片为 1~2mm;厚片为 2~4mm。切段饮片的短段为 5~10mm;长段为 10~15mm;块应为 8~12mm 的方块。切丝包括细丝 2~3mm,粗丝为 5~10mm,以上均要求片形均匀。其他不宜切制者,一般应捣碎或碾碎使用。

2. **炮制饮片的验收**

(1)炒制品:清炒或辅料炒均要求色泽均匀。

(2)烫制品:色泽均匀、质地酥脆,无僵片、糊片。

(3)煅制品:煅透、酥脆、易碎、研粉应颗粒均匀。

(4)蒸制品:煮透、无生心。有毒中药材煮制后,应口尝无麻舌感。

(5)爆花药材:如王不留行其开花率应在 80% 以上。

3. **纯度检查与内在质量验收** 与中药材一样,根据药典附录所规定方法测定。但不同的饮片要求不同。切制饮片含水量不应超过13%,片形均匀、整齐、色泽鲜明,表面光洁,无污染,无泛油,无整体片、连刀片、斧头片、翘边等。不规则片不得超过 15%,灰屑不超过 3%。若不符合规定,则需进行相应的加工,符合规定后再入库。

4. **毒性饮片的验收** 包装符合规定;实行双人验收、双人签字制度。

（三）中成药的验收内容

中成药包括丸剂、散剂、颗粒剂、片剂、胶囊剂、注射剂、合剂、膏剂等。常用中成药剂型外观质量要求见表8-1。

表8-1 常用中成药剂型外观质量要求

剂型	外观要求
丸剂	应圆整均匀、大小一致、色泽一致。大蜜丸应细腻滋润,软硬适中,无皱皮。蜡丸表面应光滑无裂纹,丸内不得有蜡点和颗粒
散剂	应干燥、疏松、混合均匀、色泽一致
颗粒剂	干燥、均匀、色泽一致,无软化、吸潮、结块、潮解等现象

续表

剂型	外观要求
片剂	完整光洁、色泽均匀,有适宜的硬度
糖浆剂	应澄清,在贮存期间不得有发霉、酸败、产气或其他变质现象
煎膏剂(膏滋)	无焦臭、异味、无糖结晶析出
合剂(口服液)	应澄清,不得有发霉、酸败、异物、变色、产气或其他变质现象,允许有少量摇之易散的沉淀
胶囊剂	整洁,不得有粘结、变形、渗漏或外壳破裂现象,并应无异臭
酒剂	须静置澄清,允许有少量摇之易散的沉淀
膏药	油润细腻、光亮、老嫩适度,摊涂均匀,无飞边缺口,加温后能粘贴于皮肤上且不移动。其中黑膏药应乌黑、无红斑;白膏药应无白点
注射剂	注射液主要检查色泽、结晶析出、浑浊沉淀、长霉、可见异物,冷爆、瓶裂、封口漏气、瓶盖松动及安瓿印字等
栓剂	外形应完整光滑,能融化、软化或溶化,有适宜的硬度

 知识链接

中药剂型

1. 丸剂　分为蜜丸、水蜜丸、水丸、糊丸、蜡丸和浓缩丸等类型。如牛黄上清丸、小金丸、安宫牛黄丸、逍遥丸等。

2. 散剂　分为内服散剂和外用散剂。如银翘散、七厘散等。

3. 颗粒剂　如板蓝根颗粒、龙牡壮骨颗粒等。

4. 片剂　如三七片、西瓜霜含片、小儿消食片、小柴胡片、牛黄解毒片等。

5. 糖浆剂　如急支糖浆、小儿止咳糖浆等。

6. 合剂　如复方大青叶合剂、柴胡口服液等。

7. 胶囊剂　如连花清瘟胶囊、藿香正气软胶囊等。

8. 膏药　分为黑膏药和白膏药,如狗皮膏、伤湿止痛膏等。

9. 注射剂　如清开灵注射液、注射用双黄连(冻干)等。

10. 栓剂　如银翘双解栓、麝香痔疮栓等。

中成药依据法定质量标准、合同质量条款对品名、质量、合格证、批准文号、生产批号、注册商标、标签、包装、规格、数量、生产厂名、厂址、说明书进行验收。还需进行外观检查、内在质量(包括水分、重量差异、装量差异、溶散时限、微生物限度、崩解时限)等检查。

五、验收中发现问题的处理

药品验收中,可能会发现诸如货单不符、数量短缺、包装破损、标志不清、证件不齐、质量异常不符合要求等问题,应区别不同情况,及时处理。

(一)件数不符

在大数点收中,如发生件数与随货同行单所列不符,数量短少,应立即在送货单各联上

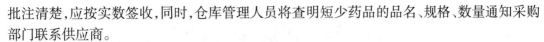

批注清楚,应按实数签收,同时,仓库管理人员将查明短少药品的品名、规格、数量通知采购部门联系供应商。

(二) 包装异状

物品接收时,如发现包装有异状时,仓库管理人员应会同送货人员开箱、拆包检查,查明确有残损或细数短少情况,由送货人员出具药品异状记录,或在送货单上注明。同时,应另行堆放,等待处理。

(三) 药品异状损失

指接货时发现药品异状和损失的问题。在大数点收的同时,对每件药品的包装和标志要进行认真的查看,如果发现异状包装,必须单独存放,并打开包装详细检查内部药品有无短缺、破损和变质。逐一查看包装标志。

(四) 细数不符

在开箱、拆包核点药品细数时,如发现细数不服,应通知采购部门,由采购部门联系供应商。

(五) 质量问题

开箱、拆包验收而发现药品有残损、变质情况,仓库管理人员应将残损药品另列,好、坏分开堆存,保持原状,并及时通知供应商,以便检查和处理。对真伪优劣难确定或有质量疑问的中药,应将实物与企业中药样品室的相应样品比对,确认后方可收货。

(六) 中药的拒收

对验收不合格的中药,应填写中药拒收报告单,报质量管理部门审核签署意见后通知业务部门,并存放于不合格药品区内。

 学以致用

工作场景:

某医药企业购进一批中药枸杞子,验收员小陈在验收时发现该批药材生产厂名、厂址、注册商标、批准文号、生产批号等均齐备,外包装符合规定,但手摸粘连,口感过甜,于是,将该批药材取样送至质量管理部检查处理。

知识运用:

1. 开箱、拆包验收。

2. 对真伪优劣难确定或有质量疑问的中药,应与企业样品室样品比对,确认后方可收货。

3. 对验收不合格的中药,应填写中药拒收报告单,报质量管理部门审核签署意见后通知业务部门,并存放于不合格药品区内。

点滴积累

1. 中药验收的基本要求应当符合 GSP 相关规定。

2. 中药验收应依据药典及相关标准。

3. 中药材、中药饮片取样量根据药典规定,中成药取样同化学药品。

4. 中药的验收内容:数量验收、内外包装验收、纯度验收、内在质量验收等。

第二节 中药的储存保管

一、中药材的分类储存与养护

中药材包括植物药、动物药和矿物药。我国医药商品企业通常按药用部位,将中药材分为根与根茎类;叶、花、全草类;果实与种子类;茎、皮类;菌类;树脂类;动物类;矿物类及其他类等。由于中药品种较多,化学成分复杂,储存要求也不尽相同。因此必须采用有效的保管措施,以达到保证药材质量的目的。根据上述原则,企业通常把入库药材根据性质和药用部位不同进行分类储存保管。

(一)根及根茎类药材

根及根茎类药材个体肥大,干燥后多质地坚实,耐压性强。由于其来源不同,所含成分复杂,多易受外界因素影响而变异。因此对根及根茎类药材的储存,应根据储存性能,实行分类储存。

1. 养护措施 根据储存特点实行分类储存,选择阴凉干燥的库房,具备通风、吸湿等硬件设施。严格温、湿度管理,温度一般控制在 25℃以下,相对湿度 35%~75%。常检查货垛,防倾斜倒塌。易泛油药材的货垛,不宜过高过大,注意通风散潮;含淀粉、糖分和黏液质的药材,受潮受热易粘连结块甚至发酵,宜堆通风垛,保持空气流畅。如:地黄、天冬、黄精、玉竹、山药、天花粉等。

2. 储存实例

【党参】本品为桔梗科植物党参、素花党参或川党参的干燥根。水分不得过 16.0%,置通风干燥处,防虫蛀。

本品含蔗糖、菊糖、党参皂苷,微量生物碱、甾醇、挥发油等。易被虫蛀、发霉和泛油。置于通风干燥处,夏季要曝晒 1~2 次,密闭于容器中。

【三七】本品为五加科植物三七的干燥根和根茎。水分不得过 14.0%,置阴凉干燥处,防蛀。

本品含人参皂苷、三七皂苷以及黄酮类化合物。三七的干燥品置干燥通风处,每年夏季曝晒 1~2 次,较易保管。但受潮容易发霉,亦可生虫,故夏季最好贮于石灰密封箱或坛中,切忌受潮。

 课堂活动

夏季来临,某药店中药柜里的当归潮软、泛油、变色。该如何处理?

 知识链接

三 七 储 存

将三七密封于箱内,每箱装 20kg,内放木炭或者氯化钙 0.5kg、明矾 1.5kg,另加 1.5~2kg 石灰,同时置于箱内,可安全度夏。

(二)花类药材

不同花类药材都含有花色素,呈不同颜色,具较强的亲水性,有芳香气味。若储存不当可吸湿返潮发生霉变,久置空气中易变色,虫蛀,气味散失;质地疏松的花还易"散瓣"。鉴于上述情况,花类药材宜采用阴干或晾晒法干燥,避免火烤、曝晒。

1. 养护措施 宜选用干燥阴凉的库房,设专库和容器按品种保管,用木箱或纸箱包装,分类储存,注意洁净,养护既要保持色香,又要防止串味。防止污染,避免火烤、曝晒。注意防潮,相对湿度控制在70%以下,温度不超过25℃。货垛不宜过高,应适当通风,避免重压,避免阳光直射,防止花朵受损,垛温升高,常采用阴干或晾晒法干燥。

2. 储存实例

【红花】本品为菊科植物红花的干燥花。水分不得过13.0%,置阴凉干燥处,防潮,防蛀。

本品含红花苷、新红花苷、色素等。易变色、生虫。受潮堆压易发热,甚至毁损变质。为了防止变质,多在雨季之前进行检查,如果受潮可开箱晾晒,热气凉透,装于木箱或铁桶内,梅雨季节不再开箱,免受湿气影响,发生变质现象。但应注意不宜曝晒,更不可用硫熏。

 边学边练

夏季梅雨季节来临,某药店的西红花,为防止其吸潮变色,该如何养护?请见"实训十 常见易变中药的养护"。

(三)果实种子类药材

果实类药材组织结构变化大,成分复杂,性能各异,尤其浆果、核果等因富含糖分,故易粘结、泛油、霉变和虫蛀;果皮含挥发油,易散失香气、变色,如橘皮易散失香气、变色;种子类药材含淀粉、蛋白质和脂肪等营养物质,易酸败泛油、生虫。

1. 养护措施 本类药材储存保管应选干燥通风的库房,以防潮为主,避免高温火烤、曝晒,库温应在25℃以下,相对湿度控制在75%以下,货垛不宜过高。对枸杞子、瓜蒌、大枣、桂圆肉等质地软润,不耐重压的中药,宜使用硬质材料包装盛放,且要经常观察。

2. 储存实例

【枸杞子】本品为茄科植物宁夏枸杞的干燥成熟果实。水分不得过13.0%,置阴凉干燥处,防闷热,防潮,防蛀。

本品含枸杞多糖、甜菜碱、氨基酸等成分。储存保管不当易泛油变色;返潮致水分析出外表或高温糖分外渗,出现粘结、霉蛀、泛油变黑。夏季,预防生虫,以免降低药材质量。

知识链接

柏子仁的养护

本品为柏科植物侧柏的干燥成熟种仁,水分不得过15.0%,置阴凉干燥处,防热,防蛀。贮藏期间,与滑石粉、明矾共同密封,可防泛油、生霉。

(四)全草类药材

全草类药材常呈绿色,储存期间受温湿度和日光等影响,可发生变色。含挥发油的药材如薄荷、紫苏、藿香等,久储挥发油挥发,香气变淡而降低药效。

1. 养护措施 本类药材不宜曝晒或高温干燥,储存的库房应干燥通风,光照勿过强。堆垛注意垫底防潮,保持清洁,避免重压破碎,定期检查,倒垛,散潮,以减少霉变和不必要损耗。

2. 储存实例

【薄荷】本品为唇形科植物薄荷的干燥地上部分。水分不得过15.0%,置阴凉干燥处。

本品主含挥发油,油中含薄荷脑 70%~90%,薄荷酮 10%~12%,此外,还含有乙酸薄荷酯等。受潮易霉变、变色、香气易散失。受潮后处理方式为摊晾,忌曝晒,久晒则绿叶变黄,香气挥散,不宜久储。本品含挥发油不得少于 0.80%(ml/g)。

(五)树脂、干膏类药材

此类药材具有受热熔化、变软、粘结的特点,储存不当时不仅会使外观变形,而且易黏附包装或发生流失污染、生虫、发酵、变色等。

1. 养护措施 储存于干燥、阴凉、避光的库房或者选择防潮容器密封。库温应控制在30℃以下。存放阿魏等有浓烈气味的树脂品种,宜单独存放或选防潮容器密封,避免与其他药材串味。定期检查包装,防止破损、受热外溢。

2. 储存实例

【乳香】本品为橄榄科植物乳香树及同属植物树皮渗出的树脂。置阴凉干燥处。

本品含树脂 60%~70%,树胶 27%~35%,挥发油 3%~8%。本品性黏,宜密闭,防尘;遇热则软化变色,故宜贮藏于阴凉处。

(六)动物类药材

此类药材来源复杂,主要为皮、肉、甲、角和虫体等,如蛤蚧、刺猬皮、鳖甲、金钱白花蛇、水牛角等,富含脂肪、蛋白质等营养物质。如果储存不当,极易虫蛀、发霉、泛油、酸败、异臭、脱足断尾现象,导致药材品质降低。该类药材价格偏高,一般宜专柜、专库存放,少储勤进。

1. 养护措施 可采用带空调的专库存放,库温一般不超过 20℃,相对湿度控制在 70% 左右。储于专用容器中或利用对抗药材同储保存,避免与其他药材串味。

2. 储存实例

【蜈蚣】本品为蜈蚣科动物少棘巨蜈蚣的干燥体。水分不得过 15.0%,置干燥处,防霉,防蛀。

本品易发霉、虫蛀。梅雨季节吸潮后,头、足及环节部位常先霉变,后延散到背腹部,使虫体发软。虫蛀可使头足脱落,失去虫体的完整性。储存时需防霉,防蛀。

(七)特殊中药储存

1. 细贵中药材 这类药材如冬虫夏草、麝香、西红花等价格较高,有的品种又易虫蛀霉变,所以应存放于专用柜子和容器内,严格执行细贵药品储存保管制度,注意防变质、防盗以保证安全储存。

2. 易燃中药材 易燃中药材多为遇火极易燃烧的品种,如硫黄、樟脑、海金沙、干漆等,必须按照消防管理要求,储存在阴凉、安全的专用库房,并配有专职消防安全员和消防设施,预防火灾发生。

3. 毒性、麻醉类中药 毒性中药系具有剧烈的毒性,能直接引起人体生理功能失调,产生病理改变,或服用后引起抽搐、昏迷、神志不清,甚至死亡的中药。麻醉中药系连续使用后易产生依赖性,能成瘾的药物。在储存保管中必须专库、专柜、专账、双人、双锁保管,严格记账、出入库、复核损耗各项手续。毒性矿物药及其加工制品的养护,一般采用容器密封法养护;动、植物类毒性中药的养护,可先曝晒或烘干后再密封贮存。如藤黄、马钱子应贮存在干燥凉爽的地方,切勿高温干燥或曝晒,否则易使马钱子的种皮破裂,种仁泛油,藤黄易变色发黏软化。

知识链接

28 种毒麻中药材

毒性中药材品种 27 种：砒石（红砒、白砒）、砒霜、水银、生马钱子、生川乌、生草乌、生白附子、生附子、生半夏、生南星、生巴豆、斑蝥、青娘子、红娘子、生甘遂、生狼毒、藤黄、生千金子、生天仙子、闹羊花、雪上一枝蒿、红粉、白降丹、蟾酥、轻粉、雄黄、洋金花。

麻醉中药材 1 种：罂粟壳。

总之，中药材的储存保管是一项比较复杂和技术性相当强的工作，需要工作人员有较强的责任心、高度的事业心。只有在熟练掌握中药材的变异现象和原因的基础上，采取科学的储存与养护方法，保证药材质量，从而保证临床用药安全、有效，提高企业的社会效益和经济效益。

二、中药饮片的分类储存与养护

中药饮片品种繁多、加工炮制手段各异，规格复杂、形状多样，储存保管较中药材难度增加。仓储工作者应针对饮片质量变异的原因采取有效的防治措施。

（一）切制类饮片

切制类中药饮片有薄片或厚片、丝、段、块等几类。由于饮片表面积增大，更易吸收水分，储存宜将饮片水分控制在"安全水分"范围；与微生物接触增多更易污染，极易吸潮、霉变和虫蛀。

1. 含淀粉较多的饮片 如山药、葛根、白芍等，切片后要及时干燥，防虫蛀、霉变，置通风阴凉干燥处。

2. 含糖分及黏液质较多的饮片 如熟地黄、天冬、党参等，切片后不易干燥，若储存温度高、湿度大均易吸潮变软发黏、霉变和虫蛀，应密封储存，置通风干燥处。

3. 含挥发油较多的饮片 如当归、川芎、木香、薄荷、荆芥等，切片后一般在阴凉处干燥，储存温度也不宜过高，防止香气散失或泛油，受潮则易霉变和虫蛀，故宜置阴凉干燥处。

（二）炮制类饮片

因炮制方法与手段的不同，可分为炒制类饮片、酒、醋、盐、蜜炙饮片、蒸煮类饮片、矿物加工类饮片等。

1. 炒制类饮片 如炒莱菔子、麸炒薏苡仁、土炒山药等都可使饮片香气增加，若包装不严，易被虫蛀或鼠咬，宜贮干燥容器内，置通风干燥处。

2. 酒、醋炙饮片 如酒大黄、酒黄芩等酒炙饮片；醋香附、醋元胡等醋炙饮片，不仅表面积增大，且因营养增加，易污染霉变或遭虫害。应贮于密闭容器中，置通风干燥处。防蛀。

3. 盐炙饮片 如盐知母、盐泽泻等，空气相对湿度过高时，易吸湿受潮；库温过高或空气相对湿度过低时则盐分从表面析出。故应贮密闭容器内，置通风干燥处。防潮。

4. 蜜炙饮片 如蜜甘草、蜜黄芪等，因糖分大，难干燥，易吸潮发黏；营养增加，易污染霉变或遭虫害或发霉变质。通常贮于缸、罐内，密闭，置通风干燥处。防霉、防蛀、防潮。蜜炙品每次制备不宜过多、储存时间不宜过长。

5. 蒸煮类饮片 如熟地、制黄精等，常含有较多水分，蒸煮后易受霉菌侵染。宜贮干燥容器内，密闭，置通风干燥处。防霉、防蛀。

6. 矿物加工类饮片 如芒硝、明矾等,在干燥空气中易失去结晶水而风化,在湿热条件下又易潮解。故宜贮缸、罐中,密闭。置阴凉处。防风化、潮解。

综上所述,储存中药饮片的库房应保持通风、阴凉、干燥,避免日光直射,库温30℃以下,相对湿度75%以下为宜,应勤检查、勤翻晒,常灭鼠。饮片储存容器必须合适,一般可储存于木箱、纤维纸箱中,尤以置密封的铁罐、铁桶为佳。亦可置瓷罐、缸或瓮中,并置石灰或硅胶等吸湿剂。中药房饮片柜,置药格斗要严密,对于流转缓慢的饮片,应经常检查,以防霉变、虫蛀。

三、中成药的分类储存与养护

中成药的储存通常采用分类储存,即把储存地点划分为若干区,每个区又划分为若干货位,依次编号,设立货位卡,保证卡、货、账相符。按剂型和药物自身特性要求,根据内服、外用的原则,尽可能将性质相同的药物储存在一起,然后根据具体储存条件,选择每一类中成药最适宜的货位,实行分类储存。中成药片剂、胶囊剂、颗粒剂、栓剂、注射剂、软膏剂的储存与养护详见第七章,本节重点介绍丸剂、滴丸剂、合剂、酒剂与酊剂的储存与养护。

1. 丸剂 丸剂系指原料药或与适宜的辅料以适当方法制成的球形或类球形固体制剂。依据所使用辅料的不同丸剂可分为蜜丸、水蜜丸、水丸、糊丸、蜡丸、浓缩丸和微粒丸等。除另有规定外,丸剂应密封贮存。蜡丸应密封并置阴凉干燥处贮存。除另有规定外,蜜丸和浓缩蜜丸中所含水分不得过15.0%;水蜜丸和浓缩水蜜丸不得过12.0%;水丸、糊丸、浓缩水丸、微粒丸不得过9.0%。

 知识链接

几种丸剂的储存

1. 蜜丸 系指饮片细粉以炼蜜为黏合剂制成的丸剂。其中每丸重量在0.5g(含0.5g)以上的称大蜜丸,每丸重量在0.5g以下的称小蜜丸。因蜂蜜营养价值高,易被虫蛀,霉变,应密封、防潮,注意包装完好。如六味地黄丸、健脾丸。

2. 水丸 系指饮片细粉以水(或根据制法用黄酒、醋、稀药汁、糖液、含5%以下炼蜜的水溶液等)为黏合剂制成的丸剂。因颗粒比较疏松,与空气接触面积较大,易吸收空气中的水分,造成霉变、虫蛀、松碎等。宜密封,置于干燥处。如黄氏响声丸、木香顺气丸。

3. 糊丸 系指饮片细粉以米糊或面糊等为黏合剂制成的丸剂。因赋形剂是米糊或面糊,所以此类药亦不易保存。应密封,储存于阴凉干燥处,如小金丸。

2. 滴丸剂 滴丸剂系指原料药物与适宜的基质加热熔融混匀,滴入不相混溶、互不作用的冷凝介质中制成的球形或类球形制剂。根据药物的性质与使用、贮藏的要求,供口服的滴丸可包糖衣或薄膜衣。除另有规定外,滴丸剂应密封贮存,防止受潮、发霉、变质。

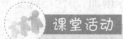 **课堂活动**

中药滴丸剂与一般的丸剂有何区别?

3. 合剂(口服液) 合剂系指饮片用水或其他溶剂,采用适宜的方法提取制成的口服液体制剂。单剂量灌装者也可称"口服液"。合剂若加蔗糖,除另有规定外,含蔗糖量一般不高于20%（g/ml）。除另有规定外,合剂应密封,置阴凉处贮存。如双黄连合剂、小青龙合剂、小儿退热合剂、清热解毒口服液等。

4. 酒剂（酊剂） 酒剂系指饮片用蒸馏酒提取调配而制成的澄清液体制剂。因酒精易挥发,除另有规定外,酒剂应密封,置阴凉处贮存。此外,这类成药包装体积大、分量重,宜储存于低层库房以便于进出仓库。如国公酒。

总之,由于中成药剂型繁多,特点各异,在储存过程中,养护应根据不同的剂型进行适宜的操作,以保证中成药的质量。

点滴积累

1. 根据中药材药用部位的不同,合理进行分类储存与养护,确保药材质量。
2. 根据中药饮片加工炮制手段的不同,制定相应的储存与养护策略,确保饮片的质量。
3. 中成药的储存与养护应分类进行,确保其质量。

第三节 中药常见变异现象及原因

一、中药材、中药饮片的质量变异现象及原因

中药材、中药饮片在运输、储存保管过程中,如果管理不当,会出现霉变、虫蛀、变色、泛油、散气变味、风化、潮解、溶化、升华等变异现象,这些现象称为中药材及饮片的质量变异现象。该变异现象不仅取决于药材本身的性质,而且与外界环境的影响密切相关。要最大限度地保证用药安全有效,就必须认真探讨各种变异现象及其原因,采取有效措施进行防治,以保证药材质量。

(一) 常见中药材及饮片质量变异的现象

1. 霉变 霉变又称发霉,是指霉菌在适宜温度条件下,在中药表面或内部的滋生现象。霉变可使饮片腐烂变质、气味走失、失效,甚至产生毒素,引起肝、肾、神经系统等方面的损害。因此要对中药进行霉菌总数测定。

案例分析

案例:

2014年11月4日至5日,国家食品药品监督管理总局联合地方食药监局对吉林省四家生产肺宁颗粒药品生产企业开展了飞行检查,发现某药业集团股份有限公司原料库存放的用于生产肺宁颗粒的药材返魂草部分发生霉变变质。

分析:

返魂草是菊科植物返魂草的地上部分,主产于东北三省,为多年来沿用药材。其储存与养护至关重要,储存的库房应干燥通风,光照勿过强,堆垛时注意垫底防潮,定期检查,倒垛,散潮,以避免发生霉变。一旦霉变,禁止使用。

2. 虫蛀 虫蛀是指仓虫侵入中药内部,利用其中营养成分,生长繁殖,致使中药减效或失效。虫蛀的药材,还可被害虫的排泄物或脱皮污染或引起发酵,从而产生变色和变味失效。

最易生虫的中药有白芷、北沙参、大黄、桑螵蛸等。

3. 变色 中药材的变色是指因采收加工、储存保管不当而引起中药自身固有色泽发生改变的现象。如泽泻、山药、金银花、大青叶等,颜色的变化既可造成外观的混乱,也可导致药材质量下降。

4. 泛油 泛油又称"走油",是指药材中所含挥发油、油脂和糖类等成分,因受热或受潮而在其表面出现油状物质或返软、发黏、颜色加深,发出油败气味的现象。泛油是一种酸败变质现象,不仅影响疗效,甚至可产生不良反应。如当归、丁香、柏子仁、枸杞子、党参、熟地等。

5. 气味散失 中药的气味是其质量好坏的重要标志之一,气味散失是指一些含有易挥发成分(如挥发油)的中药,由于储存不当而造成固有气味变淡薄或散失的现象。如薄荷、细辛、白芷、荆芥、冰片等。

6. 风化 风化是指含有结晶水的无机盐矿物类药材,在干燥空气中,逐渐失去结晶水而变成粉末状态的现象。风化既影响中药的外观性状又影响其内在质量。如中药芒硝 $(Na_2SO_4 \cdot 10H_2O)$,明矾 $[KAl(SO_4)_2 \cdot 12H_2O]$ 等。

7. 潮解溶化 潮解溶化是指含可溶性糖或无机盐成分的固体中药,吸收潮湿空气中的水分,在湿热条件影响下,其表面慢慢溶化或成液体状态的现象。潮解溶化不仅影响药材的外观性状和内在质量,还易黏附包装。易潮解的中药如咸秋石、青盐、硇砂、硼砂、蜂蜡等。

8. 粘连 粘连是指某些熔点较低的固体树脂类药材及一些动物胶类受热或受潮后粘连或结块的现象。如乳香、没药、阿胶、鹿角胶等。

9. 升华 升华是指在一定温度条件下,中药由固体直接变为气体的现象。如樟脑、冰片、薄荷脑等,导致数量减少、疗效降低。

(二)中药材、饮片质量变异的原因及防治原则

中药材、饮片在储存过程中会发生多种质量变异现象,究其原因有两方面。一是药材本身的性质,二是外界环境因素。

1. 自身因素 影响药材变异的自身因素主要是药材的含水量以及药材所含化学成分的性质。

(1)药材含水量:中药含水量是指中药中水分的重量,常以百分比表示。含水量直接影响药材的质量,因此要测定中药含水量。含水量过高可导致发霉、虫蛀、潮解溶化、粘连、腐烂等现象发生;含水量过低又可出现风化、干裂等现象。因此必须将药材的含水量控制在安全范围内。

知识链接

水分与虫害的关系

药材在采收加工、储存、运输等过程中,不可避免受到虫害的侵袭和污染,害虫的生长,需要有水分、营养物质以及适宜的温、湿度。如在气温25℃,含水量20%以上的枸杞子发生虫害较严重,而同样温度,含水量在16%以内却不易生虫。在气温20℃,含水量为25%以上的当归,虫害较重,而同样温度,含水量15%以下,没有虫害。由此可见,中药含水量高低,直接影响中药是否有虫害发生。

（2）药材化学成分：药材所含化学成分复杂，性质各异，在加工、炮制和储存过程中可不断发生变化，以致影响疗效。因此储存过程中要在系统了解药材所含化学成分及其性质的基础上，创造良好的仓储条件，预防药材变质。

2. 环境因素　引起中药变质的环境因素较多，如空气、温度、湿度、日光等。这些因素可以通过内因而起作用，引起药材含水量的改变及发生复杂的物理或化学变化，导致药材发生质量变异。

（1）空气：空气中的氧和臭氧是氧化剂，对药材的变异起着重要的作用，能使某些药材中的挥发油、脂肪油、糖类等成分氧化、酸败、分解，引起"泛油"；使某些含酚性物质的药材因氧化而变色，例如红花颜色的变化。

（2）温度：一般来说，药材中化学成分在常温（15~20℃）下是比较稳定的。但温度升高，药材所含水分蒸发，重量减少；同时又加速氧化、水解等化学反应，致使原药材质量下降；温度过低，对某些新鲜的药材如鲜石斛、鲜芦根、鲜地黄等药材也会发生有害的影响。

（3）湿度：空气湿度是影响药材质量变异的重要因素。它不仅可引起药材的物理、化学变化，而且能导致微生物的繁殖及害虫的生长。当相对湿度超过75%时，药材会吸收空气中的水分，导致发霉、潮解溶化、粘连、腐烂等；当相对湿度过低时，药材的含水量又会逐渐下降，出现风化、干裂等现象。

（4）日光：日光照射，既可以使药材干燥，又可杀死霉菌和害虫，防止药材霉变和虫蛀；但也可导致药材变色、气味散失、挥发、风化、泛油，从而影响药材的质量。

（5）霉菌：包括毛霉、黄曲霉、黑曲霉、灰绿青霉、黄绿青霉等，其生长繁殖深受环境因素的影响，一般室温在20~35℃之间，相对湿度在75%以上，大气中的霉菌孢子，散落在药材表面，吸收药材的营养成分，致使药材腐败、变质而失去药效。

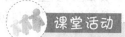

课堂活动

哪些药材容易霉变？如何防止药材霉变？

（6）虫害：一般来讲，当温度在18~35℃之间，药材含水量在13%以上，空气的相对湿度在70%以上时，谷象、米象、大谷盗、药谷盗、烟草甲虫、粉螨等害虫开始生长繁殖，既损害了药材的有效成分，其排泄物又污染了药材。所以药材入库储存，一定要充分干燥，密闭或密封保管，以防生虫。

另外，仓鼠在药材储存保管过程中，可盗食、污染药材，破坏包装，传播病毒和致病菌，也是导致药材质量变异的原因之一。

二、中成药的质量变异现象及原因

（一）中成药常见的变异现象

中成药养护不当也会发生变异现象。最常见的变异现象有虫蛀、霉变、酸败、挥发、浑浊等。虫蛀、霉变等内容详见中药材的质量变异现象及原因模块。

1. 酸败　亦称酵解，是药物经日光照射或高温，产生发酸、酸败而不能药用。常发生酸败的成药有：合剂、煎膏剂、糖浆剂、酒剂、软膏剂等。因此此类成药要避光保存。

2. 挥发　是指在高温下中成药所含挥发油散失或走油。含有挥发油和乙醇的成药，如云香精、风油精、十滴水、藿香正气水等，遇热后易挥发。乙醇挥发后醇浸出物可发生沉淀，从而失去有效成分。因此此类药宜低温储存。

课堂活动

夏季来临,为了治疗蚊虫叮咬后的皮肤红肿,王女士买了一瓶9ml风油精,可是夏末,当她整理家庭小药斗时,发现剩余的风油精容量明显减少,这究竟是什么原因导致的?王女士百思不得其解。你可以解释一下原因吗?

3. 浑浊沉淀 是液体成药的常见变质现象。中成药的液体制剂,在低温条件下易发生沉淀。如酒类制剂,因封口不严,乙醇挥发,溶媒浓度改变而发生沉淀、变色、浑浊等。口服液、糖浆剂和某些注射剂,因性质不稳定,久贮后易发生沉淀或变质。故此类成药宜在温度适宜的冷库储存。

（二）影响中成药变异的外界因素

中成药在贮存过程中,由于受外界诸多因素的影响,可发生复杂的物理和生物化学的变化而产生变质。这些外界因素除了有温度、湿度、空气、日光、微生物及害虫等外,还有包装容器以及储存时间的限制。

1. 包装容器 包装容器是直接盛装和保护药品的器具。合理选择容器贮存中成药,不仅可以保护中成药的完整和清洁,重要的是能防止微生物、虫害等的侵蚀,以及避免外界温度、湿度和有害气体、阳光等的影响,保证药品质量。

包装容器的种类很多,质量有别,对药品的影响也不一样,常用的包装有瓷制容器、玻璃容器、金属容器、纸及硬纸包装、塑料包装、铝箔包装等。

 知识链接

玻 璃 容 器

普通玻璃在水中可被水解形成游离碱,它可使生物碱盐变色、沉淀,甚至分解失效。故在中成药生产包装时,必须根据药品理化性质选择符合要求的玻璃容器,以免影响药品质量。玻璃颜色对保证中成药质量具有重要意义,由于紫外线能透过玻璃使药品变色变质,故易受紫外线影响的药品包装用琥珀色玻璃容器最合适。

2. 贮存时间 中成药都有有效期,只是长短不同而已。中成药由于组成成分复杂,出厂时虽是合格品,但随着贮存时间的延长,以及受到内外因素的影响,易出现质量问题,故对药物必须有一个时限性概念,以免影响疗效,造成经济损失。

中成药贮存时间过长,药品会发生不同程度的变质,最终导致不能应用,特别是易受潮湿、温度、光线、空气等因素影响的药品。例如,易风化或潮解中成药在湿度影响下,随着贮存时间的增长,其风化潮解会越来越严重。碱性较强的中成药贮存时间过长会逐渐腐蚀药瓶和安瓿而使其脱片,最后造成药品不能使用。有些中成药含有芳香性成分,若贮存时间过久,其芳香成分易挥发散失,因而使药效下降或丧失。有的中成药贮存过久会发霉、虫蛀、变质。鉴此,为了保证药品质量,减轻损失,保证用药安全,必须根据 GSP 要求对近效期药品进行预警。

点滴积累

1. 常见中药材的质量变异现象有霉变、虫蛀、变色、泛油、气味散失、风化、潮解溶化、粘连、升华。
2. 引起中药材质量变异的原因有中药材自身因素如：药材的含水量和药材所含化学成分；环境因素如：空气、温度、湿度、日光、霉菌、虫害等。
3. 中成药的质量变异除了霉变、虫蛀外，还有酸败、挥发、沉淀等。

第四节　中药养护技术

一、传统养护技术

几千年来，人们在使用中药的过程中，积累了丰富的中药保管和养护的知识，常用养护方法主要有以下几类。

（一）清洁安全养护法

清洁卫生是中药材、饮片养护的基础，主要包括饮片加工各个环节注意卫生、仓库及其周围环境保持清洁、无尘，防止有害生物侵入（防虫、防鼠害），做好库房安全工作（防火，防盗），这是一项最基本的养护。

（二）除湿养护法

是利用通风、吸湿等方法来改变库房的湿度起到抑制霉菌和害虫活动的作用。通风是利用空气自然风或机械产生的风，把库房内潮湿的空气置换出来，达到除湿目的。吸湿是利用自然吸湿物：生石灰、木炭、草木灰、氯化钙、硅胶等，来降低库内空气湿度，以保持仓库凉爽而干燥的环境。目前主要用空调除湿吸潮。

（三）干燥养护法

干燥可以除去中药材、饮片中过多的水分，同时可杀死霉菌、害虫及虫卵，达到防虫、防霉，久储不变质的效果。常用的干燥方法有曝晒、烘干、摊晾等。

其中曝晒是利用太阳热能使得药材水分散发，利用紫外线杀灭害虫、虫卵、霉菌。烘干法适合大多数饮片。量大可用烘干机烘干，量少可在烘箱内烘烤。摊晾法是将药材置于室内或阴凉处所，使其借温热空气的流动，吹去水分而干燥，适用于芳香性叶类、花类、果皮类等，如紫苏、红花、陈皮。

（四）密封（包括密闭）养护法

该法是通过将饮片储于缸、坛、罐、瓶、箱等容器而与外界隔离，以尽量减少外界因素对其影响。适用于易泛油、溢糖、发霉、虫蛀，吸潮后不宜曝晒、烘干的品种，如人参、枸杞子等。

课堂活动

如果饮片含水量超过安全标准能否采用密封养护法？

（五）对抗同储养护法

是用两种以上的药物同储或采用一些有特殊气味的物品与药物同储而起到相互克制，抑制虫蛀、霉变、泛油的一种养护方法。其优点简便易行，防霉驱虫效果显著，且无污染无公害。但此法仅适用于少数药物养护。如丹皮分别与泽泻、山药、白术、天花粉、冬虫夏草等同储;花椒分别与蕲蛇、白花蛇、蛤蚧、海马等同储;大蒜分别与薏苡仁、土鳖虫、蕲蛇、白花蛇等同储;胶类药物与滑石粉或米糠同储;三七与樟脑同储;荜澄茄、丁香与人参、党参、三七等同储,均可达到防虫蛀、霉变或泛油的目的。

 知识链接

对抗同储

对抗同储一般有混入同贮法、层积共贮法、垫底覆盖包围法、拌入密闭贮存法和喷雾撒粉等方法。另外,对于易虫蛀、霉变、泛油的饮片,可采用喷洒少量95%乙醇或高度白酒,密封储存,达到对抗同储的目的。

(六)冷藏养护法

冷藏养护法系指采用低温方法储存中药饮片,从而有效防止不宜烘、晾的中药饮片发生虫蛀、发霉、变色等变质现象。常用的方法如安装空调、使用冰箱、建冷库、阴凉库等。贵重中药饮片多采用冷藏法。例如:哈士蟆油、人参等。

二、现代养护技术

虫蛀、霉变、泛油、变色等是中药贮存中常见的问题,《国务院关于加强医药管理的决定》中提倡使用无残毒、无污染的药材养护法。目前主要有远红外加热养护、微波加热养护、气调养护、气幕防潮养护及除氧保鲜养护等现代中药养护新技术。

(一)远红外加热干燥养护法

远红外加热干燥是电能转变为远红外线辐射出去,被干燥物体的分子吸收后,导致物体变热,经过热扩散、蒸发或化学变化,最终达到干燥的目的。其优点为:时间短,药材表里同时干燥、色泽均匀,具有较高的杀菌、杀虫及灭卵能力。但是凡不易吸收远红外线的药材或太厚(大于10mm)的药材,均不宜用远红外辐射干燥。

(二)微波干燥养护法

药材微波干燥是药材中的水和脂肪等能不同程度地吸收微波能量,并把它转变为热量,既可干燥药材,又能杀灭微生物及真菌;既可防止发霉和生虫,又具有消毒作用。其优点为:干燥速度快、时间短、加热均匀、产品质量高热效率高、反应灵敏。

(三)无公害气调养护法

气调养护的原理是将饮片置于密闭的容器内,对影响其变质的空气中的氧的浓度进行有效控制,人为地造成低氧或高浓度二氧化碳状态,抑制害虫和微生物的生长繁殖及饮片自身的氧化反应,以保留中药品质的一种方法。其优点为:无残毒、适用范围广、操作安全,无公害。

(四)无菌包装技术养护法

首先将中药饮片灭菌,然后装入一个霉菌无法生长的容器内,避免了再次污染的机会,在常温条件下,不需任何防腐剂或冷冻设施,在规定的时间内不会发生霉变。

(五)气幕防潮养护法

气幕亦称气帘或气闸,是装在药材仓库房门上,配合自动门以防止库内冷空气排出库外、库外热空气侵入库内的装置。因为仓库内外空气不能对流,这就减少湿热空气对库内较冷的墙、柱、地坪等处形成"水凇"(即结露)的现象,从而达到防潮的目的,保持仓储药材的干燥,防止中药霉变。

(六)除氧剂包装封存养护法

除氧剂是经过特殊处理的活性铁粉制得化学物质,它和空气中的氧起化学反应,从而达到除氧的目的。将这种活性铁粉制成颗粒状、片状的包装,与需要保管的药材,封装在密封的容器中就能保证药材物品不长霉、不生虫、不变质。

(七)天然除虫剂养护法

利用天然植物除虫菊、天名精、灵香草、闹羊花、吴茱萸、花椒(叶和果)、柑橘(皮与核)、辣蓼、大蒜、黑胡椒、柚皮、芸香、山苍子(油)、苦楝、臭椿、千里光、算盘子、姜粉、干辣椒、黄豆粉、茶油等,分别采用混入、喷雾的方法,与中药材共同密闭贮存,即可起到防虫作用。

总之,随着科学技术的发展以及未来多学科相互协作,中药养护技术一定会进一步得到完善与提高。

点滴积累

1. 传统中药养护方法主要有:清洁安全养护法、除湿养护法、干燥养护法、密封养护法、对抗同储养护法、冷藏养护法等。
2. 现代养护方法主要有:远红外加热干燥养护法、微波干燥养护法、无菌包装技术养护法、无公害气调养护法、气幕防潮养护法、除氧剂包装封存养护法、天然除虫剂养护法。

目标检测

一、选择题

(一)单项选择题

1. 不符合GSP对中药入库验收人员要求的(　　)
   A. 中药学专业中专学历　　B. 主管中药师　　　　C. 在职在岗
   D. 中药学专业专科学历　　E. 药剂专业中专学历

2. 中药入库验收人员要求除(　　)外,均为必须具备
   A. 岗前培训　　B. 继续培训　　C. 岗前体检　　D. 年度体检　　E. 可以兼职

3. 下列药材容易风化的是(　　)
   A. 冰片　　B. 薄荷　　C. 明矾　　D. 乳香　　E. 硼砂

4. 下列药材容易泛油的是(　　)
   A. 当归　　B. 荆芥　　C. 白芷　　D. 山药　　E. 丹皮

5. 下列易潮解的中药是(　　)
   A. 熟地　　B. 丹皮　　C. 硇砂　　D. 柏子仁　　E. 党参

6. 下列中药具有升华性的是(　　)
   A. 山药　　B. 冰片　　C. 芒硝　　D. 丹皮　　E. 细辛

7. 引起中药发生质量变异的内因之一是(　　)
   A. 空气　　　　　　B. 湿度　　　　　　C. 中药含水量
   D. 高温　　　　　　E. 害虫

8. 要对一批300件的中药饮片进行验收,其取样量是(　　)

A. 取样 5 件   B. 按 5% 取样   C. 按 10% 取样

D. 超过部分按 1% 取样   E. 按 15% 取样

9. 切制饮片含水量不应超过（　　）

     A. 13%   B. 10%   C. 15%   D. 8%   E. 17%

10. 药物受潮后，在适宜温度下造成霉菌滋生和繁殖，在药物表面布满菌丝的现象为（　　）

     A. 发霉   B. 变色   C. 潮解   D. 风化   E. 虫蛀

11. 某些盐类固体药物容易吸收潮湿空气中的水分，表面慢慢溶化成液体状态为（　　）

     A. 潮解   B. 虫蛀   C. 变色   D. 风化   E. 变色

12. 某些熔点比较低的固体树脂类或动物胶类药物，受潮、受热后粘结成块的现象为（　　）

     A. 发霉   B. 粘连   C. 变色   D. 风化   E. 潮解

13. 当气温较高时，含挥发油多的饮片薄荷、白芷就易出现（　　）

     A. 挥发   B. 泛油   C. 潮解   D. 粘连   E. 变色

14. 不适合花类药材储存的措施（　　）

     A. 阴干   B. 避免重压   C. 避免火烤   D. 避免曝晒   E. 硫黄熏仓

15. 储存中药饮片的库房条件除（　　）外，均符合要求

     A. 通风   B. 阴凉   C. 干燥

     D. 库温 30℃以下   E. 日光直射

16. 下列不属于现代养护技术的是（　　）

     A. 无公害气调养护法   B. 微波干燥养护法   C. 无菌包装技术养护法

     D. 对抗同储养护法   E. 远红外加热干燥养护法

17. 宜与泽泻同储的是（　　）

     A. 丹皮   B. 细辛   C. 花椒   D. 冰片   E. 蜈蚣

18. 贵重中药饮片多采用（　　）

     A. 除湿养护法   B. 气调养护法   C. 对抗同储养护法

     D. 冷藏养护法   E. 气幕防潮养护法

（二）多项选择题

1. 中药饮片验收的依据包括（　　）

     A.《中华人民共和国药典》   B. 验收人员经验

     C.《全国中药炮制规范》   D. 进货合同、入库凭证

     E. 国家食品药品监督管理总局局颁药品标准

2. 中药材的入库验收内容包括（　　）

     A. 包装检查   B. 标签标识检查   C. 纯度检查

     D. 质量检查   E. 数量验收

3. 验收设备包括（　　）

     A. 白瓷盘   B. 剪刀   C. 放大镜   D. 冲筒   E. 标本

4. 影响饮片变质的环境因素是（　　）

     A. 水分   B. 空气   C. 温度   D. 日光   E. 湿度

5. 毒性、麻醉类中药储存保管要求（　　）

    A. 专库　　　　B. 专柜　　　　C. 专账　　　　D. 双人　　　　E. 双锁

6. 微波干燥养护法的优点（　　）

    A. 速度快　　　　　　B. 时间短　　　　　　C. 加热均匀

    D. 产品质量高　　　　E. 反应灵敏

二、名词解释

1. 中药材

2. 中药饮片

3. 中成药

4. 丸剂

5. 合剂

三、简答题

1. 简述中药饮片质量变异现象有哪些。

2. 简述传统储存养护方法有哪些。

3. 简述现代养护方法有哪些。

四、实例分析

    2012 年 7 月中旬，河南开封的孙女士在某药店为孩子加工了价值 100 元的中药丸，孩子才吃了一周，孙女士就发现剩余的药丸发霉变质，无法继续服用，非常气愤，找到药店反映，并要求赔偿损失。药店以药丸发霉变质是孙女士储存不当为由拒绝赔偿，试分析有可能导致药丸发霉的原因。

（张庆岭）

实 训 指 导

实训一 药品批准文号、批号及有效期的识别

【任务目标】

1. 熟练掌握药品的批准文号、批号及有效期的识别。

2. 具有严谨的工作态度。

【任务准备】

1. 活动时间 2学时。

2. 活动场所 模拟药品库房。

3. 操作对象 药品包装实物(具体药物可根据具体情况选择确定)。

【任务描述】A 医药公司从 B 医药企业购进一批药品,分别有:硝苯地平缓释片、氢氯噻嗪片、盐酸阿罗洛尔片、三七片、云南白药胶囊、重组人生长激素、静注人免疫球蛋白(pH4)、氯化钾注射液、复方酮康唑软膏、破伤风抗毒素等,请检查这些常用药品的批准文号,识别并填写批号,检查有效期是否大于 6 个月。

【任务分析】提供的药品见下表。

序号	药品名称	批准文号	生产日期	有效期	产品批号
1	硝苯地平缓释片	国药准字 H10930145	2014.03.11	2016.02	140310
2	氢氯噻嗪片	国药准字 H14020796	2013.12.03	2016.11	A131201
3	盐酸阿罗洛尔片	(分包装)国药准字 J20110018	2013.10	2016.09	(分装)201403016
4	三七片	国药准字 Z45020483	2014.01.01	2016.12	140102
5	云南白药胶囊	国药准字 Z53020799	2014.05.16	2017.04	ZEB1405
6	重组人生长激素	国药准字(SFDA No.):S20050025	2014.03.17	2015.08	201403006
7	静注人免疫球蛋白(pH4)	国药准字 S20003024	2014.04.13	2017.03	20140402
8	氯化钾注射液	国药准字 H20013005	2014.05.27	2016.04	1405350-B22
9	复方酮康唑软膏	国药准字 H20030246	2014.07.23	2016.06	1407M37
10	破伤风抗毒素	国药准字 S10970021	2014.02.24	2017.02.23	20140211-2

(一)批准文号

药品批准文号和试生产药品批准文号统一格式为"国药准(试)字 +1 位汉语拼音字母 +8 位阿拉伯数字"。

1. "准"字代表国家批准正式生产的药品,"试"字代表国家批准试生产的药品。

2. 1位汉语拼音字母代表药品类别,H:化学药品,S:生物制品,J:进口分装药品,T:体外化学诊断试剂,F:药用辅料,B:保健药品,Z:中药。

3. 8位阿拉伯数字中的第1、2位代表批准文号的来源,其中10代表原卫生部批准的药品,19、20代表国家食品药品监督管理总局批准的药品,各省、自治区、直辖市的数字代码(见表1-1)。8位阿拉伯数字中的第3、4位表示批准某药生产之公元年号的后两位数字,第5、6、7、8位数字(即最后4位数字)为顺序号。例如:

(1)硝苯地平缓释片的批准文号是国药准字H10930145,字母和数字分别表示为:H表示化学药品,10表示原卫生部批准的药品,93表示此药品系1993年批准生产,0145表示顺序号。

(2)云南白药胶囊的批准文号是国药准字Z53020799,字母和数字分别表示为:Z表示中药,53表示云南省代码,02表示此药品系2002年批准生产,0799表示顺序号。

4. 可登录国家食品药品监督管理总局网站查询药品批准文号。

(二)批号

药品批号一般用6位数来表示,前2位表示年份,中间2位表示月份,后2位表示产品在当月日期或生产流水号。例如:

(1)硝苯地平缓释片的生产日期是2014.03.11,批号是140310,则批号数字表示为:2014年3月生产,生产流水号为10。

(2)云南白药胶囊的生产日期是2014.05.16,批号是ZEB1405,则批号字母和数字表示为:2014年5月生产,生产流水号为ZEB。

(三)有效期

药品有效期的计算是从生产日期开始的。例如:

(1)硝苯地平缓释片的生产日期是2014.03.11,有效期2年,那么有效期的合法标示就是:2016.02或2016.03.10。

(2)云南白药胶囊的生产日期是2014.05.16,有效期3年,那么有效期的合法标示就是:2017.04或2017.05.15。

【任务实施】

1. 将药品编号,学生随机抽签,每人抽取3种药品。

2. 查对识别所抽取药品的批准文号、批号及有效期,将相关内容填入下列表格。

序号			
药品名称			
批准文号			
批准文号是否合格(原因)			
批号			
解析			
生产日期			
有效期			
距失效期是否大于6个月			

3. 清场　工作结束后,整理物品,做好地面、台面等卫生清洁工作。

【检查评议】对学生填写的表格进行评价。

评分标准:正确识别批准文号、有效期和批号,每项 10 分,三种药品计 90 分,态度认真计 10 分,总计 100 分。

【注意事项】

1. 注意区分有效期和失效期。如印有"有效期:2015.06"是指有效期应至 2015 年 6 月 30 日;印有"失效期:2015.06"是指到 2015 年 6 月 1 日就失效了,有效期应至 2015 年 5 月 31 日。有效期与失效期虽同是一个月份,但天数相差 30 天,应加以注意。

2. 整个工作期间,需始终保持严谨、认真的态度。

（于　静）

实训二　参观药品批发企业仓库

【任务目标】

1. 熟练掌握药品仓库建筑结构、库区分类及常用设施设备特点。

2. 学会识别色标分区及货位编号。

【任务准备】

1. 活动时间　4 学时。

2. 活动场所　药品批发企业仓库。

3. 联系人员　提前联系药品企业仓储部门负责人,告知见习内容、参加见习的班级、人数,由仓储部在不影响药品仓库正常作业的情况下,安排人员带教见习学生。

4. 用物准备　学生着工作服,自备笔记本和笔。

5. 见习要求

（1）服从安排,分组管理,把"安全"放在首位。

（2）进入库区严肃态度,不得打闹,眼看手勿碰,礼貌待人,尊重带教老师。

（3）复习相关理论知识,做好见习准备,参观时认真听讲,做好笔记。

【任务描述】进入药品库区观察了解仓库建筑结构特点,思考其实际应用的意义;结合自身所见,分析库区布局,熟悉不同区域的主要功能;观察药品仓库分类,结合理论,明确不同库区的特点要求;掌握色标管理的实际意义,明确货位编号;观察不同库区所使用的设施设备有何特点(共同和不同点)。

【任务分析】

1. 仓库库区布局及建筑结构　仓储作业区、辅助作业区、行政生活区,药品储存作业区、辅助作业区应当与办公区和生活区分开一定距离或者有隔离措施;按建筑结构分类属于平房仓库、多层楼房仓库还是高层货架立体仓库。

2. 入库验收区域　入库验收区在仓库平面布局所处位置;入库药品的装卸搬运以及装卸搬运所用设备、使用注意事项等;入库药品存放待验区,待验区的色标。计算机系统管理。

3. 合格药品储存区　观察合格药品区的色标;库区的布局形式及特点;存储药品所用设备、特点;观察药品上架、堆垛的作业;观察药品货垛间距以及与地面、墙、房梁、散热器等的间距;观察温湿度自动调控设备的终端测点位置;各种养护设备的使用;观察药品货位编

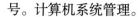

号。计算机系统管理。

4. 发货区 观察发货区的色标;各种拣选设备的使用;消防设备的配备及使用;计算机系统管理。

5. 其他区域 冷藏冷冻药品库房及设施;零货分装区的色标;不合格区的色标。

【任务实施】

(一) 进入企业

1. 由带教老师统一组织,带领学生进入医药企业,清点人数,强调注意事项。

2. 介绍参观见习的主要内容。

3. 联系仓储部及各个参观点带教老师。

(二) 分组确定参观路线

1. 每班分 4 组,每组 10~15 人,指定组长 1 人。可以根据班级人数及仓库实际情况,调整分组情况。

2. 安排各组学校带教老师、安排小组长,公布各个参观点企业负责接洽的带教老师。

3. 确定参观路线

(1) 一组:入库验收区域——合格药品储存区——发货区——其他区域

(2) 二组:合格药品储存区——发货区——其他区域——入库验收区域

(3) 三组:发货区——其他区域——入库验收区域——合格药品储存区

(4) 四组:其他区域——入库验收区域——合格药品储存区——发货区

(三) 参观见习

各组跟随带教老师,按照指定路线,进入库区参观见习,由企业带教老师负责讲解。

(四) 每组参观结束,各组带教老师总结参观见习情况。

(五) 各班参观结束,在规定的地方集合,班长清点人数,安全返校。

(六) 完成见习报告。

【检查评议】

见习报告						
姓名		班级		专业		学号
见习报告题目						
见习单位						
见习时间						
见习目的						
见习单位情况介绍						
见习内容						
见习过程 (不少于 500 字)						
见习总结及体会 (不少于 500 字)						

见习自我评议(满分100分,请学生个人评议)

编号	检查项目	评分标准	分值			得分
			好	中	差	
1	准备阶段	按要求着装,规范整洁,戴胸卡。	5	2.5	0	
2		遵守见习纪律,无违反。	5	2.5	0	
3		理论知识准备充分。	5	2.5	0	
4		明确参观内容及本小组路线。	5	2.5	0	
5	参观阶段	了解仓库建筑结构特点,明确实际应用的意义。	10	5	0	
6		熟知库区布局,明确不同区域的主要功能。	10	5	0	
7		掌握色标管理,能够分清色标区域。	10	5	0	
8		熟知货位编号方法。	10	5	0	
9		熟知常用的药品仓储设施设备。	10	5	0	
10		了解仓储作业的基本流程。	10	5	0	
11	总结阶段	专心听讲,认真做好笔记。	5	2.5	0	
12		能回答带教老师的提问。	5	2.5	0	
13		参观过程态度端正,无开玩笑、打闹等现象。	5	2.5	0	
14		按要求及时完成见习报告。	5	2.5	0	

【注意事项】

1. 要求各班出行前分好小组,做好参观见习准备;出发时,点清人数,安排好小组长分别负责本小组;途中注意交通安全。

2. 进入库区要听从指挥安排不得擅自闲逛,组长监督负责;认真听讲解,做好笔记,不得拍照,不得大声喧哗,眼看手勿碰,有问题先记录后提问。

3. 库区参观时注意脚下及来往车辆,小心谨慎,注意避让,不影响作业秩序及安全。

4. 每到达一个区域或者离开一个区域,小组长都要清点本组人数,并报告带教老师。

5. 参观结束后,同带教老师告别致谢,严格要求,点清人数安全返校。

(覃 琳)

实训三　药品的入库验收

【任务目标】

1. 熟练掌握各类药品入库验收的工作流程和注意事项,保证入库药品数量准确,质量完好,防止不合格药品入库。

2. 学会正确填写各种表格,规范进行药品的入库作业。

【任务准备】

1. 活动时间　4学时。

2. 活动场所 模拟药品库房待验区、合格品区、冷库。

3. 操作对象 药品实物、模拟药品。

4. 分组情况 5人一组并指定1人为组长。5人小组中抽签决定1人扮演收货员,1人扮演验收员,1人扮演保管员。另两人参与全过程验收并监督程序的正确性,同时对其他组打分交老师评分。

5. 相关单据 药品验收入库通知单、随货同行单(票)。

【任务描述】A医药公司从B医药企业购进一批药品,有:阿司匹林片6件,批号140623;卵磷脂络合碘片(沃丽汀)2件,批号W505;感冒灵颗粒80件,其中60件批号140514,20件批号140625;20盒中性胰岛素注射液,批号140809。为了保证药品质量,A医药公司工作人员对货物进行入库验收,其工作流程如实训图1:

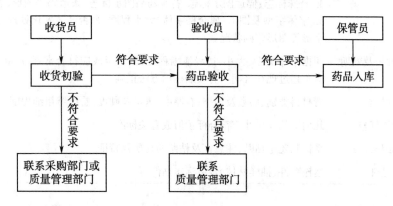

实训图1 入库验收工作流程

【任务分析】

（一）收货初验

1. 药品到货,收货人员查验药品采购记录以及随货同行单(票);

2. 查运输工具、运输状况。中性胰岛素注射液为冷藏药品,收货时应当查验冷藏车、车载冷藏箱或保温箱的温度状况,核查并留存运输过程和到货时的温度记录;

3. 根据随货同行单和采购记录核对药品实物;

4. 核对无误,收货,移至待验区。中性胰岛素注射液放置在冷库待验。

（二）药品验收

1. 查验相关证明文件。卵磷脂络合碘片为进口药品,应查验有加盖供货单位质量管理专用章原印章的相关证明文件:《进口药品注册证》,《进口药品检验报告书》或注明"已抽样"字样的《进口药品通关单》;其他药品按照批号查验同批号的检验报告书。

2. 大包装检查,按规定抽样。阿司匹林片6件,批号140623,随机抽样3件;卵磷脂络合碘片(沃丽汀)2件,批号W505,全部抽样;感冒灵颗粒80件,其中60件批号140514,随机抽样4件,20件,批号140625,随机抽样3件;20盒中性胰岛素注射液,批号140809,全部抽样。

3. 对抽样药品的外观、包装、标签、说明书等逐一进行检查、核对。

4. 做好验收记录。

药品验收外观检查要点

1. 包装箱检查要点

编号	检查内容	检查要点
1	箱面	表面平整,表面光泽亮暗程度,有无涂膜、涂胶或压膜。
2	印刷	1. 内容:注意药品名称、规格、产品批号、批准文号、注册商标、有效期、药品生产企业名称等是否正确,中药材包装上还必须注明品名、产地、日期、调出单位、并附有合格标志。 2. 颜色:深浅、浓淡、均匀程度。 3. 印刷工艺及油墨:字面应光滑无裂纹、字体边缘无毛边、不易掉色、粉化,套色清晰。注意字体凹凸程度如何、是否使用烫金等特殊工艺。 4. 特殊标志:储运图示标志、特殊药品图示标志、条形码等图形、数字、颜色。 5. 字体字型及图形:属合格字体、大小程度、是否经艺术化处理、商标图形及字形等图形印刷状况。
3	产品批号及效期	印据字体类型、大小、边缘清晰程度,数字组成应符合常规,产品批号标示期应不超过现在日期。有效期标示方法正确。
4	材质	看材料类别、层数及规格;看厚度、重量及硬度;看纤维粗细程度。
5	箱体规格	几何形状及尺寸应符合标示值或有关标准。
6	箱体组装形式	系钉制还是粘贴,注意钉及粘贴的材质及特征。
7	贴件	运输贴件、抽样贴件、合格标志贴件等。

2. 包装盒检查要点

编号	检查内容	检查要点
1	材质	看厚度、硬度、色泽、重量及纸纤维细腻程度,假药一般薄、软、色泽暗。
2	规格	形状及尺寸规则,折合平整,与包装箱配套。
3	印刷	参照包装箱印刷检查。对多版面品种,注意不同版面的时间段差别。
4	产品批号及效期	参照包装箱的批号及效期检查。
5	裁切	切边应平整无毛边;压纹、压线、圆角、斜边等应规则。
6	制作	粘贴压印痕规则、均匀;粘贴牢固;折线痕齐整。
7	舌扣形状	应注意形状及切口边缘平整度。
8	档次直觉	制作档次与标示生产企业是否相配。

3. 中包装内袋检查要点

编号	检查内容	检查要点
1	材质	常用塑料膜、复合塑料膜及纸,注意其厚度、透明度及色泽。
2	形状	几何形状应规则一致。
3	印刷	内容正确;符号正确;颜色深浅一致、浓淡均匀;字迹不易刮除。
4	制作	封口严密,切边平整;是否真空包装、防潮包装、防伪包装。

4. 标签检查要点

编号	检查内容	检查要点
1	材质	厚度、色泽、纸纤维细腻程度。
2	印刷	参照包装盒的印刷检查。
3	防伪措施	是否使用防伪贴签、防伪字迹、防伪油墨或印有防伪电话号码等防伪标识物。
4	批号及有效期	印刷字体类型、大小及边缘清晰程度;格式及标示方法是否规范,有无改动。批号标示日期应不超过现在日期。
5	粘贴工艺	粘贴应成线、平整,胶面无灰尘,无撕签重贴的痕迹。

5. 说明书检查要点

编号	检查内容	检查要点
1	材质	厚度及重量、色泽、纤维细腻程度、密度、均匀度(可对光反向观察)。
2	规格	纸张规格、各边长、应无毛边。
3	印刷	参照包装盒印刷检查。
4	批号及有效期	除参照标签上的批号及有效期检查外,还要注意与箱盒是否一致及印章位置、大小、形状。
5	折叠	折合层数、形状、大小及字面方向应一致,无旧折痕。
6	企业声明	声明内容与说明书标示的情况应无矛盾。

6. 合格证(装箱单)的检查要点

编号	检查内容	检查要点
1	材质	厚度及重量、色泽、纤维细腻程度,切制应无毛边。
2	印刷	注意药品名称、规格、包装员、检查员、班组号等,应有质监部门印章;字面均匀,字体边缘无毛边。
3	批号及有效期	参照说明书检查。
4	工号	与包装盒、说明书应一致;字体形状及大小。

(三)药品入库

1. 保管员按药品验收入库通知单收货;

2. 保管员安排仓位,将药品存放于相应区域。中性胰岛素注射液放置在冷库储存,其他药品放置阴凉库储存。

【任务实施】

(一)进入工作场景

1. 根据采购记录及药品性质、数量,安排到货药品货位;安排装卸人员、检查装卸设备。

2. 明确可能联系的人员:装卸人员、采购人员、验收人员、质量管理人员、保管人员、收货人员。

(二)收货

1. 药品到货,收货员登录计算机系统查询采购记录(见表3-1),对照随货同行单(票)(见表3-2)及实物确认相关信息后,方可收货。

2. 查运输工具、运输状况。

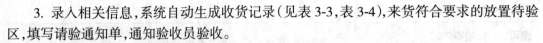

3. 录入相关信息,系统自动生成收货记录(见表3-3,表3-4),来货符合要求的放置待验区,填写请验通知单,通知验收员验收。

(三)药品验收

验收员接到请验通知,按规定进行药品质量验收。

1. 按照批号逐批查验药品的合格证明文件;

2. 大包装质量检查,按规定抽样;

3. 对抽样药品进行外观、包装、标签、说明书等内容进行检查、核对,将检查结果填在下表中;

药品名称:

包装箱或包装盒	箱面	印刷	批号及效期	材质	规格	组成	贴件	其他
检查情况								
中包装内袋	材质	形状	印刷	制作				
检查情况								
标签	材质	印刷	批号及效期	防伪措施	粘贴工艺			
检查情况								
说明书	材质	规格	批号及效期	印刷	折叠	企业声明		
检查情况								
合格证	材质	印刷	批号及效期	工号				
检查情况								

4. 验收员登录计算机系统对照药品实物,在系统采购记录的基础上录入药品的批号、生产日期、有效期、到货数量、验收合格数量、验收结果等内容,确认后系统自动生成验收记录(见表3-6)。

(四)药品入库

1. 验收员将药品与药品验收入库通知单(见表3-7)交仓库保管员。

2. 保管员登录计算机系统,系统会按照药品的管理类别及储存特性,自动提示相应的储存库区,将药品存放于相应区域并在计算机系统上确认,自动生成库存记录。

(五)清场

药品入库结束后,做好记录,整理验收器具,做好地面、台面等卫生清洁工作。

【检查评议】满分100分,以小组为单位进行评议。

编号	检查项目	评分标准	分值	得分
1	着装	按要求着装,规范整洁,佩戴胸卡。	5	
2		正确检查随货同行单和药品采购记录。	5	
3		正确核对药品,生成收货记录,并签字。	10	
4	收货员	正确检查冷藏药品运输过程和到货时的温度记录。	5	
5		正确完成冷藏药品在符合要求的冷库内待验。	5	
6		正确将药品暂存于"待验区",挂黄牌。	5	

续表

编号	检查项目	评分标准	分值	得分
7	验收员	正确抽样。	10	
8		正确验货,遇到药品不合格现象能及时发现并正确处理。	15	
9		正确录入药品信息,生成验收记录,并签字。	5	
10	保管员	根据药品验收入库通知单正确收货。	5	
11		正确安排药品储存仓位。	10	
12		在计算机生成库存记录。	5	
13	卫生	工作结束,认真清理卫生。	5	
14	态度	工作认真仔细,无开玩笑、打闹等现象。	10	

【注意事项】

1. 验收药品应当按照批号逐批查验药品的合格证明文件,对于相关证明文件不全或内容与到货药品不符的,不得入库,并交质量管理部门处理。

2. 抽样时应当从每整件药品的上、中、下不同位置随机抽取 3 个最小包装进行检查,销后退回药品抽样数量加倍。

3. 进口药品的包装、标签以中文注明药品通用名称、主要成分以及注册证号,并有中文说明书。

（宫淑秋　于　静）

实训四　药品的合理储存

【任务目标】

1. 熟练掌握药品储存的工作流程。

2. 学会根据货位编码进行药品堆垛操作。

【任务准备】

1. 活动时间　2学时。

2. 活动场所　模拟药品库房(包括药品批发仓库和零售配送中心的仓库)、要求有储存货架,常温库、阴凉库、冷库等。各库房实行色标管理,色标形式可采用标线、标牌等方式。具有通风、避光、排水设备;防尘、防潮、防霉、防污染以及防虫、防霉、防鼠等设备。库区地面平整干净,符合 GSP 要求。

3. 操作对象　药品实物、模拟药品。

4. 分组情况　学生每 5 人一组,抽签确定储存药品品种,药品品种、数量适量,每组5 种。

5. 相关单据　药品验收入库通知单。

【任务描述】某公司验收员将一批验收完成的药品连同药品验收入库通知单交予仓库保管员。其中验收合格药品有:(可根据实际教学条件选取)

大批量西药:阿司匹林片、甲硝唑阴道泡腾片、注射用青霉素钠、重组人粒细胞刺激因子注射液等。

零星外用药:红霉素软膏、醋酸地塞米松乳膏等。

大批量中成药:感冒止咳糖浆、板蓝根颗粒、小儿清热化痰口服液等。

小批量特殊管理药品:盐酸曲马多胶囊、盐酸氯胺酮注射液等。

不合格药品有:(可根据实际教学条件选取)

对乙酰氨基酚缓释片、复方氢溴酸右美沙芬糖浆等。

仓库保管员核实无误后安排货位存放药品,不合格药品放于不合格区,其工作流程如实训图2:

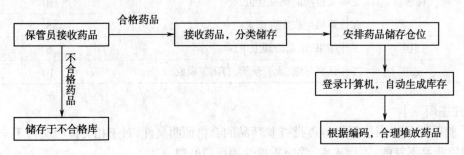

实训图2 药品储存工作流程图

【任务分析】

(一)接收药品、分类储存

1. 验收合格后的药品,保管员按药品验收入库通知单收货,并按药品的性质及储存要求等划分为若干类,不合格药品放于不合格区。

合格药品	储存条件
阿司匹林片	常温库,密封干燥处
甲硝唑阴道泡腾片	阴凉库,遮光、密封干燥处
注射用青霉素钠	密闭,凉暗干燥处
重组人粒细胞刺激因子注射液	2~8℃避光
红霉素软膏	密封,阴凉干燥处
醋酸地塞米松乳膏	密封,凉处
感冒止咳糖浆	密封,阴凉处
板蓝根颗粒	密封,常温库
小儿清热化痰口服液	密封,常温库
盐酸曲马多胶囊	遮光、密封,阴凉干燥处
盐酸氯胺酮注射液	密闭,常温库

2. 根据药品的性质,西药(阿司匹林片、甲硝唑阴道泡腾片、注射用青霉素钠、重组人粒细胞刺激因子注射液)、中成药(感冒止咳糖浆、板蓝根颗粒、小儿清热化痰口服液)与外用药(红霉素软膏、醋酸地塞米松乳膏)分开存放;特殊管理药品盐酸曲马多胶囊和盐酸氯胺酮注射液应按国家有关规定专库或专柜存放。

(二)安排药品储存仓位

保管员安排仓位,将药品存放于相应区域,并在计算机系统上确认,自动生成库存记录。

(三) 根据编号,合理堆放药品

采用压缝法、直码法、托盘堆码法、货架堆码法等方法进行堆码,其中大批量西药、中成药采用托盘堆码法堆码,可节省仓容量且机械化程度较高,也可以采用压缝法堆码,便于分批出库;小批量特殊管理的药品采用直码法堆码,易取、易清点;零星外用药采用货架堆码法堆码,可不因取货临时开箱而影响发货速度,同时也有利于防止零星药品丢失。堆码商品作业时,堆码的操作人员必须严格遵守药品外包装图示标志的要求规范操作,码垛必须不偏不斜,不歪不倒,牢固坚实,以免倒塌伤人,摔坏药品。

【任务实施】

(一) 进入工作场景

小组成员根据采购记录(随机抽取药品)及药品性质、数量,安排到货药品货位。

(二) 药品入库

验收员验收合格后,小组成员根据药品验收入库通知单正确收货,并登录计算机系统,系统会按照药品的管理类别及储存特性,自动提示相应的储存库区。

(三) 药品储存

小组成员对抽取的品种进行分类,选择合理的储存场所及储存方法,安排货位,并将药品存放于相应区域并在计算机系统上确认,自动生成库存记录。

(四) 药品堆码

小组成员对抽取到的 5 个品种,遵循药品堆叠的基本原则,按照"三距"的要求,用搬运车、叉车等搬运设备将药品放于指定货位(上),向上和交叉堆放,药垛堆放尽量做到合理、牢固、定量、整齐。

(五) 检查

据实登记仓库实物账,清查,做到账、卡、货相符。

(六) 清场

药品储存结束后,做好记录,整理堆码设备,做好地面、台面等卫生清洁工作。

【检查评议】满分 100 分,采取小组互评、教师点评相结合的方式。

编号	检查项目		评分标准	分值	得分
1	着装		按要求着装,规范整洁,戴胸卡。	5	
2	收货		根据药品验收入库通知单正确收货。	5	
3	分区分类 安排货位		正确安排药品储存仓位。	10	
4	库存操作		在计算机系统上确认,生成库存记录。	5	
5	药品堆码	堆码过程	严格按照外包装图示标志,轻拿轻放,避免野蛮装卸,出现野蛮装卸扣 10 分,搬运过程中出现货品脱手落地现象,一件物品扣 5 分。	10	
		垛形美观整齐	货垛要求美观整齐,超出托盘的长或宽 5cm、货物堆码高度超过限度扣 10 分。	10	
		排列有序标志方向	物品要求排列有序,标志一律朝外,标志朝向不符的,扣 1 分/个,扣至 0 分为止。	10	

编号	检查项目		评分标准	分值	得分
5	药品堆码	牢固不得偏斜歪倒	货垛要求牢固,不得偏斜、歪倒,若出现偏斜、歪倒现象成绩无效。	10	
		堆码形式堆码层数	若堆码方式或堆码层数不正确,成绩无效。	10	
6	小组合作		操作规范,分工明确,具有合作精神和良好的沟通能力。	10	
7	卫生		工作结束,认真清理卫生。	5	
8	态度		工作认真仔细,无开玩笑、打闹等现象。	10	

【注意事项】

1. 摆放过程中注意药品外包装盒上的储运标志,规范操作。

2. 堆垛过程中注意使用"搭、咬、牵、量、蹲、嵌"等技巧。

3. 在药品储存过程中,选适当的储存条件和保管方法,注意空气、光线、温度、湿度、微生物和昆虫、时间、包装等对药品的影响,以防止药品变质或延缓其变质。

（翟丽君）

实训五　药品的在库养护检查

【任务目标】

1. 熟练掌握各类药品在库养护的工作流程和注意事项,保证在库药品的质量,做到"预防为主"。

2. 学会正确填写各种表格,规范进行药品的在库养护作业。

【任务准备】

1. 活动时间　2学时。

2. 活动场所　模拟药品库房。

3. 操作对象　药品实物、模拟药品、三色牌(用以代表红、黄、绿区)。

4. 分组情况　5人一组并指定1人为组长。扮演相关工作人员(养护员、保管员、业务部人员、质管部人员,可抽签决定)。其余小组观摩并打分评价,交老师总评。

5. 相关表格　药品养护检查记录、药品养护档案、药品质量复查通知单、停销售(使用)通知书、近效期药品催销表(请学生提前制作好)。

【任务描述】在某医药公司药品仓库内,养护员正按照法定标准和养护制度要求对库存药品进行养护检查,并逐一记录。发现一箱靠墙角的板蓝根颗粒的外包装有破损,养护员立即按程序进行了处理并记录整个情况,主要工作流程如实训图3:

【任务分析】

（一）按照养护计划,进行每日养护检查

1. 日常养护检查工作按照法定标准和养护制定要求对库存药品进行养护检查,对一般品种,按季度(三三四循检)检查;重点品种的检查,每月至少一次,并逐一记录。

2. 检查的主要内容包括:药品外包装无损坏,内包装无破碎,外观性状是否正常。

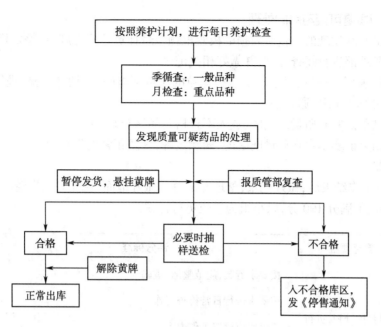

实训图3　药品养护工作流程图

3. 对问题药品要及时按程序处理,上报。现发现靠墙角处的板蓝根颗粒的外包装有破损,应立即按程序处理。

4. 在进行养护检查同时,填写《药品养护检查记录》(见表5-1),并建立《药品养护档案》(见表5-2)。

（二）发现质量可疑药品的处理

1. 检查过程中发现药品有可疑质量问题的,悬挂黄色标志牌,暂停发货,并填写《药品质量复查通知单》(见表5-4),计算机系统同时锁定,通知质量管理部进行复查处理。

2. 在质量管理部复查后,若质量异常问题暂不能确定,抽样送药品检验机构进行内在质量检验,签发暂停销售(使用)通知书。

3. 检验结果证实有质量问题的,放入不合格药品区(红区);检验结果证实不存在质量问题的,摘除黄牌,恢复正常的发货出库,并做好相关记录。

【任务实施】

（一）进入工作场景

1. 按要求进入仓库内进行养护检查工作,准备好相关记录表格,明确检查内容、范围。

2. 明确可能联系的人员:保管人员、质量管理部人员。

（二）按照养护计划,进行每日养护检查

1. 做好工作准备,按照法定标准和养护制定要求对库存药品进行养护检查。

2. 检查时,主要查看药品外包装有无损坏,内包装有无破碎,外观性状是否正常。

3. 在进行养护检查同时,填写《药品养护检查记录》(见表5-1),并建立《药品养护档案》(见表5-2)。

4. 发现质量可疑药品,靠墙角处的一箱板蓝根颗粒的外包装有破损,填写《药品质量复查通知单》(见表5-4),计算机系统同时锁定,通知质量管理部进行复查处理。

（三）发现质量可疑药品的处理

1. 养护员对刚发现的外包装破损的板蓝根颗粒悬挂黄色标志牌，暂停发货。

2. 质量管理部进行复查处理，并做好相关记录。

3. 质量管理部复查后，对这箱板蓝根颗粒的质量不能确定，抽样送检，进行内在质量检验，签发暂停销售（使用）通知书。

4. 检验结果证实有质量问题的，放入不合格药品区（红区）。

5. 检验结果证实不存在质量问题的，摘除黄牌，恢复正常的发货出库。

（四）清场

养护检查工作结束后，做好记录，整理并汇总。做好地面、台面等卫生清洁工作。

【检查评议】满分 100 分，以小组为单位进行评议。

编号	检查项目	评分标准	分值	得分
1	按照养护计划，进行每日养护检查	按要求着装，规范整洁，戴胸卡。	5	
2		按要求进行日常检查工作。	5	
3		正确完成检查工作内容。	10	
4		正确填写《药品养护检查记录》，建立《药品养护档案》。	10	
5		正确处理质量可疑药品。	10	
6	发现质量可疑药品的处理	正确进行悬挂黄牌。	10	
7		正确填报通知，报质量管理部门。	10	
8		正确完成复查工作。	5	
9		正确处理复查有问题的药品。	10	
10		正确处理无质量问题药品。	10	
11	汇总	工作结束，完成相关报表的整理汇总。	5	
12	态度	工作认真仔细，无开玩笑、打闹等现象。	10	

【注意事项】

1. 养护员一旦发现有质量可疑药品，若是内包装破损的固体药品，不得整理再出售；液体药品，须及时整理清除，避免药品再污染。

2. 发现外观质量有变异时，挂黄色标志暂停发货，同时填写药品质量复检通知单，转质量管理部，依据复查结果，再做处理。

（覃　琳）

实训六　库房温湿度管理技术

【任务目标】

1. 熟练掌握药品在库养护的温湿度要求及超标采取的措施，加强养护，防止药品变质，保证质量，降低损耗。

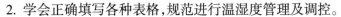

2. 学会正确填写各种表格,规范进行温湿度管理及调控。

【任务准备】

1. 活动时间 2学时。

2. 活动场所 模拟药品库房。

3. 操作对象 模拟药品、温湿度计。

4. 分组情况 5人一组并指定1人为组长。扮演相关工作人员(养护员、保管员、质管部人员,可抽签决定)。其余小组观摩并打分评价,交老师总评。

5. 相关表格 温湿度记录表(请学生提前制作好)。

【任务描述】梅雨季节的来临,在某医药公司药品常温库内,养护员正在进行温湿度检查工作。报警器突然响起,温湿度显示仪上显示:温度27℃,相对湿度78%,养护员立即采取必要措施,主要工作流程如实训图4:

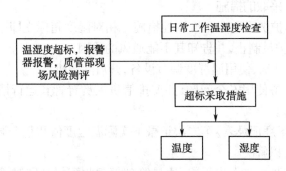

实训图4 温湿度调控流程图

【任务分析】

(一)日常工作温湿度检查

1. 养护人员进行日常养护检查工作,要求每天进行检查,对温湿度记录检查要求一天两次,分别是上午(9:30~10:30)和下午(3:30~4:30)。

2. 根据《中华人民共和国药典》规定,常温库温度要求范围10~30℃,相对湿度35%~75%。温湿度显示仪上显示:温度27℃,湿度78%,湿度已超标。

3. 按照法定标准和温湿度调节程序要求对库区内温湿度进行管理,使仓库温湿度保持在要求范围,记录实际温湿度值和整个调节过程、调节措施和所用时间。

(二)温湿度超标采取的措施

1. 超标采取相应措施。湿度超标,应采取的是降湿措施,通常采用的是通风,但要考虑可否通风的条件,因为梅雨季节,库外相对湿度高于库内的,因此不宜开窗通风,则应考虑其他降湿办法。

2. 温湿度调节设备的使用,湿度调节设备常用的有除湿机、加湿机、空调。相对湿度过高不能通风,开启除湿机。

3. 设备使用安全问题。使用前要检查设备的电源插座接地,线路完好,设备功率不超过电源额定功率,开启后要有人值班看管其运行情况。使用后及时关闭,并记录开关机时间,运行状况等信息。

4. 湿度超标,温湿度自动监测系统发出报警,质量管理部门收到报警同时,到现场进行风险评测工作。

【任务实施】

（一）进入工作场景

1. 进入仓库内进行养护检查工作,准备好相关记录表格,突然报警响起,立即查看温湿度显示仪。

2. 明确可能联系的人员:保管人员、质量管理部人员。

（二）日常工作温湿度检查

1. 养护人员进行日常养护检查工作,指导保管员采取综合措施,选择合适储存条件,做好药品的养护。

2. 温湿度自动监控系统报警响起,温湿度显示仪上显示:温度27℃,湿度78%,养护员判读湿度超标。

3. 养护员在《温湿度记录表》第一次记录下实际温湿度值。

（三）温湿度超标采取的措施

1. 保管员协助养护员采取温湿度调控措施。相对湿度超标立即采取降湿措施,保管员准备开窗通风但被养护员制止,并告知其不能通风的原因。

2. 考虑其他降湿办法,使用温湿度调节设备,开启除湿机。

3. 养护员强调设备使用安全问题,并安排值班人员看管其运行情况,要求记录开关机时间,运行状况等信息。

4. 养护员在《温湿度记录表》第二次记录下实际温湿度值和整个调节过程、调节措施和所用时间,超标问题得以解决。

5. 温湿度自动监测系统发出报警,质量管理部门收到报警同时,到现场进行风险评测工作。

【检查评议】满分100分,以小组为单位进行评议。

编号	检查项目	评分标准	分值	得分
1		按要求着装,规范整洁,戴胸卡。	5	
2		正确进行日常温湿度检查工作。	5	
3	日常工作温湿度检查	正确按时间要求进行检查记录。	5	
4		正确判读温湿度值。	5	
5		正确第一次填写记录温湿度表。	10	
6		正确判断应采取的具体措施。	5	
7		正确指导应采取的措施。	10	
8	温湿度超标采取的措施	正确采取温湿度调控措施,处理得当。	10	
9		正确指导设备的使用。	10	
10		正确第二次填写记录温湿度表。	10	
11		正确进行风险测评工作。	10	
12	卫生	工作结束,认真清理卫生。	5	
13	态度	工作认真仔细,无开玩笑、打闹等现象。	10	

【注意事项】

1. 按照法定标准和温湿度调节程序要求对库区内温湿度进行管理,使仓库温湿度保持在合格范围,记录实际温湿度值和整个调节过程、调节方法和所用时间。

2. 温湿度调节设备的使用,使用前要检查设备的电源插座接地,线路完好,设备功率不超过电源额定功率,开启后要有人值班看管其运行情况。使用后及时关闭,并记录开关机时间,运行状况等信息。

3. 在进行温湿度监管中,根据《中华人民共和国药典》规定,冷库温度要求范围 2~10℃,但在实际工作中为避免超标而导致药品变质,因此,在对计算机系统设置中往往设置在2~8℃范围,当实际温度超过 8℃时便会报警。

4. 通风降湿措施很方便,但不能随意采用,必须根据实际情况按要求才能考虑使用,要不会适得其反,严重影响药品在库的质量。

(覃　琳)

实训七　药品出库拣货

【任务目标】

1. 熟练掌握各类药品出库拣货的工作流程和注意事项,保证出库药品数量准确,质量完好,防止不合格药品出库。

2. 学会正确填写各种表格,规范进行药品的出库拣货作业。

【任务准备】

1. 活动时间　2 学时。

2. 活动场所　模拟药品库房发货区、合格品区、冷库。

3. 操作对象　药品实物、模拟药品。

4. 分组情况　5 人一组并指定 1 人为组长。五人小组中抽签决定 1 人扮演拣货员,1人扮演复核员,1 人扮演保管员。另两人参与全过程拣货并监督程序的正确性。同时对各组打分交老师评分。

5. 相关单据:销售发货单等。

【任务描述】A 大药店欲从 B 医药有限公司采购进一批药品,B 医药有限公司已经完成销售手续,现将发货工作传至储运部,由储运部工作人员按销售单拣货(备货)。具体工作流程如实训图 5:

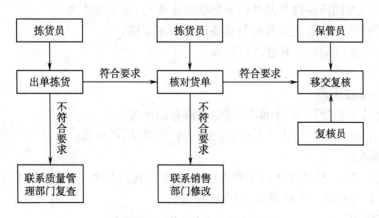

实训图 5　药品拣货工作流程图

【任务分析】

(一)出单拣货

B 医药有限公司销售单

购货单位:A 大药店   开票日期:2014 年 9 月 29 日星期一   编号:2014090078

品名	规格	生产厂家	单位	数量	单价(元)	金额(元)	批号	有效期至	批准文号	货位
阿司匹林片	0.5g	××药厂	件	2	100.00	200.00	1409887	2016 年 2 月	H37021425	D1203
卵磷脂络合碘片	1.5mg	××药厂	件	2	1400.00	2800.00	W505	2017 年 5 月	注册证号 H20110014	A5654
感冒灵颗粒	10g	××药厂	件	10	500.00	5000.00	140514	2016 年 4 月	Z44021754	C5123
中性胰岛素注射液	10ml:400单位	××药厂	盒	10	25.00	250.00	140809	2016 年 7 月	H20023072	L1354

总计:8250.00 元   大写:

销售: 制单: 拣货: 复核: 配送:

1. 确定拣货责任人。

2. 查询销售发货单,打印药品拣货单(可以是销售单)。

3. 到相应货位拣货。如发现外包装破损或过期药品等药品质量问题,停止拣货,通知质量管理部门处理。如无问题药品则进入下一步工作。

(二)核对货单

1. 核对所拣品种与药品拣货单上内容是否相符;拣货单的内容包括日期、购货单位、商品编号、药品名称、规格、单位、数量、生产企业、产品批号、有效期至、含税单价、含税金额、件数、零数、批准文号、货位、开票人。

2. 如所拣品种与药品拣货单上内容相符,按拣货单的要求拣货;如所拣品种与药品拣货单上内容有不符的,联系销售部修改相关信息,可在药品拣货单上注明实际发货数量,或根据企业制度要求,重新打印修改信息后的拣货单。

(三)移交复核

1. 将完成拣货的药品按药品外包装标识要求搬运,移至发货区。

2. 与药品拣货单一并交由复核员准备药品出库复核。

3. 中性胰岛素注射液放置在冷库复核。

【任务实施】

(一)进入工作场景

1. 准备相应的拣货设备,手推车、托盘升降搬运车等。

2. 明确可能联系的各工作人员,包括复核员、质管员、销售员。

(二)出单拣货

确定拣货责任人;明确拣货员计算机口令;查询销售发货单,打印药品拣货单;到相应货位查看药品。如药品有不合格现象,报质管员复查。

(三)核对货单

核对所拣品种与药品拣货单上内容是否相符;如不相符,报销售员改单;在药品拣货单

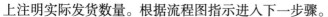

上注明实际发货数量。根据流程图指示进入下一步骤。

（四）移交复核

1. 将拣好的药品移至发货区；与药品拣货单一并交由复核员进行药品出库复核。

2. 冷藏药品在移交复核前应检查复核所使用区域的温度达到冷藏药品的储存标准。

（五）清场

出库拣货结束后，做好记录及设备、器具、地面、台面清洁整理归位的扫尾收场工作。

【检查评议】

编号	检查项目	评分标准	分值	得分
1	着装	按要求着装，规范整洁，戴胸卡。	5	
2		正确打印拣货单。	5	
3		正确查看药品，发现问题药品。	10	
4	拣货员	正确核对药品和拣货单，发现货单不符问题。	10	
5		正确将问题药品通知质管员处理。	10	
6		正确将货单不符问题通知销售员。	10	
7		正确完成冷藏药品在符合要求的冷库内移交复核。	5	
8	保管员	正确将拣货后的药品搬运至发货区。	10	
9		正确在移交复核前检查冷藏药品待发区的温度达到要求。	5	
10		及时到岗。	5	
11	复核员	正确移交复核。	5	
12		正确在符合要求的冷库内移交复核冷藏药品。	5	
13	卫生	工作结束，认真清理卫生。	5	
14	态度	工作认真仔细，无开玩笑、打闹等现象。	10	

【注意事项】

1. 拣货前要查验药品质量，如果发现问题药品，应立即暂停发货，并设置标识，及时正确上报到质管部门，时刻谨记质量第一的原则，防止问题药品流出，把好质量关。

2. 执行企业制定的药品出库工作有关规定，落实药品的出库工作，仔细核对货单的每一个项目，对货单不符的任何情况都要与相关的销售人员联系处理，做到细致认真。

3. 每一位工作人员都要熟悉相关工作过程，在工作中互相提醒，互相监督，将质量问题和差错降到最低。

（尹秀莉）

实训八　药品出库复核

【任务目标】

1. 熟练掌握各类药品出库复核的工作流程和注意事项，保证出库药品数量准确，质量完好，防止不合格药品出库。

2. 学会正确填写各种表格，规范进行药品的出库复核作业。

【任务准备】

1. 活动时间　2学时。

2. 活动场所　模拟药品库房发货区。

3. 操作对象　药品实物、模拟药品。

4. 分组情况　5人一组并指定1人为组长。5人小组中抽签决定2人扮演复核员,1人扮演保管员。另两人参与全过程拣货并监督程序的正确性。同时对各组打分交老师评分。

5. 相关单据　复核记录等。

【任务描述】A大药店从B医药有限公司购进一批药品,B医药有限公司已经完成销售手续,储运部工作人员完成按销售单拣货。本次工作是由复核员主导完成复核各项工作。其工作流程如实训图6。

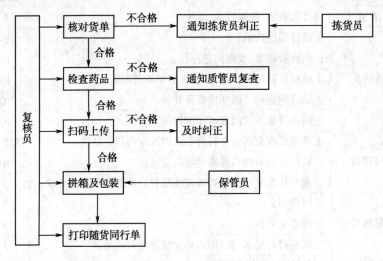

实训图6　药品出库复核工作流程图

【任务分析】

（一）核对货单

1. 复核员应按发货清单或配送凭证逐一核对实物及其他各项药品信息。

B 医药有限公司销售单

购货单位:A 大药店　　　开票日期:2014 年 9 月 29 日星期一　　　编号:2014090078

品名	规格	生产厂家	单位	数量	单价（元）	金额（元）	批号	有效期至	批准文号	货位
阿司匹林片	0.5g	××药厂	件	2	100.00	200.00	1409887	2016年2月	H37021425	D1203
卵磷脂络合碘片	1.5mg	××药厂	件	2	1400.00	2800.00	W505	2017年3月	注册证号H20110014	A5654
感冒灵颗粒	10g	××药厂	件	10	500.00	5000.00	140514	2016年4月	Z44021754	C5123
中性胰岛素注射液	10ml:400单位	××药厂	盒	10	25.00	250.00	140809	2016年7月	H20023072	L1354
					总计:8250.00		大写:			

销售:　　　制单:　　　拣货:　　　复核:　　　配送:

2. 复核项目应包括:购货单位、品名、剂型、规格、数量、生产厂商、批号、生产日期、有效期、发货日期、质量状况和复核人员等项目,核对完毕后应填写出库复核记录。

（二）检查药品

1. 检查药品包装　包装无破损；未出现外包装破损、封口不牢、衬垫不实、封条损坏等现象；药品大包装应牢实、无破损、无变形、无污染、封口完好。

2. 检查标签　标签无污染、模糊不清或脱落现象；标签内容与实物相符。

3. 检查效期　不能超出有效期。

4. 检查其他可能异常情况　包装内有异常响动和液体渗漏；变质、虫蛀、鼠咬及淘汰药品；有质量变化，未经质量管理部门的明确质量状况的品种；药品停售通知或药监部门通知暂停使用的品种。

如发现以上任何一种问题应停止发货或配送，复核员应在计算机系统内确认执行锁定该品种，或者暂停销售的黄牌，同时填写"药品质量复检通知单"（见表6-3）报质量管理员确认，如确认为不合格药品，填写"药品停售通知单"（见表6-4），将药品入不合格品区。

（三）扫码上传

复核电子监管码品种时，复核合格后，登录计算机，计算机系统自动提示，点击电子监管码查询，导出 XML 后扫码进行上传。

（四）拼箱与包装

1. 拆零品种复核后，复核员对所复核的药品进行确认后系统自动提示拼箱情况，录入拼箱件数和拼袋个数，打印出拼箱明细单，贴于装有药品的袋或箱外的明显位置；尚未有系统自动提示拼箱情况的拼箱，参考第六章相关知识中拼箱内容进行拼箱。

2. 冷藏药品应当在冷藏环境下完成药品的装箱、封箱工作。

3. 包装

（1）出库药品的包装必须完整，以保证药品质量和运输安全，凡包装破损、污染的药品须及时整理、调换，切实保证出库药品包装良好、牢固。

（2）箱内衬垫物如纸条、隔板等均应清洁干燥，无发霉、虫蛀、鼠咬等现象。药品配装须准确无误，并附有装箱单。

（3）药品每件包装的体积和重量应力求标准化，不应过大或过重，以便于装卸和堆码。

（4）用于运输的包装的标签，至少应当注明药品通用名称、规格、贮藏、生产日期、产品批号、有效期（至）、批准文号、生产企业，也可以根据需要注明包装数量、运输注意事项或者其他标记等必要内容。

（5）所发药品的包装上应加写鲜明的"标识"，注明收货单位，必要时还应注明"小心轻放"、"不要倒置"、"防潮"、"防热"等字样。有特殊携带要求的药品，须向提货人讲明注意事项、携带方法，确保药品和人身安全。

（6）药品拼箱发货的代用包装箱应当有醒目的拼箱标志。

（五）打印随货同行单

药品出库时，应当附加盖企业药品出库专用章原印章的随货同行单（票）（见表6-5）。

【任务实施】

（一）进入工作场景

1. 明确复核员计算机口令；准备相应的复核设备，扫码枪、拼箱材料等。

2. 明确可能联系的各工作人员，包括保管员、质管员、拣货员。

（二）核对货单

登录计算机，进入复核界面；核对拣货单和实物。如有问题，通知拣货员处理，如无问题，

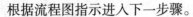

根据流程图指示进入下一步骤。

(三) 检查药品

检查包装;检查标签;检查效期;检查其他可能异常情况。如有问题,通知质管部处理,如无问题,根据流程图指示进入下一步骤。

(四) 扫码上传

复核合格后,登录计算机,扫码上传,系统自动生成复核记录。

(五) 拼箱与包装

1. 拆零品种复核后,复核员对所复核的药品进行确认后系统自动提示拼箱情况,录入拼箱件数和拼袋个数,打印出拼箱明细单,贴于装有药品的袋或箱外的明显位置。

2. 冷藏、冷冻药品的装箱、装车等项作业,应当在冷藏环境下完成冷藏、冷冻药品的装箱、封箱工作。

3. 包装 出库药品的包装完整;箱内衬垫物如纸条、隔板等清洁干燥;药品配装准确,并附有装箱单;药品每件包装的体积和重量适当;运输的包装的标签内容完整;药品拼箱发货的代用包装箱有醒目的拼箱标志。

(六) 打印随货同行单

在计算机系统查询后,打印随货同行单,调出并打印药品检验报告单,加盖质量管理专用章原印章及仅供质检报告备案使用章。

(七) 清场

出库复核结束后,做好记录及器具、地面、台面清洁整理归位的扫尾收场工作。

【检查评议】

编号	检查项目	评分标准	分值	得分
1	着装	按要求着装,规范整洁,戴胸卡。	5	
2	复核员	核对货单项目完整。	5	
3		正确判断药品包装、标签和有效期的合格情况。	10	
4		正确判断其他可能异常情况。	10	
5		正确处理问题药品。	10	
6		正确扫码上传。	10	
7		正确在冷藏环境下完成复核检查,拼箱,包装等项工作。	5	
8		正确拼箱、包装。	10	
9		正确打印随货同行单。	5	
10	保管员	正确参与完成拼箱。	5	
11		正确参与完成包装。	5	
12		正确在符合要求的冷库内拼箱包装冷藏药品。	5	
13	卫生	工作结束,认真清理卫生。	5	
14	态度	工作认真仔细,无开玩笑、打闹等现象。	10	

【注意事项】

1. 冷藏药品应当在冷藏环境下完成药品的装箱、封箱工作。在操作前和操作中都应注意保证环境温度达到冷藏标准要求。

2. 检查药品要求,药品包装完好,标签无污染、清楚,标识内容与实物相符,药品不能超出有效期,药品不能出现其他可能异常情况。

3. 每一位工作人员都要熟悉相关工作过程,在工作中互相提醒,互相监督,将质量问题和差错降到最低。

(尹秀莉)

实训九　几种常用剂型及原料药的储存养护

【任务目标】

1. 学会根据不同剂型对在库具体药品进行养护检查。

2. 学会分析所检查的药品储存条件是否合理。

【任务准备】

1. 活动时间　2 学时。

2. 活动场所　模拟药品库房常温库、阴凉库、冷库。

3. 操作对象　药品实物、模拟药品(具体药物可根据具体情况选择确定)。

【任务描述】药库现储存一批药品,有:中性胰岛素注射液、硫酸亚铁片、头孢氨苄胶囊、对乙酰氨基酚颗粒、布洛芬糖浆、保妇康栓、硼酸软膏、葡萄糖。查这批药品储存是否合理。

【任务分析】

1. 中性胰岛素注射液

[处方组成] 含量:3ml:300 单位。

[性状] 本品为无色或几乎无色的澄明液体。

[质量稳定性分析] ①本品是以水为溶剂的注射液,冬季易冻结;②本品久贮或受光、受热后,可使蛋白质主链断裂发生变性失效,产生浑浊或沉淀;③储存不适可使效价降低,但外观可能仍无变化。

[储存养护方法分析] ①放置冷库,密闭保存,避免冰冻;②有浑浊或沉淀者不得供药用;③注意有效期。

2. 硫酸亚铁片

[处方组成] 每片含硫酸亚铁 0.3g。

[性状] 本品为包衣片,除去包衣后显淡蓝绿色。

[质量稳定性分析] ①硫酸亚铁受潮湿、光、热、空气等因素影响易发生氧化反应,生成黄棕色碱式硫酸铁;②糖衣遇湿热,易褪色、熔化、粘连、霉变。

[储存养护方法分析] ①放置阴凉库,密封,在干燥处保存;②变色后不可供药用。

3. 头孢氨苄胶囊

[处方组成] 每粒含头孢氨苄 0.25g。

[性状] 本品内容物为白色至微黄色结晶性粉末,微臭。

[质量稳定性分析] ①头孢氨苄干燥品在室温下稳定,受光、热、潮湿影响易水解失效;②胶囊受潮、受热后易发软、变形,甚至发霉变质。

[储存养护方法分析] ①放置阴凉库,遮光,密封,在凉暗处储存;②潮热地区应加强养护检查;③不宜久贮。

4. 对乙酰氨基酚颗粒

[处方组成] 每袋含对乙酰氨基酚 0.5g。

167

[性状] 本品为白色或类白色颗粒,味甜。

[质量稳定性分析] ①对乙酰氨基酚受光,空气等因素的影响,易氧化变色;②本品具有吸湿性,易吸潮、结块、霉变等。

[储存养护方法分析] ①放置阴凉库,密封,在阴凉处储存;②不宜久贮。

5. 布洛芬糖浆

[处方组成] 内含布洛芬 2%(g/ml)。

[性状] 本品为淡黄棕色的澄清黏稠液体,有芳香气味。

[质量稳定性分析] 布洛芬干燥品性质稳定,糖浆剂受热或被微生物污染易发霉变质,遇光易氧化分解。

[储存养护方法分析] 放置阴凉库,遮光,密封保存。

6. 保妇康栓

[处方组成] 每枚含莪术油 82mg、冰片 75mg。

[性状] 本品呈乳白色、乳黄色或棕黄色的子弹形。

[质量稳定性分析] ①本品以水溶性聚氧乙烯硬质酸钠为基质,比较稳定,但遇热易软化变形,甚至熔化;②主药为挥发油,易分解变质。

[储存养护方法分析] ①放置常温库,密闭,遮光,在 30℃以下保存;②不宜久储。

7. 硼酸软膏

[处方组成] 含硼酸 5%。

[性状] 本品为淡黄色或黄色软膏。

[质量稳定性分析] 本品性质稳定,但受热基质凡士林易融化,温度过低则使软膏发硬。

[储存养护方法分析] 放置常温库,密闭保存。

8. 葡萄糖

[性状] 本品为无色结晶或白色结晶性或颗粒性粉末,无臭,味甜。

[质量稳定性分析] ①含有一分子结晶水;②有吸湿性,可吸潮结块,滋生微生物,发霉等。

[储存养护方法分析] ①放置阴凉库,密封储存;②储存中应防止鼠咬。

【任务实施】

1. 将药品编号,学生随机抽签,每人抽取 3 种药品。

2. 对药品进行分析,将相关内容填入下列表格。

序号			
药品名称			
性状			
质量稳定性分析			
储存养护方法			
现有储存条件是否合理			
解决方法			

3. 清场 工作结束后,整理物品,打扫好卫生。

【检查评议】评分标准:满分 100 分,以个人为单位进行评议。

编号	检查项目	评分标准	分值	得分
1	着装	按要求着装,规范整洁,佩戴胸卡。	5	
2	性状	正确描述该药品性状。	5×3	
3	质量稳定性分析	正确分析该药品质量稳定性。	10×3	
4	储存养护方法	正确进行储存养护。	10×3	
5	卫生	工作结束,认真打扫卫生。	10	
6	态度	工作认真仔细,遵守课堂纪律。	10	

【注意事项】

1. 生物制品应放置冷库,在 2~8℃贮存。

2. 片剂、胶囊剂、颗粒剂储存养护时应注意防潮,一般密封、置干燥处储存。糖浆剂容易发生霉变,应密封、避光置干燥处贮存。栓剂一般置于干燥处,30℃以下密闭储存,避免重压。软膏剂应避光密闭,储存于凉爽、干燥处。一般原料药都应密闭储存养护。

3. 药品储存养护时,不仅要考虑到剂型,还要分析药物本身的性质,以便保证其质量。

（于　静）

实训十　常见易变中药的养护

【任务目标】

1. 熟练掌握常见易变中药的养护措施。

2. 学会依据中药的分类储存要求及可能发生的变质趋势,合理安排指定中药的储存保管。

【任务准备】

1. 活动时间　4学时。

2. 活动场所　学校模拟中药库房,要求有储存货架、冷藏柜、常温库、阴凉库、密封容器等,具有避光、通风和排水设备;检测与调节温、湿度的设备;防尘、防潮、防霉、防污染以及防虫、防鼠、防鸟等设备,环境卫生整洁;库房其他条件符合GSP要求。

3. 指定储存与养护的品种准备(结合实际教学条件选取代表品种)。

中药材:天花粉、当归、西红花、薄荷;

中药饮片:大黄、款冬花、枸杞子、蜈蚣;

中成药:大山楂丸、龟鹿二仙膏。

4. 学生每五人一组,每组选一名小组长,负责协调小组工作。同学们抽签确定储存养护的品种,每个人抽中药共计 2 种,并对抽到的中药进行储存养护操作。

【任务描述】夏季梅雨季来临,某医药连锁企业为了保证储存中药的质量,要求库房养护员对一些常见易变中药进行储存养护。一是中药材:天花粉、当归、西红花、薄荷;二是中药饮片:大黄、款冬花、枸杞子、蜈蚣;三是中成药:大山楂丸、龟鹿二仙膏。

【任务分析】

（一）中药材

1. 天花粉　呈不规则圆柱形、纺锤形或瓣块状,表面黄白色或淡棕黄色,质坚实,断面白色或淡黄色,富粉性,无臭,味微苦。贮于干燥通风处,本品富含淀粉,易吸潮发霉、虫蛀。

贮藏期间注意防潮隔热,发现吸潮返软或轻度霉变、虫蛀,及时翻垛通风或晾晒。

2. 当归 上部主根圆柱形,下部有多条支根,表面棕黄或黄褐色,断面黄白或淡黄色,具油性,气芳香,味甘微苦。易虫蛀、发霉、泛油。其末端易吸潮变软,可任意弯曲,表面有油状物溢出并散发异味。贮于阴凉干燥处。贮藏室内要注意定期检查,发现吸潮或轻度霉变、虫蛀,要及时晾晒或用 60℃ 的温度烘干。

3. 西红花 西红花为鸢尾科植物番红花的干燥柱头。本品主要成分为藏红花素、藏红花苷、挥发油等。晾晒可导致花内挥发油散失,装于密封袋内或放入密封的小瓷缸内存于冰箱低温保存。

4. 薄荷 本品为唇形科植物薄荷的干燥地上部分。本品主含挥发油,应储存于干燥、阴凉处。受潮易霉变、变色、香气易散失。受潮后处理方式为摊晾,忌曝晒,久晒则绿叶变黄,香气挥散,不宜久储。

（二）中药饮片

1. 大黄 本品为蓼科植物掌叶大黄、唐古特大黄或药用大黄的干燥根及根茎,本品易虫蛀、生霉、变色。贮存于通风干燥避光处,贮藏期间定期检查,发现受潮或轻度霉变、虫蛀,及时晾晒。

2. 款冬花 本品为菊科款冬属植物款冬的花蕾,本品易受潮发霉变色、易虫蛀。置阴凉通风干燥处储存,储存期不宜过长,要坚持"先产先出、易变先出、近期先出"的原则,适用薄膜袋小件密封抽氧充氮保存。

3. 枸杞子 本品为茄科植物宁夏枸杞的干燥成熟果实。水分不得过 13.0%,置阴凉干燥处,防闷热,防潮,防蛀。本品含枸杞子多糖、甜菜碱、氨基酸等成分。储存保管不当易泛油变色;返潮致水分析出外表或高温糖分外渗,出现粘结、霉蛀、泛油变黑。夏季,预防生虫,以免降低药材质量。

4. 蜈蚣 本品为蜈蚣科动物少棘巨蜈蚣的干燥体。水分不得过 15.0%,置于干燥处。梅雨季节吸潮后,头、足及环节部位常先霉变,后延散到背腹部,使虫体发软。虫蛀可使头足脱落,失去虫体的完整性。储存时需防霉,防蛀。

（三）中成药

1. 大山楂丸 本品为棕红色或褐色的大蜜丸,味酸、甜。容易发霉、生虫。储存时需密封,置于干燥阴凉处。

2. 龟鹿二仙膏 本品为红棕色稠厚的半流体;味甜。应密封,避光,置阴凉处。

【任务实施】

（一）书写储存与养护方案

学生对抽到的品种,依据中药性质分类,并进行储存与养护分析,组员之间可以互相讨论、协助,共同完成储存与养护方案的书写,并上交教师。

（二）储存与养护中药

学生对所抽到的中药进行分类,选择合适的方式储存,并进行合理的养护操作。

1. 天花粉 根据根茎类储存养护措施与天花粉的特性,重点为防虫、防霉。用麻袋包装,每件 50kg 左右。贮于干燥通风处。保持库房的湿度在 60%~70%、温度在 25℃ 以下。做到防潮隔热,并翻垛通风或晾晒,以避免霉变、虫蛀。

2. 当归 根据根茎类药材的储存养护原则与当归的特性,要贮于阴凉干燥处,温度在 25℃ 以下,相对湿度为 60%~70%。贮藏室内要注意检查,发现吸潮或轻度霉变、虫蛀,及时

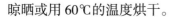

晾晒或用 60℃的温度烘干。

3. 西红花　根据花类储存养护原则与西红花自身的特性,注意防潮,相对湿度控制在 70% 以下,温度不超过 25℃。取 1~2 张吸水性较好的纸巾包裹花体,并装于密封袋内或放入密封的小瓷缸内存于冰箱低温保存。并注意检查。

4. 薄荷　根据全草类储存养护原则与薄荷的特性,储存于干燥、阴凉处。温度在不高于 20℃,受潮易霉变、变色、香气易散失。受潮后及时摊晾,忌曝晒,久晒则绿叶变黄,香气挥散,不宜久储。

5. 大黄　根据切制类饮片储存养护原则与大黄自身特性,易生虫、霉变。将大黄饮片小包装,每件 500g 左右。贮存于通风干燥避光处,适宜温度 25℃以下,相对湿度 60%~70%,将水分控制在 10%~14%。贮藏期间定期检查,发现受潮或轻度霉变、虫蛀,及时晾晒、通风或置 50~60℃下烘烤 1 小时处理。

6. 款冬花　根据花类的储存原则及款冬花自身的特性,将款冬花用薄膜袋小包装,每件 500g 左右。抽氧充氮密封,置阴凉通风干燥处储存,温度 28℃以下,相对湿度 65%~75%。储存期不宜过长。

7. 枸杞子　根据果实类的储存原则及枸杞自身的特性,将枸杞用薄膜袋小包装,每件 500g 左右。置阴凉干燥处,防闷热,防潮,防蛀。本品易泛油变色、生虫,温度 28℃以下,相对湿度 65%~75% 储存。

8. 蜈蚣　根据动物类药材的储存原则及其自身的特性,将其存放在阴凉、干燥、宽敞的地方。温度保持在 16~18℃之间、湿度在 40%~45% 之间。要轻拿轻放,以防弄碎。

9. 大山楂丸　根据蜜丸的特性,应密封,置于干燥阴凉处,温度在 20℃以下。

10. 龟鹿二仙膏　根据煎膏剂的特性,应密封,置阴凉处贮存,温度在 20℃以下,用遮光帘避光。

（三）学生互评、教师点评

每两组学生互相点评,最后教师点评。

【检查评议】满分 100 分,以小组为单位进行评议。

学生姓名	着装与仪表（10分）	储存养护方案（25分）	中药分类储存（25分）	养护技术操作(25分)	小组合作（15分）	总分

【注意事项】

1. 着装要整齐、干净,仪表要自然、大方。

2. 储存养护方案准确,字迹清晰、无错别字或简化字,一目了然。

3. 储存养护方法正确,养护操作技术娴熟,小组合作愉快。

（张庆岭）

参考文献

1. 徐世义 . 药品储存与养护 . 第 2 版 . 北京 : 人民卫生出版社,2013
2. 万春艳 . 药品经营质量管理规范(GSP)实用教程 . 第 2 版 . 北京 : 化学工业出版社,2013
3. 丁恩峰 .《药品经营质量管理规范》实施精讲 . 北京 : 中国医药科技出版社,2013
4. 刘岩 . 药品储存与养护技术 . 北京 : 中国医药科技出版社,2013
5. 何东 . 药品仓储与养护技术 . 第 2 版 . 北京 : 中国医药科技出版社,2009
6. 夏鸿林 . 药品储存与养护技术 . 北京 : 中国医药科技出版社,2011
7. 杨万波 . 药品经营质量管理 . 北京 : 人民卫生出版社,2009
8. 李玉华 . 实用药品 GSP 基础 . 北京 : 化学工业出版社,2008
9. 孙慧 . 仓储运作与管理 . 重庆 : 重庆大学出版社,2008

目标检测参考答案

第一章 概述

一、选择题

（一）单项选择题

1. C　　2. C　　3. C　　4. A　　5. C　　6. C　　7. B　　8. D　　9. C　　10. A

11. B　　12. D　　13. A　　14. C

（二）多项选择题

1. BCE　　2. ABCDE　　3. ABCDE　　4. ABCDE　　5. BDE

二、名词解释（略）

第二章 药品的仓储管理

一、选择题

（一）单项选择题

1. B　　2. B　　3. C　　4. D　　5. B　　6. C　　7. B　　8. A　　9. B　　10. A

11. C　　12. B　　13. C　　14. B　　15. A　　16. A　　17. A

（二）多项选择题

1. ABCDE　　2. ABC　　3. ABCD　　4. ABCDE　　5. ABCDE　　6. ABCDE

二、简答题（略）

第三章 药品的入库验收

一、选择题

（一）单项选择题

1. B　　2. A　　3. D　　4. A　　5. B　　6. E　　7. A　　8. D　　9. C　　10. B

11. D　　12. B　　13. E　　14. B　　15. C　　16. B　　17. D

（二）多项选择题

1. ABCDE　　2. ABCDE　　3. ABCDE　　4. ACDE　　5. ABCDE

二、名词解释（略）

三、简答题（略）

第四章 药品的储存

一、选择题

（一）单项选择题

1. D　　2. A　　3. B　　4. D　　5. A　　6. A　　7. C　　8. B　　9. A　　10. B

（二）多项选择题

1. CE　　2. ABCDE　　3. ABD　　4. ACDE　　5. ABCD　　6. ABE

二、简答题（略）

三、实例分析（略）

第五章 药品的在库养护

一、选择题

（一）单项选择题

1. A　　2. D　　3. B　　4. A　　5. A　　6. B　　7. B　　8. D　　9. A　　10. C

11. B   12. D   13. A   14. D   15. E   16. D   17. E   18. A

（二）多项选择题

1. ABCDE   2. ABCDE   3. BD   4. ABCDE   5. ABE

二、名词解释（略）

三、简答题（略）

第六章　药品的出库和运输

一、选择题

（一）单项选择题

1. B   2. D   3. B   4. D   5. B   6. A   7. D   8. C   9. A   10. B
11. D   12. B   13. C   14. C   15. C   16. B   17. A   18. B   19. B   20. D

（二）多项选择题

1. AB   2. ABCDE   3. ABCDE   4. ABCDE   5. ABCD   6. ABCD   7. ABCD

8. ABCDE   9. ABC   10. ABCDE

二、名词解释（略）

三、实例分析

实例一：按工作规程完成一般药品的出库和配送工作。

实例二：按工作规程完成一般药品和冷链药品的出库和配送工作，强调冷链药品拆零、装箱、发货等作业活动应当在冷库内完成，并按要求进行冷链运输。

第七章　常用剂型及原料药的储存养护

一、选择题

（一）单项选择题

1. A   2. B   3. D   4. C   5. D   6. E   7. C   8. B   9. A   10. B
11. A   12. B   13. B   14. B   15. B   16. C   17. A   18. C   19. A   20. D
21. C   22. C   23. A   24. A

（二）多项选择题

1. ABCDE   2. AC   3. ABCD   4. ABCD   5. ABCDE   6. ABCD   7. ABCDE

二、简答题（略）

三、实例分析（略）

第八章　中药的储存与养护

一、选择题

（一）单项选择题

1. E   2. E   3. C   4. A   5. C   6. B   7. C   8. B   9. A   10. A
11. A   12. B   13. A   14. E   15. E   16. D   17. A   18. D

（二）多项选择题

1. ACDE   2. ABCDE   3. ABCDE   4. BCDE   5. ABCDE   6. ABCDE

二、名词解释（略）

三、简答题（略）

四、实例分析

答案要点：

原因一　自制中药丸因达不到标准，含水量可能偏高及细菌指数有可能超标，导致质量不确定。

原因二　孙女士储存不当导致药丸发霉变质。

故丸剂一定要储存在阴凉干燥处。

附　　录

附录一　药品经营质量管理规范

《药品经营质量管理规范》已于 2012 年 11 月 6 日经卫生部部务会审议通过,现予公布,自 2013 年 6 月 1 日起施行。

第一章　总　　则

第一条　为加强药品经营质量管理,规范药品经营行为,保障人体用药安全、有效,根据《中华人民共和国药品管理法》《中华人民共和国药品管理法实施条例》,制定本规范。

第二条　本规范是药品经营管理和质量控制的基本准则,企业应当在药品采购、储存、销售、运输等环节采取有效的质量控制措施,确保药品质量。

第三条　药品经营企业应当严格执行本规范。

药品生产企业销售药品、药品流通过程中其他涉及储存与运输药品的,也应当符合本规范相关要求。

第四条　药品经营企业应当坚持诚实守信,依法经营。禁止任何虚假、欺骗行为。

第二章　药品批发的质量管理

第一节　质量管理体系

第五条　企业应当依据有关法律法规及本规范的要求建立质量管理体系,确定质量方针,制定质量管理体系文件,开展质量策划、质量控制、质量保证、质量改进和质量风险管理等活动。

第六条　企业制定的质量方针文件应当明确企业总的质量目标和要求,并贯彻到药品经营活动的全过程。

第七条　企业质量管理体系应当与其经营范围和规模相适应,包括组织机构、人员、设施设备、质量管理体系文件及相应的计算机系统等。

第八条　企业应当定期以及在质量管理体系关键要素发生重大变化时,组织开展内审。

第九条　企业应当对内审的情况进行分析,依据分析结论制定相应的质量管理体系改进措施,不断提高质量控制水平,保证质量管理体系持续有效运行。

第十条　企业应当采用前瞻或者回顾的方式,对药品流通过程中的质量风险进行评估、控制、沟通和审核。

第十一条　企业应当对药品供货单位、购货单位的质量管理体系进行评价,确认其质量保证能力和质量信誉,必要时进行实地考察。

第十二条　企业应当全员参与质量管理。各部门、岗位人员应当正确理解并履行职责,承担相应质量责任。

第二节　组织机构与质量管理职责

第十三条　企业应当设立与其经营活动和质量管理相适应的组织机构或者岗位,明确规定其职责、权限及相互关系。

第十四条　企业负责人是药品质量的主要责任人,全面负责企业日常管理,负责提供必要的条件,保证质量管理部门和质量管理人员有效履行职责,确保企业实现质量目标并按照本规范要求经营药品。

第十五条　企业质量负责人应当由高层管理人员担任,全面负责药品质量管理工作,独立履行职责,在企业内部对药品质量管理具有裁决权。

第十六条　企业应当设立质量管理部门,有效开展质量管理工作。质量管理部门的职责不得由其他部门及人员履行。

第十七条　质量管理部门应当履行以下职责:

(一)督促相关部门和岗位人员执行药品管理的法律法规及本规范;

(二)组织制订质量管理体系文件,并指导、监督文件的执行;

(三)负责对供货单位和购货单位的合法性、购进药品的合法性以及供货单位销售人员、购货单位采购人员的合法资格进行审核,并根据审核内容的变化进行动态管理;

(四)负责质量信息的收集和管理,并建立药品质量档案;

(五)负责药品的验收,指导并监督药品采购、储存、养护、销售、退货、运输等环节的质量管理工作;

(六)负责不合格药品的确认,对不合格药品的处理过程实施监督;

(七)负责药品质量投诉和质量事故的调查、处理及报告;

(八)负责假劣药品的报告;

(九)负责药品质量查询;

(十)负责指导设定计算机系统质量控制功能;

(十一)负责计算机系统操作权限的审核和质量管理基础数据的建立及更新;

(十二)组织验证、校准相关设施设备;

(十三)负责药品召回的管理;

(十四)负责药品不良反应的报告;

(十五)组织质量管理体系的内审和风险评估;

(十六)组织对药品供货单位及购货单位质量管理体系和服务质量的考察和评价;

(十七)组织对被委托运输的承运方运输条件和质量保障能力的审查;

(十八)协助开展质量管理教育和培训;

(十九)其他应当由质量管理部门履行的职责。

第三节　人员与培训

第十八条　企业从事药品经营和质量管理工作的人员,应当符合有关法律法规及本规范规定的资格要求,不得有相关法律法规禁止从业的情形。

第十九条　企业负责人应当具有大学专科以上学历或者中级以上专业技术职称,经过基本的药学专业知识培训,熟悉有关药品管理的法律法规及本规范。

第二十条　企业质量负责人应当具有大学本科以上学历、执业药师资格和 3 年以上药品经营质量管理工作经历,在质量管理工作中具备正确判断和保障实施的能力。

第二十一条　企业质量管理部门负责人应当具有执业药师资格和 3 年以上药品经营质量管理工作经历,能独立解决经营过程中的质量问题。

第二十二条　企业应当配备符合以下资格要求的质量管理、验收及养护等岗位人员:

(一)从事质量管理工作的,应当具有药学中专或者医学、生物、化学等相关专业大学专科以上学历或者具有药学初级以上专业技术职称;

(二)从事验收、养护工作的,应当具有药学或者医学、生物、化学等相关专业中专以上学历或者具有药学初级以上专业技术职称;

(三)从事中药材、中药饮片验收工作的,应当具有中药学专业中专以上学历或者具有中药学中级以上专业技术职称;从事中药材、中药饮片养护工作的,应当具有中药学专业中专以上学历或者具有中药学初级以上专业技术职称;直接收购地产中药材的,验收人员应当具有中药学中级以上专业技术职称。

经营疫苗的企业还应当配备 2 名以上专业技术人员专门负责疫苗质量管理和验收工作,专业技术人员应当具有预防医学、药学、微生物学或者医学等专业本科以上学历及中级以上专业技术职称,并有 3 年以上从事疫苗管理或者技术工作经历。

第二十三条　从事质量管理、验收工作的人员应当在职在岗,不得兼职其他业务工作。

第二十四条　从事采购工作的人员应当具有药学或者医学、生物、化学等相关专业中专以上学历,从事销售、储存等工作的人员应当具有高中以上文化程度。

第二十五条　企业应当对各岗位人员进行与其职责和工作内容相关的岗前培训和继续培训,以符合本规范要求。

第二十六条　培训内容应当包括相关法律法规、药品专业知识及技能、质量管理制度、职责及岗位操作规程等。

第二十七条　企业应当按照培训管理制度制定年度培训计划并开展培训,使相关人员能正确理解并履行职责。培训工作应当做好记录并建立档案。

第二十八条　从事特殊管理的药品和冷藏冷冻药品的储存、运输等工作的人员,应当接受相关法律法规和专业知识培训并经考核合格后方可上岗。

第二十九条　企业应当制定员工个人卫生管理制度,储存、运输等岗位人员的着装应当符合劳动保护和产品防护的要求。

第三十条　质量管理、验收、养护、储存等直接接触药品岗位的人员应当进行岗前及年度健康检查,并建立健康档案。患有传染病或者其他可能污染药品的疾病的,不得从事直接接触药品的工作。身体条件不符合相应岗位特定要求的,不得从事相关工作。

第四节　质量管理体系文件

第三十一条　企业制定质量管理体系文件应当符合企业实际。文件包括质量管理制度、部门及岗位职责、操作规程、档案、报告、记录和凭证等。

第三十二条　文件的起草、修订、审核、批准、分发、保管,以及修改、撤销、替换、销毁等应当按照文件管理操作规程进行,并保存相关记录。

第三十三条　文件应当标明题目、种类、目的以及文件编号和版本号。文字应当准确、清晰、易懂。

文件应当分类存放,便于查阅。

第三十四条　企业应当定期审核、修订文件,使用的文件应当为现行有效的文本,已废止或者失效的文件除留档备查外,不得在工作现场出现。

第三十五条　企业应当保证各岗位获得与其工作内容相对应的必要文件,并严格按照规定开展工作。

第三十六条　质量管理制度应当包括以下内容:

(一)质量管理体系内审的规定;

(二)质量否决权的规定;

(三)质量管理文件的管理;

(四)质量信息的管理;

(五)供货单位、购货单位、供货单位销售人员及购货单位采购人员等资格审核的规定;

(六)药品采购、收货、验收、储存、养护、销售、出库、运输的管理;

(七)特殊管理的药品的规定;

(八)药品有效期的管理;

(九)不合格药品、药品销毁的管理;

(十)药品退货的管理;

(十一)药品召回的管理;

(十二)质量查询的管理;

(十三)质量事故、质量投诉的管理;

(十四)药品不良反应报告的规定;

(十五)环境卫生、人员健康的规定;

(十六)质量方面的教育、培训及考核的规定;

(十七)设施设备保管和维护的管理;

(十八)设施设备验证和校准的管理;

(十九)记录和凭证的管理;

(二十)计算机系统的管理;

(二十一)执行药品电子监管的规定;

(二十二)其他应当规定的内容。

第三十七条　部门及岗位职责应当包括:

(一)质量管理、采购、储存、销售、运输、财务和信息管理等部门职责;

(二)企业负责人、质量负责人及质量管理、采购、储存、销售、运输、财务和信息管理等部门负责人的岗位职责;

(三)质量管理、采购、收货、验收、储存、养护、销售、出库复核、运输、财务、信息管理等岗位职责;

(四)与药品经营相关的其他岗位职责。

第三十八条　企业应当制定药品采购、收货、验收、储存、养护、销售、出库复核、运输等环节及计算机系统的操作规程。

第三十九条　企业应当建立药品采购、验收、养护、销售、出库复核、销后退回和购进退出、运输、储运温湿度监测、不合格药品处理等相关记录,做到真实、完整、准确、有效和可追溯。

第四十条　通过计算机系统记录数据时,有关人员应当按照操作规程,通过授权及密码登录后方可进行数据的录入或者复核;数据的更改应当经质量管理部门审核并在其监督下进行,更改过程应当留有记录。

第四十一条　书面记录及凭证应当及时填写,并做到字迹清晰,不得随意涂改,不得撕毁。更改记录的,应当注明理由、日期并签名,保持原有信息清晰可辨。

第四十二条　记录及凭证应当至少保存5年。疫苗、特殊管理的药品的记录及凭证按相关规定保存。

第五节　设施与设备

第四十三条　企业应当具有与其药品经营范围、经营规模相适应的经营场所和库房。

第四十四条　库房的选址、设计、布局、建造、改造和维护应当符合药品储存的要求,防止药品的污染、交叉污染、混淆和差错。

第四十五条　药品储存作业区、辅助作业区应当与办公区和生活区分开一定距离或者有隔离措施。

第四十六条　库房的规模及条件应当满足药品的合理、安全储存,并达到以下要求,便于开展储存作业:

(一)库房内外环境整洁,无污染源,库区地面硬化或者绿化;

(二)库房内墙、顶光洁,地面平整,门窗结构严密;

(三)库房有可靠的安全防护措施,能够对无关人员进入实行可控管理,防止药品被盗、替换或者混入假药;

(四)有防止室外装卸、搬运、接收、发运等作业受异常天气影响的措施。

第四十七条　库房应当配备以下设施设备:

(一)药品与地面之间有效隔离的设备;

(二)避光、通风、防潮、防虫、防鼠等设备;

(三)有效调控温湿度及室内外空气交换的设备;

(四)自动监测、记录库房温湿度的设备;

(五)符合储存作业要求的照明设备;

(六)用于零货拣选、拼箱发货操作及复核的作业区域和设备;

(七)包装物料的存放场所;

(八)验收、发货、退货的专用场所;

(九)不合格药品专用存放场所;

(十)经营特殊管理的药品有符合国家规定的储存设施。

第四十八条　经营中药材、中药饮片的,应当有专用的库房和养护工作场所,直接收购地产中药材的应当设置中药样品室(柜)。

第四十九条　经营冷藏、冷冻药品的,应当配备以下设施设备:

(一)与其经营规模和品种相适应的冷库,经营疫苗的应当配备两个以上独立冷库;

(二)用于冷库温度自动监测、显示、记录、调控、报警的设备;

(三)冷库制冷设备的备用发电机组或者双回路供电系统;

(四)对有特殊低温要求的药品,应当配备符合其储存要求的设施设备;

(五)冷藏车及车载冷藏箱或者保温箱等设备。

第五十条　运输药品应当使用封闭式货物运输工具。

第五十一条　运输冷藏、冷冻药品的冷藏车及车载冷藏箱、保温箱应当符合药品运输过程中对温度控制的要求。冷藏车具有自动调控温度、显示温度、存储和读取温度监测数据的功能;冷藏箱及保温箱具有外部显示和采集箱体内温度数据的功能。

第五十二条　储存、运输设施设备的定期检查、清洁和维护应当由专人负责,并建立记录和档案。

第六节　校准与验证

第五十三条　企业应当按照国家有关规定,对计量器具、温湿度监测设备等定期进行校准或者检定。

企业应当对冷库、储运温湿度监测系统以及冷藏运输等设施设备进行使用前验证、定期验证及停用时间超过规定时限的验证。

第五十四条　企业应当根据相关验证管理制度,形成验证控制文件,包括验证方案、报告、评价、偏差处理和预防措施等。

第五十五条　验证应当按照预先确定和批准的方案实施,验证报告应当经过审核和批准,验证文件应当存档。

第五十六条　企业应当根据验证确定的参数及条件,正确、合理使用相关设施设备。

第七节　计算机系统

第五十七条　企业应当建立能够符合经营全过程管理及质量控制要求的计算机系统,实现药品质量可追溯,并满足药品电子监管的实施条件。

第五十八条　企业计算机系统应当符合以下要求:

(一) 有支持系统正常运行的服务器和终端机;

(二) 有安全、稳定的网络环境,有固定接入互联网的方式和安全可靠的信息平台;

(三) 有实现部门之间、岗位之间信息传输和数据共享的局域网;

(四) 有药品经营业务票据生成、打印和管理功能;

(五) 有符合本规范要求及企业管理实际需要的应用软件和相关数据库。

第五十九条　各类数据的录入、修改、保存等操作应当符合授权范围、操作规程和管理制度的要求,保证数据原始、真实、准确、安全和可追溯。

第六十条　计算机系统运行中涉及企业经营和管理的数据应当采用安全、可靠的方式储存并按日备份,备份数据应当存放在安全场所,记录类数据的保存时限应当符合本规范第四十二条的要求。

第八节　采　购

第六十一条　企业的采购活动应当符合以下要求:

(一) 确定供货单位的合法资格;

(二) 确定所购入药品的合法性;

(三) 核实供货单位销售人员的合法资格;

(四) 与供货单位签订质量保证协议。

采购中涉及的首营企业、首营品种,采购部门应当填写相关申请表格,经过质量管理部门和企业质量负责人的审核批准。必要时应当组织实地考察,对供货单位质量管理体系进行评价。

第六十二条　对首营企业的审核,应当查验加盖其公章原印章的以下资料,确认真实、有效:

(一)《药品生产许可证》或者《药品经营许可证》复印件;

（二）营业执照及其年检证明复印件；

（三）《药品生产质量管理规范》认证证书或者《药品经营质量管理规范》认证证书复印件；

（四）相关印章、随货同行单（票）样式；

（五）开户户名、开户银行及账号；

（六）《税务登记证》和《组织机构代码证》复印件。

第六十三条　采购首营品种应当审核药品的合法性，索取加盖供货单位公章原印章的药品生产或者进口批准证明文件复印件并予以审核，审核无误的方可采购。

以上资料应当归入药品质量档案。

第六十四条　企业应当核实、留存供货单位销售人员以下资料：

（一）加盖供货单位公章原印章的销售人员身份证复印件；

（二）加盖供货单位公章原印章和法定代表人印章或者签名的授权书，授权书应当载明被授权人姓名、身份证号码，以及授权销售的品种、地域、期限；

（三）供货单位及供货品种相关资料。

第六十五条　企业与供货单位签订的质量保证协议至少包括以下内容：

（一）明确双方质量责任；

（二）供货单位应当提供符合规定的资料且对其真实性、有效性负责；

（三）供货单位应当按照国家规定开具发票；

（四）药品质量符合药品标准等有关要求；

（五）药品包装、标签、说明书符合有关规定；

（六）药品运输的质量保证及责任；

（七）质量保证协议的有效期限。

第六十六条　采购药品时，企业应当向供货单位索取发票。发票应当列明药品的通用名称、规格、单位、数量、单价、金额等；不能全部列明的，应当附《销售货物或者提供应税劳务清单》，并加盖供货单位发票专用章原印章、注明税票号码。

第六十七条　发票上的购、销单位名称及金额、品名应当与付款流向及金额、品名一致，并与财务账目内容相对应。发票按有关规定保存。

第六十八条　采购药品应当建立采购记录。采购记录应当有药品的通用名称、剂型、规格、生产厂商、供货单位、数量、价格、购货日期等内容，采购中药材、中药饮片的还应当标明产地。

第六十九条　发生灾情、疫情、突发事件或者临床紧急救治等特殊情况，以及其他符合国家有关规定的情形，企业可采用直调方式购销药品，将已采购的药品不入本企业仓库，直接从供货单位发送到购货单位，并建立专门的采购记录，保证有效的质量跟踪和追溯。

第七十条　采购特殊管理的药品，应当严格按照国家有关规定进行。

第七十一条　企业应当定期对药品采购的整体情况进行综合质量评审，建立药品质量评审和供货单位质量档案，并进行动态跟踪管理。

第九节　收货与验收

第七十二条　企业应当按照规定的程序和要求对到货药品逐批进行收货、验收，防止不合格药品入库。

第七十三条　药品到货时，收货人员应当核实运输方式是否符合要求，并对照随货同行单(票)和采购记录核对药品,做到票、账、货相符。

随货同行单(票)应当包括供货单位、生产厂商、药品的通用名称、剂型、规格、批号、数量、收货单位、收货地址、发货日期等内容,并加盖供货单位药品出库专用章原印章。

第七十四条　冷藏、冷冻药品到货时,应当对其运输方式及运输过程的温度记录、运输时间等质量控制状况进行重点检查并记录。不符合温度要求的应当拒收。

第七十五条　收货人员对符合收货要求的药品,应当按品种特性要求放于相应待验区域,或者设置状态标志,通知验收。冷藏、冷冻药品应当在冷库内待验。

第七十六条　验收药品应当按照药品批号查验同批号的检验报告书。供货单位为批发企业的,检验报告书应当加盖其质量管理专用章原印章。检验报告书的传递和保存可以采用电子数据形式,但应当保证其合法性和有效性。

第七十七条　企业应当按照验收规定,对每次到货药品进行逐批抽样验收,抽取的样品应当具有代表性。

(一)同一批号的药品应当至少检查一个最小包装,但生产企业有特殊质量控制要求或者打开最小包装可能影响药品质量的,可不打开最小包装;

(二)破损、污染、渗液、封条损坏等包装异常以及零货、拼箱的,应当开箱检查至最小包装;

(三)外包装及封签完整的原料药、实施批签发管理的生物制品,可不开箱检查。

第七十八条　验收人员应当对抽样药品的外观、包装、标签、说明书以及相关的证明文件等逐一进行检查、核对;验收结束后,应当将抽取的完好样品放回原包装箱,加封并标示。

第七十九条　特殊管理的药品应当按照相关规定在专库或者专区内验收。

第八十条　验收药品应当做好验收记录,包括药品的通用名称、剂型、规格、批准文号、批号、生产日期、有效期、生产厂商、供货单位、到货数量、到货日期、验收合格数量、验收结果等内容。验收人员应当在验收记录上签署姓名和验收日期。

中药材验收记录应当包括品名、产地、供货单位、到货数量、验收合格数量等内容。中药饮片验收记录应当包括品名、规格、批号、产地、生产日期、生产厂商、供货单位、到货数量、验收合格数量等内容,实施批准文号管理的中药饮片还应当记录批准文号。

验收不合格的还应当注明不合格事项及处置措施。

第八十一条　对实施电子监管的药品,企业应当按规定进行药品电子监管码扫码,并及时将数据上传至中国药品电子监管网系统平台。

第八十二条　企业对未按规定加印或者加贴中国药品电子监管码,或者监管码的印刷不符合规定要求的,应当拒收。监管码信息与药品包装信息不符的,应当及时向供货单位查询,未得到确认之前不得入库,必要时向当地药品监督管理部门报告。

第八十三条　企业应当建立库存记录,验收合格的药品应当及时入库登记;验收不合格的,不得入库,并由质量管理部门处理。

第八十四条　企业按本规范第六十九条规定进行药品直调的,可委托购货单位进行药品验收。购货单位应当严格按照本规范的要求验收药品和进行药品电子监管码的扫码与数据上传,并建立专门的直调药品验收记录。验收当日应当将验收记录相关信息传递给直调企业。

第十节 储存与养护

第八十五条 企业应当根据药品的质量特性对药品进行合理储存,并符合以下要求:

(一)按包装标示的温度要求储存药品,包装上没有标示具体温度的,按照《中华人民共和国药典》规定的贮藏要求进行储存;

(二)储存药品相对湿度为35%~75%;

(三)在人工作业的库房储存药品,按质量状态实行色标管理:合格药品为绿色,不合格药品为红色,待确定药品为黄色;

(四)储存药品应当按照要求采取避光、遮光、通风、防潮、防虫、防鼠等措施;

(五)搬运和堆码药品应当严格按照外包装标示要求规范操作,堆码高度符合包装图示要求,避免损坏药品包装;

(六)药品按批号堆码,不同批号的药品不得混垛,垛间距不小于5cm,与库房内墙、顶、温度调控设备及管道等设施间距不小于30cm,与地面间距不小于10cm;

(七)药品与非药品、外用药与其他药品分开存放,中药材和中药饮片分库存放;

(八)特殊管理的药品应当按照国家有关规定储存;

(九)拆除外包装的零货药品应当集中存放;

(十)储存药品的货架、托盘等设施设备应当保持清洁,无破损和杂物堆放;

(十一)未经批准的人员不得进入储存作业区,储存作业区内的人员不得有影响药品质量和安全的行为;

(十二)药品储存作业区内不得存放与储存管理无关的物品。

第八十六条 养护人员应当根据库房条件、外部环境、药品质量特性等对药品进行养护,主要内容是:

(一)指导和督促储存人员对药品进行合理储存与作业;

(二)检查并改善储存条件、防护措施、卫生环境;

(三)对库房温湿度进行有效监测、调控;

(四)按照养护计划对库存药品的外观、包装等质量状况进行检查,并建立养护记录;对储存条件有特殊要求的或者有效期较短的品种应当进行重点养护;

(五)发现有问题的药品应当及时在计算机系统中锁定和记录,并通知质量管理部门处理;

(六)对中药材和中药饮片应当按其特性采取有效方法进行养护并记录,所采取的养护方法不得对药品造成污染;

(七)定期汇总、分析养护信息。

第八十七条 企业应当采用计算机系统对库存药品的有效期进行自动跟踪和控制,采取近效期预警及超过有效期自动锁定等措施,防止过期药品销售。

第八十八条 药品因破损而导致液体、气体、粉末泄漏时,应当迅速采取安全处理措施,防止对储存环境和其他药品造成污染。

第八十九条 对质量可疑的药品应当立即采取停售措施,并在计算机系统中锁定,同时报告质量管理部门确认。对存在质量问题的药品应当采取以下措施:

(一)存放于标志明显的专用场所,并有效隔离,不得销售;

(二)怀疑为假药的,及时报告药品监督管理部门;

(三)属于特殊管理的药品,按照国家有关规定处理;

（四）不合格药品的处理过程应当有完整的手续和记录；

（五）对不合格药品应当查明并分析原因，及时采取预防措施。

第九十条　企业应当对库存药品定期盘点，做到账、货相符。

第十一节　销　售

第九十一条　企业应当将药品销售给合法的购货单位，并对购货单位的证明文件、采购人员及提货人员的身份证明进行核实，保证药品销售流向真实、合法。

第九十二条　企业应当严格审核购货单位的生产范围、经营范围或者诊疗范围，并按照相应的范围销售药品。

第九十三条　企业销售药品，应当如实开具发票，做到票、账、货、款一致。

第九十四条　企业应当做好药品销售记录。销售记录应当包括药品的通用名称、规格、剂型、批号、有效期、生产厂商、购货单位、销售数量、单价、金额、销售日期等内容。按照本规范第六十九条规定进行药品直调的，应当建立专门的销售记录。

中药材销售记录应当包括品名、规格、产地、购货单位、销售数量、单价、金额、销售日期等内容；中药饮片销售记录应当包括品名、规格、批号、产地、生产厂商、购货单位、销售数量、单价、金额、销售日期等内容。

第九十五条　销售特殊管理的药品以及国家有专门管理要求的药品，应当严格按照国家有关规定执行。

第十二节　出　库

第九十六条　出库时应当对照销售记录进行复核。发现以下情况不得出库，并报告质量管理部门处理：

（一）药品包装出现破损、污染、封口不牢、衬垫不实、封条损坏等问题；

（二）包装内有异常响动或者液体渗漏；

（三）标签脱落、字迹模糊不清或者标识内容与实物不符；

（四）药品已超过有效期；

（五）其他异常情况的药品。

第九十七条　药品出库复核应当建立记录，包括购货单位、药品的通用名称、剂型、规格、数量、批号、有效期、生产厂商、出库日期、质量状况和复核人员等内容。

第九十八条　特殊管理的药品出库应当按照有关规定进行复核。

第九十九条　药品拼箱发货的代用包装箱应当有醒目的拼箱标志。

第一百条　药品出库时，应当附加盖企业药品出库专用章原印章的随货同行单（票）。

企业按照本规范第六十九条规定直调药品的，直调药品出库时，由供货单位开具两份随货同行单（票），分别发往直调企业和购货单位。随货同行单（票）的内容应当符合本规范第七十三条第二款的要求，还应当标明直调企业名称。

第一百零一条　冷藏、冷冻药品的装箱、装车等项作业，应当由专人负责并符合以下要求：

（一）车载冷藏箱或者保温箱在使用前应当达到相应的温度要求；

（二）应当在冷藏环境下完成冷藏、冷冻药品的装箱、封箱工作；

（三）装车前应当检查冷藏车辆的启动、运行状态，达到规定温度后方可装车；

（四）启运时应当做好运输记录，内容包括运输工具和启运时间等。

第一百零二条　对实施电子监管的药品，应当在出库时进行扫码和数据上传。

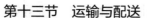

第十三节　运输与配送

第一百零三条　企业应当按照质量管理制度的要求,严格执行运输操作规程,并采取有效措施保证运输过程中的药品质量与安全。

第一百零四条　运输药品,应当根据药品的包装、质量特性并针对车况、道路、天气等因素,选用适宜的运输工具,采取相应措施防止出现破损、污染等问题。

第一百零五条　发运药品时,应当检查运输工具,发现运输条件不符合规定的,不得发运。运输药品过程中,运载工具应当保持密闭。

第一百零六条　企业应当严格按照外包装标示的要求搬运、装卸药品。

第一百零七条　企业应当根据药品的温度控制要求,在运输过程中采取必要的保温或者冷藏、冷冻措施。

运输过程中,药品不得直接接触冰袋、冰排等蓄冷剂,防止对药品质量造成影响。

第一百零八条　在冷藏、冷冻药品运输途中,应当实时监测并记录冷藏车、冷藏箱或者保温箱内的温度数据。

第一百零九条　企业应当制定冷藏、冷冻药品运输应急预案,对运输途中可能发生的设备故障、异常天气影响、交通拥堵等突发事件,能够采取相应的应对措施。

第一百一十条　企业委托其他单位运输药品的,应当对承运方运输药品的质量保障能力进行审计,索取运输车辆的相关资料,符合本规范运输设施设备条件和要求的方可委托。

第一百一十一条　企业委托运输药品应当与承运方签订运输协议,明确药品质量责任、遵守运输操作规程和在途时限等内容。

第一百一十二条　企业委托运输药品应当有记录,实现运输过程的质量追溯。记录至少包括发货时间、发货地址、收货单位、收货地址、货单号、药品件数、运输方式、委托经办人、承运单位,采用车辆运输的还应当载明车牌号,并留存驾驶人员的驾驶证复印件。记录应当至少保存 5 年。

第一百一十三条　已装车的药品应当及时发运并尽快送达。委托运输的,企业应当要求并监督承运方严格履行委托运输协议,防止因在途时间过长影响药品质量。

第一百一十四条　企业应当采取运输安全管理措施,防止在运输过程中发生药品盗抢、遗失、调换等事故。

第一百一十五条　特殊管理的药品的运输应当符合国家有关规定。

第十四节　售后管理

第一百一十六条　企业应当加强对退货的管理,保证退货环节药品的质量和安全,防止混入假冒药品。

第一百一十七条　企业应当按照质量管理制度的要求,制定投诉管理操作规程,内容包括投诉渠道及方式、档案记录、调查与评估、处理措施、反馈和事后跟踪等。

第一百一十八条　企业应当配备专职或者兼职人员负责售后投诉管理,对投诉的质量问题查明原因,采取有效措施及时处理和反馈,并做好记录,必要时应当通知供货单位及药品生产企业。

第一百一十九条　企业应当及时将投诉及处理结果等信息记入档案,以便查询和跟踪。

第一百二十条　企业发现已售出药品有严重质量问题,应当立即通知购货单位停售、追回并做好记录,同时向药品监督管理部门报告。

第一百二十一条　企业应当协助药品生产企业履行召回义务,按照召回计划的要求及时传达、反馈药品召回信息,控制和收回存在安全隐患的药品,并建立药品召回记录。

第一百二十二条　企业质量管理部门应当配备专职或者兼职人员,按照国家有关规定承担药品不良反应监测和报告工作。

第三章　药品零售的质量管理

第一节　质量管理与职责

第一百二十三条　企业应当按照有关法律法规及本规范的要求制定质量管理文件,开展质量管理活动,确保药品质量。

第一百二十四条　企业应当具有与其经营范围和规模相适应的经营条件,包括组织机构、人员、设施设备、质量管理文件,并按照规定设置计算机系统。

第一百二十五条　企业负责人是药品质量的主要责任人,负责企业日常管理,负责提供必要的条件,保证质量管理部门和质量管理人员有效履行职责,确保企业按照本规范要求经营药品。

第一百二十六条　企业应当设置质量管理部门或者配备质量管理人员,履行以下职责:

(一)督促相关部门和岗位人员执行药品管理的法律法规及本规范;

(二)组织制订质量管理文件,并指导、监督文件的执行;

(三)负责对供货单位及其销售人员资格证明的审核;

(四)负责对所采购药品合法性的审核;

(五)负责药品的验收,指导并监督药品采购、储存、陈列、销售等环节的质量管理工作;

(六)负责药品质量查询及质量信息管理;

(七)负责药品质量投诉和质量事故的调查、处理及报告;

(八)负责对不合格药品的确认及处理;

(九)负责假劣药品的报告;

(十)负责药品不良反应的报告;

(十一)开展药品质量管理教育和培训;

(十二)负责计算机系统操作权限的审核、控制及质量管理基础数据的维护;

(十三)负责组织计量器具的校准及检定工作;

(十四)指导并监督药学服务工作;

(十五)其他应当由质量管理部门或者质量管理人员履行的职责。

第二节　人员管理

第一百二十七条　企业从事药品经营和质量管理工作的人员,应当符合有关法律法规及本规范规定的资格要求,不得有相关法律法规禁止从业的情形。

第一百二十八条　企业法定代表人或者企业负责人应当具备执业药师资格。

企业应当按照国家有关规定配备执业药师,负责处方审核,指导合理用药。

第一百二十九条　质量管理、验收、采购人员应当具有药学或者医学、生物、化学等相关专业学历或者具有药学专业技术职称。从事中药饮片质量管理、验收、采购人员应当具有中药学中专以上学历或者具有中药学专业初级以上专业技术职称。

营业员应当具有高中以上文化程度或者符合省级药品监督管理部门规定的条件。中药饮片调剂人员应当具有中药学中专以上学历或者具备中药调剂员资格。

第一百三十条　企业各岗位人员应当接受相关法律法规及药品专业知识与技能的岗前培训和继续培训,以符合本规范要求。

第一百三十一条　企业应当按照培训管理制度制定年度培训计划并开展培训,使相关人员能正确理解并履行职责。培训工作应当做好记录并建立档案。

第一百三十二条　企业应当为销售特殊管理的药品、国家有专门管理要求的药品、冷藏药品的人员接受相应培训提供条件,使其掌握相关法律法规和专业知识。

第一百三十三条　在营业场所内,企业工作人员应当穿着整洁、卫生的工作服。

第一百三十四条　企业应当对直接接触药品岗位的人员进行岗前及年度健康检查,并建立健康档案。患有传染病或者其他可能污染药品的疾病的,不得从事直接接触药品的工作。

第一百三十五条　在药品储存、陈列等区域不得存放与经营活动无关的物品及私人用品,在工作区域内不得有影响药品质量和安全的行为。

第三节　文　件

第一百三十六条　企业应当按照有关法律法规及本规范规定,制定符合企业实际的质量管理文件。文件包括质量管理制度、岗位职责、操作规程、档案、记录和凭证等,并对质量管理文件定期审核、及时修订。

第一百三十七条　企业应当采取措施确保各岗位人员正确理解质量管理文件的内容,保证质量管理文件有效执行。

第一百三十八条　药品零售质量管理制度应当包括以下内容:

(一)药品采购、验收、陈列、销售等环节的管理,设置库房的还应当包括储存、养护的管理;

(二)供货单位和采购品种的审核;

(三)处方药销售的管理;

(四)药品拆零的管理;

(五)特殊管理的药品和国家有专门管理要求的药品的管理;

(六)记录和凭证的管理;

(七)收集和查询质量信息的管理;

(八)质量事故、质量投诉的管理;

(九)中药饮片处方审核、调配、核对的管理;

(十)药品有效期的管理;

(十一)不合格药品、药品销毁的管理;

(十二)环境卫生、人员健康的规定;

(十三)提供用药咨询、指导合理用药等药学服务的管理;

(十四)人员培训及考核的规定;

(十五)药品不良反应报告的规定;

(十六)计算机系统的管理;

(十七)执行药品电子监管的规定;

(十八)其他应当规定的内容。

第一百三十九条　企业应当明确企业负责人、质量管理、采购、验收、营业员以及处方审核、调配等岗位的职责,设置库房的还应当包括储存、养护等岗位职责。

第一百四十条　质量管理岗位、处方审核岗位的职责不得由其他岗位人员代为履行。

第一百四十一条　药品零售操作规程应当包括：

（一）药品采购、验收、销售；

（二）处方审核、调配、核对；

（三）中药饮片处方审核、调配、核对；

（四）药品拆零销售；

（五）特殊管理的药品和国家有专门管理要求的药品的销售；

（六）营业场所药品陈列及检查；

（七）营业场所冷藏药品的存放；

（八）计算机系统的操作和管理；

（九）设置库房的还应当包括储存和养护的操作规程。

第一百四十二条　企业应当建立药品采购、验收、销售、陈列检查、温湿度监测、不合格药品处理等相关记录，做到真实、完整、准确、有效和可追溯。

第一百四十三条　记录及相关凭证应当至少保存5年。特殊管理的药品的记录及凭证按相关规定保存。

第一百四十四条　通过计算机系统记录数据时，相关岗位人员应当按照操作规程，通过授权及密码登录计算机系统，进行数据的录入，保证数据原始、真实、准确、安全和可追溯。

第一百四十五条　电子记录数据应当以安全、可靠方式定期备份。

第四节　设施与设备

第一百四十六条　企业的营业场所应当与其药品经营范围、经营规模相适应，并与药品储存、办公、生活辅助及其他区域分开。

第一百四十七条　营业场所应当具有相应设施或者采取其他有效措施，避免药品受室外环境的影响，并做到宽敞、明亮、整洁、卫生。

第一百四十八条　营业场所应当有以下营业设备：

（一）货架和柜台；

（二）监测、调控温度的设备；

（三）经营中药饮片的，有存放饮片和处方调配的设备；

（四）经营冷藏药品的，有专用冷藏设备；

（五）经营第二类精神药品、毒性中药品种和罂粟壳的，有符合安全规定的专用存放设备；

（六）药品拆零销售所需的调配工具、包装用品。

第一百四十九条　企业应当建立能够符合经营和质量管理要求的计算机系统，并满足药品电子监管的实施条件。

第一百五十条　企业设置库房的，应当做到库房内墙、顶光洁，地面平整，门窗结构严密；有可靠的安全防护、防盗等措施。

第一百五十一条　仓库应当有以下设施设备：

（一）药品与地面之间有效隔离的设备；

（二）避光、通风、防潮、防虫、防鼠等设备；

（三）有效监测和调控温湿度的设备；

（四）符合储存作业要求的照明设备；

（五）验收专用场所；

（六）不合格药品专用存放场所；

（七）经营冷藏药品的,有与其经营品种及经营规模相适应的专用设备。

第一百五十二条　经营特殊管理的药品应当有符合国家规定的储存设施。

第一百五十三条　储存中药饮片应当设立专用库房。

第一百五十四条　企业应当按照国家有关规定,对计量器具、温湿度监测设备等定期进行校准或者检定。

第五节　采购与验收

第一百五十五条　企业采购药品,应当符合本规范第二章第八节的相关规定。

第一百五十六条　药品到货时,收货人员应当按采购记录,对照供货单位的随货同行单（票）核实药品实物,做到票、账、货相符。

第一百五十七条　企业应当按规定的程序和要求对到货药品逐批进行验收,并按照本规范第八十条规定做好验收记录。

验收抽取的样品应当具有代表性。

第一百五十八条　冷藏药品到货时,应当按照本规范第七十四条规定进行检查。

第一百五十九条　验收药品应当按照本规范第七十六条规定查验药品检验报告书。

第一百六十条　特殊管理的药品应当按照相关规定进行验收。

第一百六十一条　验收合格的药品应当及时入库或者上架,实施电子监管的药品,还应当按照本规范第八十一条、第八十二条的规定进行扫码和数据上传,验收不合格的,不得入库或者上架,并报告质量管理人员处理。

第六节　陈列与储存

第一百六十二条　企业应当对营业场所温度进行监测和调控,以使营业场所的温度符合常温要求。

第一百六十三条　企业应当定期进行卫生检查,保持环境整洁。存放、陈列药品的设备应当保持清洁卫生,不得放置与销售活动无关的物品,并采取防虫、防鼠等措施,防止污染药品。

第一百六十四条　药品的陈列应当符合以下要求：

（一）按剂型、用途以及储存要求分类陈列,并设置醒目标志,类别标签字迹清晰、放置准确；

（二）药品放置于货架（柜）,摆放整齐有序,避免阳光直射；

（三）处方药、非处方药分区陈列,并有处方药、非处方药专用标识；

（四）处方药不得采用开架自选的方式陈列和销售；

（五）外用药与其他药品分开摆放；

（六）拆零销售的药品集中存放于拆零专柜或者专区；

（七）第二类精神药品、毒性中药品种和罂粟壳不得陈列；

（八）冷藏药品放置在冷藏设备中,按规定对温度进行监测和记录,并保证存放温度符合要求；

（九）中药饮片柜斗谱的书写应当正名正字;装斗前应当复核,防止错斗、串斗;应当定期清斗,防止饮片生虫、发霉、变质;不同批号的饮片装斗前应当清斗并记录；

（十）经营非药品应当设置专区，与药品区域明显隔离，并有醒目标志。

第一百六十五条　企业应当定期对陈列、存放的药品进行检查，重点检查拆零药品和易变质、近效期、摆放时间较长的药品以及中药饮片。发现有质量疑问的药品应当及时撤柜，停止销售，由质量管理人员确认和处理，并保留相关记录。

第一百六十六条　企业应当对药品的有效期进行跟踪管理，防止近效期药品售出后可能发生的过期使用。

第一百六十七条　企业设置库房的，库房的药品储存与养护管理应当符合本规范第二章第十节的相关规定。

第七节　销售管理

第一百六十八条　企业应当在营业场所的显著位置悬挂《药品经营许可证》、营业执照、执业药师注册证等。

第一百六十九条　营业人员应当佩戴有照片、姓名、岗位等内容的工作牌，是执业药师和药学技术人员的，工作牌还应当标明执业资格或者药学专业技术职称。在岗执业的执业药师应当挂牌明示。

第一百七十条　销售药品应当符合以下要求：

（一）处方经执业药师审核后方可调配；对处方所列药品不得擅自更改或者代用，对有配伍禁忌或者超剂量的处方，应当拒绝调配，但经处方医师更正或者重新签字确认的，可以调配；调配处方后经过核对方可销售；

（二）处方审核、调配、核对人员应当在处方上签字或者盖章，并按照有关规定保存处方或者其复印件；

（三）销售近效期药品应当向顾客告知有效期；

（四）销售中药饮片做到计量准确，并告知煎服方法及注意事项；提供中药饮片代煎服务，应当符合国家有关规定。

第一百七十一条　企业销售药品应当开具销售凭证，内容包括药品名称、生产厂商、数量、价格、批号、规格等，并做好销售记录。

第一百七十二条　药品拆零销售应当符合以下要求：

（一）负责拆零销售的人员经过专门培训；

（二）拆零的工作台及工具保持清洁、卫生，防止交叉污染；

（三）做好拆零销售记录，内容包括拆零起始日期、药品的通用名称、规格、批号、生产厂商、有效期、销售数量、销售日期、分拆及复核人员等；

（四）拆零销售应当使用洁净、卫生的包装，包装上注明药品名称、规格、数量、用法、用量、批号、有效期以及药店名称等内容；

（五）提供药品说明书原件或者复印件；

（六）拆零销售期间，保留原包装和说明书。

第一百七十三条　销售特殊管理的药品和国家有专门管理要求的药品，应当严格执行国家有关规定。

第一百七十四条　药品广告宣传应当严格执行国家有关广告管理的规定。

第一百七十五条　非本企业在职人员不得在营业场所内从事药品销售相关活动。

第一百七十六条　对实施电子监管的药品，在售出时，应当进行扫码和数据上传。

第八节 售 后 管 理

第一百七十七条 除药品质量原因外,药品一经售出,不得退换。

第一百七十八条 企业应当在营业场所公布药品监督管理部门的监督电话,设置顾客意见簿,及时处理顾客对药品质量的投诉。

第一百七十九条 企业应当按照国家有关药品不良反应报告制度的规定,收集、报告药品不良反应信息。

第一百八十条 企业发现已售出药品有严重质量问题,应当及时采取措施追回药品并做好记录,同时向药品监督管理部门报告。

第一百八十一条 企业应当协助药品生产企业履行召回义务,控制和收回存在安全隐患的药品,并建立药品召回记录。

第四章 附 则

第一百八十二条 药品零售连锁企业总部的管理应当符合本规范药品批发企业相关规定,门店的管理应当符合本规范药品零售企业相关规定。

第一百八十三条 本规范为药品经营质量管理的基本要求。对企业信息化管理、药品储运温湿度自动监测、药品验收管理、药品冷链物流管理、零售连锁管理等具体要求,由国家食品药品监督管理总局以附录方式另行制定。

第一百八十四条 本规范下列术语的含义是:

(一)在职:与企业确定劳动关系的在册人员。

(二)在岗:相关岗位人员在工作时间内在规定的岗位履行职责。

(三)首营企业:采购药品时,与本企业首次发生供需关系的药品生产或者经营企业。

(四)首营品种:本企业首次采购的药品。

(五)原印章:企业在购销活动中,为证明企业身份在相关文件或者凭证上加盖的企业公章、发票专用章、质量管理专用章、药品出库专用章的原始印记,不能是印刷、影印、复印等复制后的印记。

(六)待验:对到货、销后退回的药品采用有效的方式进行隔离或者区分,在入库前等待质量验收的状态。

(七)零货:指拆除了用于运输、储藏包装的药品。

(八)拼箱发货:将零货药品集中拼装至同一包装箱内发货的方式。

(九)拆零销售:将最小包装拆分销售的方式。

(十)国家有专门管理要求的药品:国家对蛋白同化制剂、肽类激素、含特殊药品复方制剂等品种实施特殊监管措施的药品。

第一百八十五条 医疗机构药房和计划生育技术服务机构的药品采购、储存、养护等质量管理规范由国家食品药品监督管理总局商相关主管部门另行制定。互联网销售药品的质量管理规定由国家食品药品监督管理总局另行制定。

第一百八十六条 药品经营企业违反本规范的,由药品监督管理部门按照《中华人民共和国药品管理法》第七十九条的规定给予处罚。

第一百八十七条 本规范自 2013 年 6 月 1 日起施行。依照《中华人民共和国药品管理法》第十六条规定,具体实施办法和实施步骤由国家食品药品监督管理总局规定。

附录二　《药品经营质量管理规范》附录

关于发布《药品经营质量管理规范》冷藏、冷冻药品的储存与运输管理等 5 个附录的公告

根据《药品经营质量管理规范》第一百八十三条规定,现发布冷藏、冷冻药品的储存与运输管理,药品经营企业计算机系统,温湿度自动监测,药品收货与验收和验证管理等 5 个附录,作为《药品经营质量管理规范》配套文件。

特此公告。

国家食品药品监督管理总局

2013 年 10 月 23 日

附录 1　冷藏、冷冻药品的储存与运输管理

第一条　企业经营冷藏、冷冻药品的,应当按照《药品经营质量管理规范》(以下简称《规范》)的要求,在收货、验收、储存、养护、出库、运输等环节,根据药品包装标示的贮藏要求,采用经过验证确认的设施设备、技术方法和操作规程,对冷藏、冷冻药品储存过程中的温湿度状况、运输过程中的温度状况,进行实时自动监测和控制,保证药品的储运环境温湿度控制在规定范围内。

第二条　企业应当按照《规范》的要求,配备相应的冷藏、冷冻储运设施设备及温湿度自动监测系统,并对设施设备进行维护管理。

(一)冷库设计符合国家相关标准要求;冷库具有自动调控温湿度的功能,有备用发电机组或双回路供电系统。

(二)按照企业经营需要,合理划分冷库收货验收、储存、包装材料预冷、装箱发货、待处理药品存放等区域,并有明显标示。验收、储存、拆零、冷藏包装、发货等作业活动,必须在冷库内完成。

(三)冷藏车具有自动调控温度的功能,其配置符合国家相关标准要求;冷藏车厢具有防水、密闭、耐腐蚀等性能,车厢内部留有保证气流充分循环的空间。

(四)冷藏箱、保温箱具有良好的保温性能;冷藏箱具有自动调控温度的功能,保温箱配备蓄冷剂以及与药品隔离的装置。

(五)冷藏、冷冻药品的储存、运输设施设备配置温湿度自动监测系统,可实时采集、显示、记录、传送储存过程中的温湿度数据和运输过程中的温度数据,并具有远程及就地实时报警功能,可通过计算机读取和存储所记录的监测数据。

(六)定期对冷库、冷藏车以及冷藏箱、保温箱进行检查、维护并记录。

第三条　企业应当按照《规范》和相关附录的要求,对冷库、冷藏车、冷藏箱、保温箱以及温湿度自动监测系统进行验证,并依据验证确定的参数和条件,制定设施设备的操作、使用规程。

第四条　企业应当按照《规范》的要求,对冷藏、冷冻药品进行收货检查。

(一)检查运输药品的冷藏车或冷藏箱、保温箱是否符合规定,对未按规定运输的,应当拒收。

（二）查看冷藏车或冷藏箱、保温箱到货时温度数据，导出、保存并查验运输过程的温度记录，确认运输全过程温度状况是否符合规定。

（三）符合规定的，将药品放置在符合温度要求的待验区域待验；不符合规定的应当拒收，将药品隔离存放于符合温度要求的环境中，并报质量管理部门处理。

（四）收货须做好记录，内容包括：药品名称、数量、生产企业、发货单位、运输单位、发运地点、启运时间、运输工具、到货时间、到货温度、收货人员等。

（五）对销后退回的药品，同时检查退货方提供的温度控制说明文件和售出期间温度控制的相关数据。对于不能提供文件、数据，或温度控制不符合规定的，应当拒收，做好记录并报质量管理部门处理。

第五条　储存、运输过程中，冷藏、冷冻药品的码放应当符合以下要求：

（一）冷库内药品的堆垛间距，药品与地面、墙壁、库顶部的间距符合《规范》的要求；冷库内制冷机组出风口 100cm 范围内，以及高于冷风机出风口的位置，不得码放药品。

（二）冷藏车厢内，药品与厢内前板距离不小于 10cm，与后板、侧板、底板间距不小于 5cm，药品码放高度不得超过制冷机组出风口下沿，确保气流正常循环和温度均匀分布。

第六条　企业应当由专人负责对在库储存的冷藏、冷冻药品进行重点养护检查。

药品储存环境温湿度超出规定范围时，应当及时采取有效措施进行调控，防止温湿度超标对药品质量造成影响。

第七条　企业运输冷藏、冷冻药品，应当根据药品数量、运输距离、运输时间、温度要求、外部环境温度等情况，选择适宜的运输工具和温控方式，确保运输过程中温度控制符合要求。

冷藏、冷冻药品运输过程中，应当实时采集、记录、传送冷藏车、冷藏箱或保温箱内的温度数据。运输过程中温度超出规定范围时，温湿度自动监测系统应当实时发出报警指令，由相关人员查明原因，及时采取有效措施进行调控。

第八条　使用冷藏箱、保温箱运送冷藏药品的，应当按照经过验证的标准操作规程，进行药品包装和装箱的操作。

（一）装箱前将冷藏箱、保温箱预热或预冷至符合药品包装标示的温度范围内。

（二）按照验证确定的条件，在保温箱内合理配备与温度控制及运输时限相适应的蓄冷剂。

（三）保温箱内使用隔热装置将药品与低温蓄冷剂进行隔离。

（四）药品装箱后，冷藏箱启动动力电源和温度监测设备，保温箱启动温度监测设备，检查设备运行正常后，将箱体密闭。

第九条　使用冷藏车运送冷藏、冷冻药品的，启运前应当按照经过验证的标准操作规程进行操作。

（一）提前打开温度调控和监测设备，将车厢内预热或预冷至规定的温度。

（二）开始装车时关闭温度调控设备，并尽快完成药品装车。

（三）药品装车完毕，及时关闭车厢厢门，检查厢门密闭情况，并上锁。

（四）启动温度调控设备，检查温度调控和监测设备运行状况，运行正常方可启运。

第十条　企业应当制定冷藏、冷冻药品运输过程中温度控制的应急预案，对运输过程中出现的异常气候、设备故障、交通事故等意外或紧急情况，能够及时采取有效的应对措施，防止因异常情况造成的温度失控。

第十一条　企业制定的应急预案应当包括应急组织机构、人员职责、设施设备、外部协作资源、应急措施等内容,并不断加以完善和优化。

第十二条　从事冷藏、冷冻药品收货、验收、储存、养护、出库、运输等岗位工作的人员,应当接受相关法律法规、专业知识、相关制度和标准操作规程的培训,经考核合格后,方可上岗。

第十三条　企业委托其他单位运输冷藏、冷冻药品时,应当保证委托运输过程符合《规范》及本附录相关规定。

(一)索取承运单位的运输资质文件、运输设施设备和监测系统证明及验证文件、承运人员资质证明、运输过程温度控制及监测等相关资料。

(二)对承运方的运输设施设备、人员资质、质量保障能力、安全运输能力、风险控制能力等进行委托前和定期审计,审计报告存档备查。

(三)承运单位冷藏、冷冻运输设施设备及自动监测系统不符合规定或未经验证的,不得委托运输。

(四)与承运方签订委托运输协议,内容包括承运方制定并执行符合要求的运输标准操作规程,对运输过程中温度控制和实时监测的要求,明确在途时限以及运输过程中的质量安全责任。

(五)根据承运方的资质和条件,必要时对承运方的相关人员进行培训和考核。

附录 2　药品经营企业计算机系统

第一条　药品经营企业应当建立与经营范围和经营规模相适应的计算机系统(以下简称系统),能够实时控制并记录药品经营各环节和质量管理全过程,并符合电子监管的实施条件。

第二条　药品经营企业应当按照《药品经营质量管理规范》(以下简称《规范》)相关规定,在系统中设置各经营流程的质量控制功能,与采购、销售以及收货、验收、储存、养护、出库复核、运输等系统功能形成内嵌式结构,对各项经营活动进行判断,对不符合药品监督管理法律法规以及《规范》的行为进行识别及控制,确保各项质量控制功能的实时和有效。

第三条　药品批发企业系统的硬件设施和网络环境应当符合以下要求:

(一)有支持系统正常运行的服务器;

(二)质量管理、采购、收货、验收、储存、养护、出库复核、销售等岗位配备专用的终端设备;

(三)有稳定、安全的网络环境,有固定接入互联网的方式和可靠的信息安全平台;

(四)有实现相关部门之间、岗位之间信息传输和数据共享的局域网;

(五)有符合《规范》及企业管理实际需要的应用软件和相关数据库。

第四条　药品批发企业负责信息管理的部门应当履行以下职责:

(一)负责系统硬件和软件的安装、测试及网络维护;

(二)负责系统数据库管理和数据备份;

(三)负责培训、指导相关岗位人员使用系统;

(四)负责系统程序的运行及维护管理;

(五)负责系统网络以及数据的安全管理;

（六）保证系统日志的完整性；

（七）负责建立系统硬件和软件管理档案。

第五条　药品批发企业质量管理部门应当履行以下职责：

（一）负责指导设定系统质量控制功能；

（二）负责系统操作权限的审核，并定期跟踪检查；

（三）监督各岗位人员严格按规定流程及要求操作系统；

（四）负责质量管理基础数据的审核、确认生效及锁定；

（五）负责经营业务数据修改申请的审核，符合规定要求的方可按程序修改；

（六）负责处理系统中涉及药品质量的有关问题。

第六条　药品批发企业应当严格按照管理制度和操作规程进行系统数据的录入、修改和保存，以保证各类记录的原始、真实、准确、安全和可追溯。

（一）各操作岗位通过输入用户名、密码等身份确认方式登录系统，并在权限范围内录入或查询数据，未经批准不得修改数据信息。

（二）修改各类业务经营数据时，操作人员在职责范围内提出申请，经质量管理人员审核批准后方可修改，修改的原因和过程在系统中予以记录。

（三）系统对各岗位操作人员姓名的记录，根据专有用户名及密码自动生成，不得采用手工编辑或菜单选择等方式录入。

（四）系统操作、数据记录的日期和时间由系统自动生成，不得采用手工编辑、菜单选择等方式录入。

第七条　药品批发企业应当根据计算机管理制度对系统各类记录和数据进行安全管理。

（一）采用安全、可靠的方式存储、备份。

（二）按日备份数据。

（三）备份记录和数据的介质存放于安全场所，防止与服务器同时遭遇灾害造成损坏或丢失。

（四）记录和数据的保存时限符合《规范》第四十二条的要求。

第八条　药品批发企业应当将审核合格的供货单位、购货单位及经营品种等信息录入系统，建立质量管理基础数据库并有效运用。

（一）质量管理基础数据包括供货单位、购货单位、经营品种、供货单位销售人员资质、购货单位采购人员资质及提货人员资质等相关内容。

（二）质量管理基础数据与对应的供货单位、购货单位以及购销药品的合法性、有效性相关联，与供货单位或购货单位的经营范围相对应，由系统进行自动跟踪、识别与控制。

（三）系统对接近失效的质量管理基础数据进行提示、预警，提醒相关部门及岗位人员及时索取、更新相关资料；任何质量管理基础数据失效时，系统都自动锁定与该数据相关的业务功能，直至数据更新和生效后，相关功能方可恢复。

（四）质量管理基础数据是企业合法经营的基本保障，须由专门的质量管理人员对相关资料审核合格后，据实确认和更新，更新时间由系统自动生成。

（五）其他岗位人员只能按规定的权限，查询、使用质量管理基础数据，不能修改数据的任何内容。

第九条　药品采购订单中的质量管理基础数据应当依据数据库生成。系统对各供货单位的合法资质,能够自动识别、审核,防止超出经营方式或经营范围的采购行为发生。

采购订单确认后,系统自动生成采购记录。

第十条　药品到货时,系统应当支持收货人员查询采购记录,对照随货同行单(票)及实物确认相关信息后,方可收货。

第十一条　验收人员按规定进行药品质量验收,对照药品实物在系统采购记录的基础上录入药品的批号、生产日期、有效期、到货数量、验收合格数量、验收结果等内容,确认后系统自动生成验收记录。

第十二条　药品批发企业系统应当按照药品的管理类别及储存特性,自动提示相应的储存库区。

第十三条　药品批发企业系统应当依据质量管理基础数据和养护制度,对库存药品按期自动生成养护工作计划,提示养护人员对库存药品进行有序、合理的养护。

第十四条　药品批发企业系统应当对库存药品的有效期进行自动跟踪和控制,具备近效期预警提示、超有效期自动锁定及停销等功能。

第十五条　药品批发企业销售药品时,系统应当依据质量管理基础数据及库存记录生成销售订单,系统拒绝无质量管理基础数据或无有效库存数据支持的任何销售订单的生成。系统对各购货单位的法定资质能够自动识别并审核,防止超出经营方式或经营范围的销售行为的发生。

销售订单确认后,系统自动生成销售记录。

第十六条　药品批发企业系统应当将确认后的销售数据传输至仓储部门提示出库及复核。复核人员完成出库复核操作后,系统自动生成出库复核记录。

第十七条　药品批发企业系统对销后退回药品应当具备以下功能:

(一)处理销后退回药品时,能够调出原对应的销售、出库复核记录;

(二)对应的销售、出库复核记录与销后退回药品实物信息一致的方可收货、验收,并依据原销售、出库复核记录数据以及验收情况,生成销后退回验收记录;

(三)退回药品实物与原记录信息不符,或退回药品数量超出原销售数量时,系统拒绝药品退回操作;

(四)系统不支持对原始销售数据的任何更改。

第十八条　药品批发企业系统应当对经营过程中发现的质量有疑问药品进行控制。

(一)各岗位人员发现质量有疑问药品,按照本岗位操作权限实施锁定,并通知质量管理人员。

(二)被锁定药品由质量管理人员确认,不属于质量问题的,解除锁定,属于不合格药品的,由系统生成不合格记录。

(三)系统对质量不合格药品的处理过程、处理结果进行记录,并跟踪处理结果。

第十九条　药品批发企业系统应当对药品运输的在途时间进行跟踪管理,对有运输时限要求的,应当提示或警示相关部门及岗位人员。系统应当按照《规范》要求,生成药品运输记录。

第二十条　药品零售企业系统的硬件、软件、网络环境及管理人员的配备,应当满足企业经营规模和质量管理的实际需要。

第二十一条　药品零售企业系统的销售管理应当符合以下要求:

(一)建立包括供货单位、经营品种等相关内容的质量管理基础数据;

（二）依据质量管理基础数据，自动识别处方药、特殊管理的药品以及其他国家有专门管理要求的药品；

（三）拒绝国家有专门管理要求的药品超数量销售；

（四）与结算系统、开票系统对接，对每笔销售自动打印销售票据，并自动生成销售记录；

（五）依据质量管理基础数据，对拆零药品单独建立销售记录，对拆零药品实施安全、合理的销售控制；

（六）依据质量管理基础数据，定期自动生成陈列药品检查计划；

（七）依据质量管理基础数据，对药品有效期进行跟踪，对近效期的给予预警提示，超有效期的自动锁定及停销；

（八）各类数据的录入与保存符合本附录第六条、第七条的相关要求。

第二十二条　药品经营企业应当根据有关法律法规、《规范》以及质量管理体系内审的要求，及时对系统进行升级，完善系统功能。

附录3　温湿度自动监测

第一条　企业应当按照《药品经营质量管理规范》（以下简称《规范》）的要求，在储存药品的仓库中和运输冷藏、冷冻药品的设备中配备温湿度自动监测系统（以下简称系统）。系统应当对药品储存过程的温湿度状况和冷藏、冷冻药品运输过程的温度状况进行实时自动监测和记录，有效防范储存运输过程中可能发生的影响药品质量安全的风险，确保药品质量安全。

第二条　系统由测点终端、管理主机、不间断电源以及相关软件等组成。各测点终端能够对周边环境温湿度进行数据的实时采集、传送和报警；管理主机能够对各测点终端监测的数据进行收集、处理和记录，并具备发生异常情况时的报警管理功能。

第三条　系统温湿度数据的测定值应当按照《规范》第八十五条的有关规定设定。

系统应当自动生成温湿度监测记录，内容包括温度值、湿度值、日期、时间、测点位置、库区或运输工具类别等。

第四条　系统温湿度测量设备的最大允许误差应当符合以下要求：

（一）测量范围在 0~40℃之间，温度的最大允许误差为 ±0.5℃；

（二）测量范围在 -25~0℃之间，温度的最大允许误差为 ±1.0℃；

（三）相对湿度的最大允许误差为 ±5%RH。

第五条　系统应当自动对药品储存运输过程中的温湿度环境进行不间断监测和记录。

系统应当至少每隔1分钟更新一次测点温湿度数据，在药品储存过程中至少每隔30分钟自动记录一次实时温湿度数据，在运输过程中至少每隔5分钟自动记录一次实时温度数据。当监测的温湿度值超出规定范围时，系统应当至少每隔2分钟记录一次实时温湿度数据。

第六条　当监测的温湿度值达到设定的临界值或者超出规定范围，系统应当能够实现就地和在指定地点进行声光报警，同时采用短信通信的方式，向至少3名指定人员发出报警信息。

当发生供电中断的情况时，系统应当采用短信通信的方式，向至少3名指定人员发出报警信息。

第七条　系统各测点终端采集的监测数据应当真实、完整、准确、有效。

（一）测点终端采集的数据通过网络自动传送到管理主机，进行处理和记录，并采用可靠的方式进行数据保存，确保不丢失和不被改动。

（二）系统具有对记录数据不可更改、删除的功能，不得有反向导入数据的功能。

（三）系统不得对用户开放温湿度传感器监测值修正、调整功能，防止用户随意调整，造成监测数据失真。

第八条　企业应当对监测数据采用安全、可靠的方式按日备份，备份数据应当存放在安全场所，数据保存时限符合《规范》第四十二条的要求。

第九条　系统应当与企业计算机终端进行数据对接，自动在计算机终端中存储数据，可以通过计算机终端进行实时数据查询和历史数据查询。

第十条　系统应当独立地不间断运行，防止因供电中断、计算机关闭或故障等因素，影响系统正常运行或造成数据丢失。

第十一条　系统保持独立、安全运行，不得与温湿度调控设施设备联动，防止温湿度调控设施设备异常导致系统故障的风险。

第十二条　企业应当对储存及运输设施设备的测点终端布点方案进行测试和确认，保证药品仓库、运输设备中安装的测点终端数量及位置，能够准确反映环境温湿度的实际状况。

第十三条　药品库房或仓间安装的测点终端数量及位置应当符合以下要求：

（一）每一独立的药品库房或仓间至少安装 2 个测点终端，并均匀分布。

（二）平面仓库面积在 300 平方米以下的，至少安装 2 个测点终端；300 平方米以上的，每增加 300 平方米至少增加 1 个测点终端，不足 300 平方米的按 300 平方米计算。

平面仓库测点终端安装的位置，不得低于药品货架或药品堆码垛高度的 2/3 位置。

（三）高架仓库或全自动立体仓库的货架层高在 4.5 米至 8 米之间的，每 300 平方米面积至少安装 4 个测点终端，每增加 300 平方米至少增加 2 个测点终端，并均匀分布在货架上、下位置；货架层高在 8 米以上的，每 300 平方米面积至少安装 6 个测点终端，每增加 300 平方米至少增加 3 个测点终端，并均匀分布在货架的上、中、下位置；不足 300 平方米的按 300 平方米计算。

高架仓库或全自动立体仓库上层测点终端安装的位置，不得低于最上层货架存放药品的最高位置。

（四）储存冷藏、冷冻药品仓库测点终端的安装数量，须符合本条上述的各项要求，其安装数量按每 100 平方米面积计算。

第十四条　每台独立的冷藏、冷冻药品运输车辆或车厢，安装的测点终端数量不得少于 2 个。车厢容积超过 20 立方米的，每增加 20 立方米至少增加 1 个测点终端，不足 20 立方米的按 20 立方米计算。

每台冷藏箱或保温箱应当至少配置一个测点终端。

第十五条　测点终端应当牢固安装在经过确认的合理位置，避免储运作业及人员活动对监测设备造成影响或损坏，其安装位置不得随意变动。

第十六条　企业应当对测点终端每年至少进行一次校准，对系统设备应当进行定期检查、维修、保养，并建立档案。

第十七条　系统应当满足相关部门实施在线远程监管的条件。

附录 4 药品收货与验收

第一条 企业应当按照国家有关法律法规及《药品经营质量管理规范》(以下简称《规范》),制定药品收货与验收标准。对药品收货与验收过程中出现的不符合质量标准或疑似假、劣药的情况,应当交由质量管理部门按照有关规定进行处理,必要时上报药品监督管理部门。

第二条 药品到货时,收货人员应当对运输工具和运输状况进行检查。

(一)检查运输工具是否密闭,如发现运输工具内有雨淋、腐蚀、污染等可能影响药品质量的现象,及时通知采购部门并报质量管理部门处理。

(二)根据运输单据所载明的启运日期,检查是否符合协议约定的在途时限,对不符合约定时限的,报质量管理部门处理。

(三)供货方委托运输药品的,企业采购部门要提前向供货单位索要委托的承运方式、承运单位、启运时间等信息,并将上述情况提前通知收货人员;收货人员在药品到货后,要逐一核对上述内容,内容不一致的,通知采购部门并报质量管理部门处理。

(四)冷藏、冷冻药品到货时,查验冷藏车、车载冷藏箱或保温箱的温度状况,核查并留存运输过程和到货时的温度记录;对未采用规定的冷藏设备运输或温度不符合要求的,应当拒收,同时对药品进行控制管理,做好记录并报质量管理部门处理。

第三条 药品到货时,收货人员应当查验随货同行单(票)以及相关的药品采购记录。无随货同行单(票)或无采购记录的应当拒收;随货同行单(票)记载的供货单位、生产厂商、药品的通用名称、剂型、规格、批号、数量、收货单位、收货地址、发货日期等内容,与采购记录以及本企业实际情况不符的,应当拒收,并通知采购部门处理。

第四条 应当依据随货同行单(票)核对药品实物。随货同行单(票)中记载的药品的通用名称、剂型、规格、批号、数量、生产厂商等内容,与药品实物不符的,应当拒收,并通知采购部门进行处理。

第五条 收货过程中,对于随货同行单(票)或到货药品与采购记录的有关内容不相符的,由采购部门负责与供货单位核实和处理。

(一)对于随货同行单(票)内容中,除数量以外的其他内容与采购记录、药品实物不符的,经供货单位确认并提供正确的随货同行单(票)后,方可收货。

(二)对于随货同行单(票)与采购记录、药品实物数量不符的,经供货单位确认后,应当由采购部门确定并调整采购数量后,方可收货。

(三)供货单位对随货同行单(票)与采购记录、药品实物不相符的内容,不予确认的,应当拒收,存在异常情况的,报质量管理部门处理。

第六条 收货人员应当拆除药品的运输防护包装,检查药品外包装是否完好,对出现破损、污染、标识不清等情况的药品,应当拒收。

收货人员应当将核对无误的药品放置于相应的待验区域内,并在随货同行单(票)上签字后,移交验收人员。

第七条 药品待验区域及验收药品的设施设备,应当符合以下要求:

(一)待验区域有明显标识,并与其他区域有效隔离;

(二)待验区域符合待验药品的储存温度要求;

(三)设置特殊管理的药品专用待验区域,并符合安全控制要求;

（四）保持验收设施设备清洁,不得污染药品;

（五）按规定配备药品电子监管码的扫码与数据上传设备。

第八条　企业应当根据不同类别和特性的药品,明确待验药品的验收时限,待验药品要在规定时限内验收,验收合格的药品,应当及时入库,验收中发现的问题应当尽快处理,防止对药品质量造成影响。

第九条　验收药品应当按照批号逐批查验药品的合格证明文件,对于相关证明文件不全或内容与到货药品不符的,不得入库,并交质量管理部门处理。

（一）按照药品批号查验同批号的检验报告书,药品检验报告书需加盖供货单位药品检验专用章或质量管理专用章原印章;从批发企业采购药品的,检验报告书的传递和保存,可以采用电子数据的形式,但要保证其合法性和有效性。

（二）验收实施批签发管理的生物制品时,有加盖供货单位药品检验专用章或质量管理专用章原印章的《生物制品批签发合格证》复印件。

（三）验收进口药品时,有加盖供货单位质量管理专用章原印章的相关证明文件:

1.《进口药品注册证》或《医药产品注册证》;

2. 进口麻醉药品、精神药品以及蛋白同化制剂、肽类激素需有《进口准许证》;

3. 进口药材需有《进口药材批件》;

4.《进口药品检验报告书》或注明"已抽样"字样的《进口药品通关单》;

5. 进口国家规定的实行批签发管理的生物制品,有批签发证明文件和《进口药品检验报告书》。

（四）验收特殊管理的药品须符合国家相关规定。

第十条　应当对每次到货的药品进行逐批抽样验收,抽取的样品应当具有代表性,对于不符合验收标准的,不得入库,并报质量管理部门处理。

（一）对到货的同一批号的整件药品按照堆码情况随机抽样检查。整件数量在2件及以下的,要全部抽样检查;整件数量在2件以上至50件以下的,至少抽样检查3件;整件数量在50件以上的,每增加50件,至少增加抽样检查1件,不足50件的,按50件计。

（二）对抽取的整件药品需开箱抽样检查,从每整件的上、中、下不同位置随机抽取3个最小包装进行检查,对存在封口不牢、标签污损、有明显重量差异或外观异常等情况的,至少再增加一倍抽样数量,进行再检查。

（三）对整件药品存在破损、污染、渗液、封条损坏等包装异常的,要开箱检查至最小包装。

（四）到货的非整件药品要逐箱检查,对同一批号的药品,至少随机抽取一个最小包装进行检查。

第十一条　验收人员应当对抽样药品的外观、包装、标签、说明书等逐一进行检查、核对,出现问题的,报质量管理部门处理。

（一）检查运输储存包装的封条有无损坏,包装上是否清晰注明药品通用名称、规格、生产厂商、生产批号、生产日期、有效期、批准文号、贮藏、包装规格及储运图示标志,以及特殊管理的药品、外用药品、非处方药的标识等标记。

（二）检查最小包装的封口是否严密、牢固,有无破损、污染或渗液,包装及标签印字是否清晰,标签粘贴是否牢固。

（三）检查每一最小包装的标签、说明书是否符合以下规定:

1. 标签有药品通用名称、成分、性状、适应证或者功能主治、规格、用法用量、不良反应、禁忌、注意事项、贮藏、生产日期、产品批号、有效期、批准文号、生产企业等内容;对注射剂瓶、滴眼剂瓶等因标签尺寸限制无法全部注明上述内容的,至少标明药品通用名称、规格、产品批号、有效期等内容;中药蜜丸蜡壳至少注明药品通用名称。

2. 化学药品与生物制品说明书列有以下内容:药品名称(通用名称、商品名称、英文名称、汉语拼音)、成分[活性成分的化学名称、分子式、分子量、化学结构式(复方制剂可列出其组分名称)]、性状、适应证、规格、用法用量、不良反应、禁忌、注意事项、孕妇及哺乳期妇女用药、儿童用药、老年用药、药物相互作用、药物过量、临床试验、药理毒理、药代动力学、贮藏、包装、有效期、执行标准、批准文号、生产企业(企业名称、生产地址、邮政编码、电话和传真)。

3. 中药说明书列有以下内容:药品名称(通用名称、汉语拼音)、成分、性状、功能主治、规格、用法用量、不良反应、禁忌、注意事项、药物相互作用、贮藏、包装、有效期、执行标准、批准文号、说明书修订日期、生产企业(企业名称、生产地址、邮政编码、电话和传真)。

4. 特殊管理的药品、外用药品的包装、标签及说明书上均有规定的标识和警示说明;处方药和非处方药的标签和说明书上有相应的警示语或忠告语,非处方药的包装有国家规定的专有标识;蛋白同化制剂和肽类激素及含兴奋剂类成分的药品有"运动员慎用"警示标识。

5. 进口药品的包装、标签以中文注明药品通用名称、主要成分以及注册证号,并有中文说明书。

6. 中药饮片的包装或容器与药品性质相适应及符合药品质量要求。中药饮片的标签需注明品名、包装规格、产地、生产企业、产品批号、生产日期;整件包装上有品名、产地、生产日期、生产企业等,并附有质量合格的标志。实施批准文号管理的中药饮片,还需注明批准文号。

7. 中药材有包装,并标明品名、规格、产地、供货单位、收购日期、发货日期等;实施批准文号管理的中药材,还需注明批准文号。

第十二条　在保证质量的前提下,如果生产企业有特殊质量控制要求或打开最小包装可能影响药品质量的,可不打开最小包装;外包装及封签完整的原料药、实施批签发管理的生物制品,可不开箱检查。

第十三条　验收地产中药材时,如果对到货中药材存在质量疑问,应当将实物与企业中药样品室(柜)中收集的相应样品进行比对,确认后方可收货。

验收人员应当负责对中药材样品的更新和养护,防止样品出现质量变异。收集的样品放入中药样品室(柜)前,应当由质量管理人员进行确认。

第十四条　企业应当加强对退货药品的收货、验收管理,保证退货环节药品的质量和安全,防止混入假冒药品。

(一)收货人员要依据销售部门确认的退货凭证或通知对销后退回药品进行核对,确认为本企业销售的药品后,方可收货并放置于符合药品储存条件的专用待验场所。

(二)对销后退回的冷藏、冷冻药品,根据退货方提供的温度控制说明文件和售出期间温度控制的相关数据,确认符合规定条件的,方可收货;对于不能提供文件、数据,或温度控制不符合规定的,给予拒收,做好记录并报质量管理部门处理。

(三)验收人员对销后退回的药品进行逐批检查验收,并开箱抽样检查。整件包装完好的,按照本附录第十条规定的抽样原则加倍抽样检查;无完好外包装的,每件须抽样检查至最小包装,必要时送药品检验机构检验。

（四）销后退回药品经验收合格后,方可入库销售,不合格药品按《规范》有关规定处理。

第十五条　检查验收结束后,应当将检查后的完好样品放回原包装,并在抽样的整件包装上标明抽验标志,对已经检查验收的药品,应当及时调整药品质量状态标识或移入相应区域。

第十六条　对验收合格的药品,应当由验收人员与仓储部门办理入库手续,由仓储部门建立库存记录。

第十七条　验收药品应当做好验收记录。

（一）验收记录包括药品的通用名称、剂型、规格、批准文号、批号、生产日期、有效期、生产厂商、供货单位、到货数量、到货日期、验收合格数量、验收结果、验收人员姓名和验收日期等内容。

（二）中药材验收记录包括品名、产地、供货单位、到货数量、验收合格数量等内容,实施批准文号管理的中药材,还要记录批准文号。中药饮片验收记录包括品名、规格、批号、产地、生产日期、生产厂商、供货单位、到货数量、验收合格数量等内容,实施批准文号管理的中药饮片还要记录批准文号。

（三）建立专门的销后退回药品验收记录,记录包括退货单位、退货日期、通用名称、规格、批准文号、批号、生产厂商（或产地）、有效期、数量、验收日期、退货原因、验收结果和验收人员等内容。

（四）验收不合格的药品,需注明不合格事项及处置措施。

第十八条　对实施电子监管的药品,企业应当按规定进行药品电子监管码扫码,并及时将数据上传至中国药品电子监管网系统平台。

（一）企业对未按规定加印或加贴中国药品电子监管码,或因监管码印刷不符合规定要求,造成扫描设备无法识别的,应当拒收。

（二）监管码信息与药品包装信息不符的,要及时向供货单位进行查询、确认,未得到确认之前不得入库,必要时向当地药品监督管理部门报告。

第十九条　企业按照《规范》的相关规定,进行药品直调的,可委托购货单位进行药品验收。购货单位应当严格按照《规范》的要求验收药品,并进行药品电子监管码的扫码与数据上传,建立专门的直调药品验收记录。验收当日应当将验收记录、电子监管数据相关信息传递给直调企业。

附录5　验证管理

第一条　本附录适用于《药品经营质量管理规范》(以下简称《规范》)中涉及的验证范围与内容,包括对冷库、冷藏车、冷藏箱、保温箱以及温湿度自动监测系统(以下简称监测系统)等进行验证,确认相关设施、设备及监测系统能够符合规定的设计标准和要求,并能安全、有效地正常运行和使用,确保冷藏、冷冻药品在储存、运输过程中的质量安全。

第二条　企业质量负责人负责验证工作的监督、指导、协调与审批,质量管理部门负责组织仓储、运输等部门共同实施验证工作。

第三条　企业应当按照质量管理体系文件的规定,按年度制定验证计划,根据计划确定的范围、日程、项目,实施验证工作。

第四条　企业应当在验证实施过程中,建立并形成验证控制文件,文件内容包括验证方案、标准、报告、评价、偏差处理和预防措施等,验证控制文件应当归入药品质量管理档案,并按规定保存。

（一）验证方案根据每一项验证工作的具体内容及要求分别制定,包括验证的实施人员、对象、目标、测试项目、验证设备及监测系统描述、测点布置、时间控制、数据采集要求,以及实施验证的相关基础条件,验证方案需经企业质量负责人审核并批准后,方可实施。

（二）企业需制定实施验证的标准和验证操作规程。

（三）验证完成后,需出具验证报告,包括验证实施人员、验证过程中采集的数据汇总、各测试项目数据分析图表、验证现场实景照片、各测试项目结果分析、验证结果总体评价等,验证报告由质量负责人审核和批准。

（四）在验证过程中,根据验证数据分析,对设施设备运行或使用中可能存在的不符合要求的状况、监测系统参数设定的不合理情况等偏差,进行调整和纠正处理,使相关设施设备及监测系统能够符合规定的要求。

（五）根据验证结果对可能存在的影响药品质量安全的风险,制定有效的预防措施。

第五条　企业应当根据验证方案实施验证。

（一）相关设施设备及监测系统在新投入使用前或改造后需进行使用前验证,对设计或预定的关键参数、条件及性能进行确认,确定实际的关键参数及性能符合设计或规定的使用条件。

（二）当相关设施设备及监测系统超出设定的条件或用途,或是设备出现严重运行异常或故障时,要查找原因、评估风险,采取适当的纠正措施,并跟踪效果。

（三）对相关设施设备及监测系统进行定期验证,以确认其符合要求,定期验证间隔时间不超过 1 年。

（四）根据相关设施设备和监测系统的设计参数以及通过验证确认的使用条件,分别确定最大的停用时间限度;超过最大停用时限的,在重新启用前,要评估风险并重新进行验证。

第六条　企业应当根据验证的内容及目的,确定相应的验证项目。

（一）冷库验证的项目至少包括:

1. 温度分布特性的测试与分析,确定适宜药品存放的安全位置及区域;

2. 温控设备运行参数及使用状况测试;

3. 监测系统配置的测点终端参数及安装位置确认;

4. 开门作业对库房温度分布及药品储存的影响;

5. 确定设备故障或外部供电中断的状况下,库房保温性能及变化趋势分析;

6. 对本地区的高温或低温等极端外部环境条件,分别进行保温效果评估;

7. 在新建库房初次使用前或改造后重新使用前,进行空载及满载验证;

8. 年度定期验证时,进行满载验证。

（二）冷藏车验证的项目至少包括:

1. 车厢内温度分布特性的测试与分析,确定适宜药品存放的安全位置及区域;

2. 温控设施运行参数及使用状况测试;

3. 监测系统配置的测点终端参数及安装位置确认;

4. 开门作业对车厢温度分布及变化的影响;

5. 确定设备故障或外部供电中断的状况下,车厢保温性能及变化趋势分析;

6. 对本地区高温或低温等极端外部环境条件,分别进行保温效果评估;

7. 在冷藏车初次使用前或改造后重新使用前,进行空载及满载验证;

8. 年度定期验证时,进行满载验证。

(三)冷藏箱或保温箱验证的项目至少包括:

1. 箱内温度分布特性的测试与分析,分析箱体内温度变化及趋势;

2. 蓄冷剂配备使用的条件测试;

3. 温度自动监测设备放置位置确认;

4. 开箱作业对箱内温度分布及变化的影响;

5. 高温或低温等极端外部环境条件下的保温效果评估;

6. 运输最长时限验证。

(四)监测系统验证的项目至少包括:

1. 采集、传送、记录数据以及报警功能的确认;

2. 监测设备的测量范围和准确度确认;

3. 测点终端安装数量及位置确认;

4. 监测系统与温度调控设施无联动状态的独立安全运行性能确认;

5. 系统在断电、计算机关机状态下的应急性能确认;

6. 防止用户修改、删除、反向导入数据等功能确认。

第七条　应当根据验证对象及项目,合理设置验证测点。

(一)在被验证设施设备内一次性同步布点,确保各测点采集数据的同步、有效。

(二)在被验证设施设备内,进行均匀性布点、特殊项目及特殊位置专门布点。

(三)每个库房中均匀性布点数量不得少于 9 个,仓间各角及中心位置均需布置测点,每两个测点的水平间距不得大于 5 米,垂直间距不得超过 2 米。

(四)库房每个作业出入口及风机出风口至少布置 5 个测点,库房中每组货架或建筑结构的风向死角位置至少布置 3 个测点。

(五)每个冷藏车箱体内测点数量不得少于 9 个,每增加 20 立方米增加 9 个测点,不足 20 立方米的按 20 立方米计算。

(六)每个冷藏箱或保温箱的测点数量不得少于 5 个。

第八条　应当确定适宜的持续验证时间,以保证验证数据的充分、有效及连续。

(一)在库房各项参数及使用条件符合规定的要求并达到运行稳定后,数据有效持续采集时间不得少于 48 小时。

(二)在冷藏车达到规定的温度并运行稳定后,数据有效持续采集时间不得少于 5 小时。

(三)冷藏箱或保温箱经过预热或预冷至规定温度并满载装箱后,按照最长的配送时间连续采集数据。

(四)验证数据采集的间隔时间不得大于 5 分钟。

第九条　应当确保所有验证数据的真实、完整、有效、可追溯,并按规定保存。

第十条　验证使用的温度传感器应当经法定计量机构校准,校准证书复印件应当作为验证报告的必要附件。验证使用的温度传感器应当适用被验证设备的测量范围,其温度测量的最大允许误差为 ±0.5℃。

第十一条　企业应当根据验证确定的参数及条件,正确、合理使用相关设施设备及监测系统,未经验证的设施、设备及监测系统,不得用于药品冷藏、冷冻储运管理。

验证的结果,应当作为企业制定或修订质量管理体系文件相关内容的依据。

第十二条　企业可与具备相应能力的第三方机构共同实施验证工作,企业应当确保验证实施的全过程符合《规范》及本附录的相关要求。

附录三　中华人民共和国药品管理法

(1984 年 9 月 20 日第六届全国人民代表大会常务委员会第七次会议通过　2001 年 2 月 28 日第九届全国人民代表大会常务委员会第二十次会议修订。2001 年 2 月 28 日中华人民共和国主席令第四十五号公布,自 2001 年 12 月 1 日起施行。)

第一章　总　　则

第一条　为加强药品监督管理,保证药品质量,保障人体用药安全,维护人民身体健康和用药的合法权益,特制定本法。

第二条　在中华人民共和国境内从事药品的研制、生产、经营、使用和监督管理的单位或者个人,必须遵守本法。

第三条　国家发展现代药和传统药,充分发挥其在预防、医疗和保健中的作用。

国家保护野生药材资源,鼓励培育中药材。

第四条　国家鼓励研究和创制新药,保护公民、法人和其他组织研究、开发新药的合法权益。

第五条　国务院药品监督管理部门主管全国药品监督管理工作。国务院有关部门在各自的职责范围内负责与药品有关的监督管理工作。

省、自治区、直辖市人民政府药品监督管理部门负责本行政区域内的药品监督管理工作。省、自治区、直辖市人民政府有关部门在各自的职责范围内负责与药品有关的监督管理工作。

国务院药品监督管理部门应当配合国务院经济综合主管部门,执行国家制定的药品行业发展规划和产业政策。

第六条　药品监督管理部门设置或者确定的药品检验机构,承担依法实施药品审批和药品质量监督检查所需的药品检验工作。

第二章　药品生产企业管理

第七条　开办药品生产企业,须经企业所在地省、自治区、直辖市人民政府药品监督管理部门批准并发给《药品生产许可证》,凭《药品生产许可证》到工商行政管理部门办理登记注册。无《药品生产许可证》的,不得生产药品。

《药品生产许可证》应当标明有效期和生产范围,到期重新审查发证。

药品监督管理部门批准开办药品生产企业,除依据本法第八条规定的条件外,还应当符合国家制定的药品行业发展规划和产业政策,防止重复建设。

第八条　开办药品生产企业,必须具备以下条件:

(一)具有依法经过资格认定的药学技术人员、工程技术人员及相应的技术工人;

(二)具有与其药品生产相适应的厂房、设施和卫生环境;

(三)具有能对所生产药品进行质量管理和质量检验的机构、人员以及必要的仪器设备;

(四)具有保证药品质量的规章制度。

第九条　药品生产企业必须按照国务院药品监督管理部门依据本法制定的《药品生产质量管理规范》组织生产。药品监督管理部门按照规定对药品生产企业是否符合《药品生产质量管理规范》的要求进行认证;对认证合格的,发给认证证书。

《药品生产质量管理规范》的具体实施办法、实施步骤由国务院药品监督管理部门规定。

第十条　除中药饮片的炮制外,药品必须按照国家药品标准和国务院药品监督管理部门批准的生产工艺进行生产,生产记录必须完整准确。药品生产企业改变影响药品质量的生产工艺的,必须报原批准部门审核批准。

中药饮片必须按照国家药品标准炮制;国家药品标准没有规定的,必须按照省、自治区、直辖市人民政府药品监督管理部门制定的炮制规范炮制。省、自治区、直辖市人民政府药品监督管理部门制定的炮制规范应当报国务院药品监督管理部门备案。

第十一条　生产药品所需的原料、辅料,必须符合药用要求。

第十二条　药品生产企业必须对其生产的药品进行质量检验;不符合国家药品标准或者不按照省、自治区、直辖市人民政府药品监督管理部门制定的中药饮片炮制规范炮制的,不得出厂。

第十三条　经省、自治区、直辖市人民政府药品监督管理部门批准,药品生产企业可以接受委托生产药品。

第三章　药品经营企业管理

第十四条　开办药品批发企业,须经企业所在地省、自治区、直辖市人民政府药品监督管理部门批准并发给《药品经营许可证》;开办药品零售企业,须经企业所在地县级以上地方药品监督管理部门批准并发给《药品经营许可证》,凭《药品经营许可证》到工商行政管理部门办理登记注册。无《药品经营许可证》的,不得经营药品。

《药品经营许可证》应当标明有效期和经营范围,到期重新审查发证。

药品监督管理部门批准开办药品经营企业,除依据本法第十五条规定的条件外,还应当遵循合理布局和方便群众购药的原则。

第十五条　开办药品经营企业必须具备以下条件:

(一)具有依法经过资格认定的药学技术人员;

(二)具有与所经营药品相适应的营业场所、设备、仓储设施、卫生环境;

(三)具有与所经营药品相适应的质量管理机构或者人员;

(四)具有保证所经营药品质量的规章制度。

第十六条　药品经营企业必须按照国务院药品监督管理部门依据本法制定的《药品经营质量管理规范》经营药品。药品监督管理部门按照规定对药品经营企业是否符合《药品经营质量管理规范》的要求进行认证;对认证合格的,发给认证证书。

《药品经营质量管理规范》的具体实施办法、实施步骤由国务院药品监督管理部门规定。

第十七条　药品经营企业购进药品,必须建立并执行进货检查验收制度,验明药品合格证明和其他标识;不符合规定要求的,不得购进。

第十八条　药品经营企业购销药品,必须有真实完整的购销记录。购销记录必须注明药品的通用名称、剂型、规格、批号、有效期、生产厂商、购(销)货单位、购(销)货数量、购销价格、购(销)货日期及国务院药品监督管理部门规定的其他内容。

第十九条　药品经营企业销售药品必须准确无误,并正确说明用法、用量和注意事项;

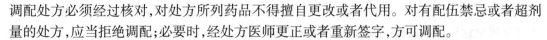

调配处方必须经过核对,对处方所列药品不得擅自更改或者代用。对有配伍禁忌或者超剂量的处方,应当拒绝调配;必要时,经处方医师更正或者重新签字,方可调配。

药品经营企业销售中药材,必须标明产地。

第二十条 药品经营企业必须制定和执行药品保管制度,采取必要的冷藏、防冻、防潮、防虫、防鼠等措施,保证药品质量。

药品入库和出库必须执行检查制度。

第二十一条 城乡集市贸易市场可以出售中药材,国务院另有规定的除外。

城乡集市贸易市场不得出售中药材以外的药品,但持有《药品经营许可证》的药品零售企业在规定的范围内可以在城乡集市贸易市场设点出售中药材以外的药品。具体办法由国务院规定。

第四章 医疗机构的药剂管理

第二十二条 医疗机构必须配备依法经过资格认定的药学技术人员。非药学技术人员不得直接从事药剂技术工作。

第二十三条 医疗机构配制制剂,须经所在地省、自治区、直辖市人民政府卫生行政部门审核同意,由省、自治区、直辖市人民政府药品监督管理部门批准,发给《医疗机构制剂许可证》。无《医疗机构制剂许可证》的,不得配制制剂。

《医疗机构制剂许可证》应当标明有效期,到期重新审查发证。

第二十四条 医疗机构配制制剂,必须具有能够保证制剂质量的设施、管理制度、检验仪器和卫生条件。

第二十五条 医疗机构配制的制剂,应当是本单位临床需要而市场上没有供应的品种,并须经所在地省、自治区、直辖市人民政府药品监督管理部门批准后方可配制。配制的制剂必须按照规定进行质量检验;合格的,凭医师处方在本医疗机构使用。特殊情况下,经国务院或者省、自治区、直辖市人民政府的药品监督管理部门批准,医疗机构配制的制剂可以在指定的医疗机构之间调剂使用。

医疗机构配制的制剂,不得在市场销售。

第二十六条 医疗机构购进药品,必须建立并执行进货检查验收制度,验明药品合格证明和其他标识;不符合规定要求的,不得购进和使用。

第二十七条 医疗机构的药剂人员调配处方,必须经过核对,对处方所列药品不得擅自更改或者代用。对有配伍禁忌或者超剂量的处方,应当拒绝调配;必要时,经处方医师更正或者重新签字,方可调配。

第二十八条 医疗机构必须制定和执行药品保管制度,采取必要的冷藏、防冻、防潮、防虫、防鼠等措施,保证药品质量。

第五章 药 品 管 理

第二十九条 研制新药,必须按照国务院药品监督管理部门的规定如实报送研制方法、质量指标、药理及毒理试验结果等有关资料和样品,经国务院药品监督管理部门批准后,方可进行临床试验。药物临床试验机构资格的认定办法,由国务院药品监督管理部门、国务院卫生行政部门共同制定。

完成临床试验并通过审批的新药,由国务院药品监督管理部门批准,发给新药证书。

207

第三十条　药物的非临床安全性评价研究机构和临床试验机构必须分别执行药物非临床研究质量管理规范、药物临床试验质量管理规范。

药物非临床研究质量管理规范、药物临床试验质量管理规范由国务院确定的部门制定。

第三十一条　生产新药或者已有国家标准的药品的，须经国务院药品监督管理部门批准，并发给药品批准文号；但是，生产没有实施批准文号管理的中药材和中药饮片除外。实施批准文号管理的中药材、中药饮片品种目录由国务院药品监督管理部门会同国务院中医药管理部门制定。

药品生产企业在取得药品批准文号后，方可生产该药品。

第三十二条　药品必须符合国家药品标准。中药饮片依照本法第十条第二款的规定执行。

国务院药品监督管理部门颁布的《中华人民共和国药典》和药品标准为国家药品标准。

国务院药品监督管理部门组织药典委员会，负责国家药品标准的制定和修订。

国务院药品监督管理部门的药品检验机构负责标定国家药品标准品、对照品。

第三十三条　国务院药品监督管理部门组织药学、医学和其他技术人员，对新药进行审评，对已经批准生产的药品进行再评价。

第三十四条　药品生产企业、药品经营企业、医疗机构必须从具有药品生产、经营资格的企业购进药品；但是，购进没有实施批准文号管理的中药材除外。

第三十五条　国家对麻醉药品、精神药品、医疗用毒性药品、放射性药品，实行特殊管理。管理办法由国务院制定。

第三十六条　国家实行中药品种保护制度。具体办法由国务院制定。

第三十七条　国家对药品实行处方药与非处方药分类管理制度。具体办法由国务院制定。

第三十八条　禁止进口疗效不确、不良反应大或者其他原因危害人体健康的药品。

第三十九条　药品进口，须经国务院药品监督管理部门组织审查，经审查确认符合质量标准、安全有效的，方可批准进口，并发给进口药品注册证书。

医疗单位临床急需或者个人自用进口的少量药品，按照国家有关规定办理进口手续。

第四十条　药品必须从允许药品进口的口岸进口，并由进口药品的企业向口岸所在地药品监督管理部门登记备案。海关凭药品监督管理部门出具的《进口药品通关单》放行。无《进口药品通关单》的，海关不得放行。

口岸所在地药品监督管理部门应当通知药品检验机构按照国务院药品监督管理部门的规定对进口药品进行抽查检验，并依照本法第四十一条第二款的规定收取检验费。

允许药品进口的口岸由国务院药品监督管理部门会同海关总署提出，报国务院批准。

第四十一条　国务院药品监督管理部门对下列药品在销售前或者进口时，指定药品检验机构进行检验；检验不合格的，不得销售或者进口：

（一）国务院药品监督管理部门规定的生物制品；

（二）首次在中国销售的药品；

（三）国务院规定的其他药品。

前款所列药品的检验费项目和收费标准由国务院财政部门会同国务院价格主管部门核定并公告。检验费收缴办法由国务院财政部门会同国务院药品监督管理部门制定。

第四十二条　国务院药品监督管理部门对已经批准生产或者进口的药品，应当组织调查;对疗效不确、不良反应大或者其他原因危害人体健康的药品,应当撤销批准文号或者进口药品注册证书。

已被撤销批准文号或者进口药品注册证书的药品,不得生产或者进口、销售和使用;已经生产或者进口的,由当地药品监督管理部门监督销毁或者处理。

第四十三条　国家实行药品储备制度。

国内发生重大灾情、疫情及其他突发事件时,国务院规定的部门可以紧急调用企业药品。

第四十四条　对国内供应不足的药品,国务院有权限制或者禁止出口。

第四十五条　进口、出口麻醉药品和国家规定范围内的精神药品,必须持有国务院药品监督管理部门发给的《进口准许证》、《出口准许证》。

第四十六条　新发现和从国外引种的药材,经国务院药品监督管理部门审核批准后,方可销售。

第四十七条　地区性民间习用药材的管理办法,由国务院药品监督管理部门会同国务院中医药管理部门制定。

第四十八条　禁止生产(包括配制,下同)、销售假药。

有下列情形之一的,为假药:

(一)药品所含成分与国家药品标准规定的成分不符的;

(二)以非药品冒充药品或者以他种药品冒充此种药品的。

有下列情形之一的药品,按假药论处:

(一)国务院药品监督管理部门规定禁止使用的;

(二)依照本法必须批准而未经批准生产、进口,或者依照本法必须检验而未经检验即销售的;

(三)变质的;

(四)被污染的;

(五)使用依照本法必须取得批准文号而未取得批准文号的原料药生产的;

(六)所标明的适应证或者功能主治超出规定范围的。

第四十九条　禁止生产、销售劣药。

药品成分的含量不符合国家药品标准的,为劣药。

有下列情形之一的药品,按劣药论处:

(一)未标明有效期或者更改有效期的;

(二)不注明或者更改生产批号的;

(三)超过有效期的;

(四)直接接触药品的包装材料和容器未经批准的;

(五)擅自添加着色剂、防腐剂、香料、矫味剂及辅料的;

(六)其他不符合药品标准规定的。

第五十条　列入国家药品标准的药品名称为药品通用名称。已经作为药品通用名称的,该名称不得作为药品商标使用。

第五十一条　药品生产企业、药品经营企业和医疗机构直接接触药品的工作人员,必须每年进行健康检查。患有传染病或者其他可能污染药品的疾病的,不得从事直接接触药品的工作。

第六章　药品包装的管理

第五十二条　直接接触药品的包装材料和容器,必须符合药用要求,符合保障人体健康、安全的标准,并由药品监督管理部门在审批药品时一并审批。

药品生产企业不得使用未经批准的直接接触药品的包装材料和容器。

对不合格的直接接触药品的包装材料和容器,由药品监督管理部门责令停止使用。

第五十三条　药品包装必须适合药品质量的要求,方便储存、运输和医疗使用。

发运中药材必须有包装。在每件包装上,必须注明品名、产地、日期、调出单位,并附有质量合格的标志。

第五十四条　药品包装必须按照规定印有或者贴有标签并附有说明书。

标签或者说明书上必须注明药品的通用名称、成分、规格、生产企业、批准文号、产品批号、生产日期、有效期、适应证或者功能主治、用法、用量、禁忌、不良反应和注意事项。

麻醉药品、精神药品、医疗用毒性药品、放射性药品、外用药品和非处方药的标签,必须印有规定的标志。

第七章　药品价格和广告的管理

第五十五条　依法实行政府定价、政府指导价的药品,政府价格主管部门应当依照《中华人民共和国价格法》规定的定价原则,依据社会平均成本、市场供求状况和社会承受能力合理制定和调整价格,做到质价相符,消除虚高价格,保护用药者的正当利益。

药品的生产企业、经营企业和医疗机构必须执行政府定价、政府指导价,不得以任何形式擅自提高价格。

药品生产企业应当依法向政府价格主管部门如实提供药品的生产经营成本,不得拒报、虚报、瞒报。

第五十六条　依法实行市场调节价的药品,药品的生产企业、经营企业和医疗机构应当按照公平、合理和诚实信用、质价相符的原则制定价格,为用药者提供价格合理的药品。

药品的生产企业、经营企业和医疗机构应当遵守国务院价格主管部门关于药价管理的规定,制定和标明药品零售价格,禁止暴利和损害用药者利益的价格欺诈行为。

第五十七条　药品的生产企业、经营企业、医疗机构应当依法向政府价格主管部门提供其药品的实际购销价格和购销数量等资料。

第五十八条　医疗机构应当向患者提供所用药品的价格清单;医疗保险定点医疗机构还应当按照规定的办法如实公布其常用药品的价格,加强合理用药的管理。具体办法由国务院卫生行政部门规定。

第五十九条　禁止药品的生产企业、经营企业和医疗机构在药品购销中账外暗中给予、收受回扣或者其他利益。

禁止药品的生产企业、经营企业或者其代理人以任何名义给予使用其药品的医疗机构的负责人、药品采购人员、医师等有关人员以财物或者其他利益。禁止医疗机构的负责人、药品采购人员、医师等有关人员以任何名义收受药品的生产企业、经营企业或者其代理人给予的财物或者其他利益。

第六十条　药品广告须经企业所在地省、自治区、直辖市人民政府药品监督管理部门批准,并发给药品广告批准文号;未取得药品广告批准文号的,不得发布。

处方药可以在国务院卫生行政部门和国务院药品监督管理部门共同指定的医学、药学专业刊物上介绍，但不得在大众传播媒介发布广告或者以其他方式进行以公众为对象的广告宣传。

第六十一条　药品广告的内容必须真实、合法，以国务院药品监督管理部门批准的说明书为准，不得含有虚假的内容。

药品广告不得含有不科学的表示功效的断言或者保证；不得利用国家机关、医药科研单位、学术机构或者专家、学者、医师、患者的名义和形象作证明。

非药品广告不得有涉及药品的宣传。

第六十二条　省、自治区、直辖市人民政府药品监督管理部门应当对其批准的药品广告进行检查，对于违反本法和《中华人民共和国广告法》的广告，应当向广告监督管理机关通报并提出处理建议，广告监督管理机关应当依法作出处理。

第六十三条　药品价格和广告，本法未规定的，适用《中华人民共和国价格法》、《中华人民共和国广告法》的规定。

第八章　药品监督

第六十四条　药品监督管理部门有权按照法律、行政法规的规定对报经其审批的药品研制和药品的生产、经营以及医疗机构使用药品的事项进行监督检查，有关单位和个人不得拒绝和隐瞒。

药品监督管理部门进行监督检查时，必须出示证明文件，对监督检查中知悉的被检查人的技术秘密和业务秘密应当保密。

第六十五条　药品监督管理部门根据监督检查的需要，可以对药品质量进行抽查检验。抽查检验应当按照规定抽样，并不得收取任何费用。所需费用按照国务院规定列支。

药品监督管理部门对有证据证明可能危害人体健康的药品及其有关材料可以采取查封、扣押的行政强制措施，并在七日内作出行政处理决定；药品需要检验的，必须自检验报告书发出之日起十五日内作出行政处理决定。

第六十六条　国务院和省、自治区、直辖市人民政府的药品监督管理部门应当定期公告药品质量抽查检验的结果；公告不当的，必须在原公告范围内予以更正。

第六十七条　当事人对药品检验机构的检验结果有异议的，可以自收到药品检验结果之日起七日内向原药品检验机构或者上一级药品监督管理部门设置或者确定的药品检验机构申请复验，也可以直接向国务院药品监督管理部门设置或者确定的药品检验机构申请复验。受理复验的药品检验机构必须在国务院药品监督管理部门规定的时间内作出复验结论。

第六十八条　药品监督管理部门应当按照规定，依据《药品生产质量管理规范》《药品经营质量管理规范》，对经其认证合格的药品生产企业、药品经营企业进行认证后的跟踪检查。

第六十九条　地方人民政府和药品监督管理部门不得以要求实施药品检验、审批等手段限制或者排斥非本地区药品生产企业依照本法规定生产的药品进入本地区。

第七十条　药品监督管理部门及其设置的药品检验机构和确定的专业从事药品检验的机构不得参与药品生产经营活动，不得以其名义推荐或者监制、监销药品。

药品监督管理部门及其设置的药品检验机构和确定的专业从事药品检验的机构的工作人员不得参与药品生产经营活动。

第七十一条　国家实行药品不良反应报告制度。药品生产企业、药品经营企业和医疗机构必须经常考察本单位所生产、经营、使用的药品质量、疗效和反应。发现可能与用药有关的严重不良反应，必须及时向当地省、自治区、直辖市人民政府药品监督管理部门和卫生行政部门报告。具体办法由国务院药品监督管理部门会同国务院卫生行政部门制定。

对已确认发生严重不良反应的药品，国务院或者省、自治区、直辖市人民政府的药品监督管理部门可以采取停止生产、销售、使用的紧急控制措施，并应当在五日内组织鉴定，自鉴定结论作出之日起十五日内依法作出行政处理决定。

第七十二条　药品生产企业、药品经营企业和医疗机构的药品检验机构或者人员，应当接受当地药品监督管理部门设置的药品检验机构的业务指导。

第九章　法律责任

第七十三条　未取得《药品生产许可证》《药品经营许可证》或者《医疗机构制剂许可证》生产药品、经营药品的，依法予以取缔，没收违法生产、销售的药品和违法所得，并处违法生产、销售的药品（包括已售出的和未售出的药品，下同）货值金额二倍以上五倍以下的罚款；构成犯罪的，依法追究刑事责任。

第七十四条　生产、销售假药的，没收违法生产、销售的药品和违法所得，并处违法生产、销售药品货值金额二倍以上五倍以下的罚款；有药品批准证明文件的予以撤销，并责令停产、停业整顿；情节严重的，吊销《药品生产许可证》《药品经营许可证》或者《医疗机构制剂许可证》；构成犯罪的，依法追究刑事责任。

第七十五条　生产、销售劣药的，没收违法生产、销售的药品和违法所得，并处违法生产、销售药品货值金额一倍以上三倍以下的罚款；情节严重的，责令停产、停业整顿或者撤销药品批准证明文件、吊销《药品生产许可证》《药品经营许可证》或者《医疗机构制剂许可证》；构成犯罪的，依法追究刑事责任。

第七十六条　从事生产、销售假药及生产、销售劣药情节严重的企业或者其他单位，其直接负责的主管人员和其他直接责任人员十年内不得从事药品生产、经营活动。

对生产者专门用于生产假药、劣药的原辅材料、包装材料、生产设备，予以没收。

第七十七条　知道或者应当知道属于假劣药品而为其提供运输、保管、仓储等便利条件的，没收全部运输、保管、仓储的收入，并处违法收入百分之五十以上三倍以下的罚款；构成犯罪的，依法追究刑事责任。

第七十八条　对假药、劣药的处罚通知，必须载明药品检验机构的质量检验结果；但是，本法第四十八条第三款第（一）、（二）、（五）、（六）项和第四十九条第三款规定的情形除外。

第七十九条　药品的生产企业、经营企业、药物非临床安全性评价研究机构、药物临床试验机构未按照规定实施《药品生产质量管理规范》、《药品经营质量管理规范》、药物非临床研究质量管理规范、药物临床试验质量管理规范的，给予警告，责令限期改正；逾期不改正的，责令停产、停业整顿，并处五千元以上二万元以下的罚款；情节严重的，吊销《药品生产许可证》、《药品经营许可证》和药物临床试验机构的资格。

第八十条　药品的生产企业、经营企业或者医疗机构违反本法第三十四条的规定，从无《药品生产许可证》、《药品经营许可证》的企业购进药品的，责令改正，没收违法购进的药品，并处违法购进药品货值金额二倍以上五倍以下的罚款；有违法所得的，没收违法所得；情节严重的，吊销《药品生产许可证》、《药品经营许可证》或者医疗机构执业许可证书。

第八十一条 进口已获得药品进口注册证书的药品,未按照本法规定向允许药品进口的口岸所在地的药品监督管理部门登记备案的,给予警告,责令限期改正;逾期不改正的,撤销进口药品注册证书。

第八十二条 伪造、变造、买卖、出租、出借许可证或者药品批准证明文件的,没收违法所得,并处违法所得一倍以上三倍以下的罚款;没有违法所得的,处二万元以上十万元以下的罚款;情节严重的,并吊销卖方、出租方、出借方的《药品生产许可证》、《药品经营许可证》、《医疗机构制剂许可证》或者撤销药品批准证明文件;构成犯罪的,依法追究刑事责任。

第八十三条 违反本法规定,提供虚假的证明、文件资料样品或者采取其他欺骗手段取得《药品生产许可证》、《药品经营许可证》、《医疗机构制剂许可证》或者药品批准证明文件的,吊销《药品生产许可证》、《药品经营许可证》、《医疗机构制剂许可证》或者撤销药品批准证明文件,五年内不受理其申请,并处一万元以上三万元以下的罚款。

第八十四条 医疗机构将其配制的制剂在市场销售的,责令改正,没收违法销售的制剂,并处违法销售制剂货值金额一倍以上三倍以下的罚款;有违法所得的,没收违法所得。

第八十五条 药品经营企业违反本法第十八条、第十九条规定的,责令改正,给予警告;情节严重的,吊销《药品经营许可证》。

第八十六条 药品标识不符合本法第五十四条规定的,除依法应当按照假药、劣药论处的外,责令改正,给予警告;情节严重的,撤销该药品的批准证明文件。

第八十七条 药品检验机构出具虚假检验报告,构成犯罪的,依法追究刑事责任;不构成犯罪的,责令改正,给予警告,对单位并处三万元以上五万元以下的罚款;对直接负责的主管人员和其他直接责任人员依法给予降级、撤职、开除的处分,并处三万元以下的罚款;有违法所得的,没收违法所得;情节严重的,撤销其检验资格。药品检验机构出具的检验结果不实,造成损失的,应当承担相应的赔偿责任。

第八十八条 本法第七十三条至第八十七条规定的行政处罚,由县级以上药品监督管理部门按照国务院药品监督管理部门规定的职责分工决定;吊销《药品生产许可证》、《药品经营许可证》、《医疗机构制剂许可证》、医疗机构执业许可证书或者撤销药品批准证明文件的,由原发证、批准的部门决定。

第八十九条 违反本法第五十五条、第五十六条、第五十七条关于药品价格管理的规定的,依照《中华人民共和国价格法》的规定处罚。

第九十条 药品的生产企业、经营企业、医疗机构在药品购销中暗中给予、收受回扣或者其他利益的,药品的生产企业、经营企业或者其代理人给予使用其药品的医疗机构的负责人、药品采购人员、医师等有关人员以财物或者其他利益的,由工商行政管理部门处一万元以上二十万元以下的罚款,有违法所得的,予以没收;情节严重的,由工商行政管理部门吊销药品生产企业、药品经营企业的营业执照,并通知药品监督管理部门,由药品监督管理部门吊销其《药品生产许可证》、《药品经营许可证》;构成犯罪的,依法追究刑事责任。

第九十一条 药品的生产企业、经营企业的负责人、采购人员等有关人员在药品购销中收受其他生产企业、经营企业或者其代理人给予的财物或者其他利益的,依法给予处分,没收违法所得;构成犯罪的,依法追究刑事责任。

医疗机构的负责人、药品采购人员、医师等有关人员收受药品生产企业、药品经营企业或者其代理人给予的财物或者其他利益的,由卫生行政部门或者本单位给予处分,没收违法所得;对违法行为情节严重的执业医师,由卫生行政部门吊销其执业证书;构成犯罪的,依法追究刑事责任。

第九十二条　违反本法有关药品广告的管理规定的,依照《中华人民共和国广告法》的规定处罚,并由发给广告批准文号的药品监督管理部门撤销广告批准文号,一年内不受理该品种的广告审批申请;构成犯罪的,依法追究刑事责任。

药品监督管理部门对药品广告不依法履行审查职责,批准发布的广告有虚假或者其他违反法律、行政法规的内容的,对直接负责的主管人员和其他直接责任人员依法给予行政处分;构成犯罪的,依法追究刑事责任。

第九十三条　药品的生产企业、经营企业、医疗机构违反本法规定,给药品使用者造成损害的,依法承担赔偿责任。

第九十四条　药品监督管理部门违反本法规定,有下列行为之一的,由其上级主管机关或者监察机关责令收回违法发给的证书、撤销药品批准证明文件,对直接负责的主管人员和其他直接责任人员依法给予行政处分;构成犯罪的,依法追究刑事责任:

(一) 对不符合《药品生产质量管理规范》、《药品经营质量管理规范》的企业发给符合有关规范的认证证书的,或者对取得认证证书的企业未按照规定履行跟踪检查的职责,对不符合认证条件的企业未依法责令其改正或者撤销其认证证书的;

(二) 对不符合法定条件的单位发给《药品生产许可证》、《药品经营许可证》或者《医疗机构制剂许可证》的;

(三) 对不符合进口条件的药品发给进口药品注册证书的;

(四) 对不具备临床试验条件或者生产条件而批准进行临床试验、发给新药证书、发给药品批准文号的。

第九十五条　药品监督管理部门或者其设置的药品检验机构或者其确定的专业从事药品检验的机构参与药品生产经营活动的,由其上级机关或者监察机关责令改正,有违法收入的予以没收;情节严重的,对直接负责的主管人员和其他直接责任人员依法给予行政处分。

药品监督管理部门或者其设置的药品检验机构或者其确定的专业从事药品检验的机构的工作人员参与药品生产经营活动的,依法给予行政处分。

第九十六条　药品监督管理部门或者其设置、确定的药品检验机构在药品监督检验中违法收取检验费用的,由政府有关部门责令退还,对直接负责的主管人员和其他直接责任人员依法给予行政处分。对违法收取检验费用情节严重的药品检验机构,撤销其检验资格。

第九十七条　药品监督管理部门应当依法履行监督检查职责,监督已取得《药品生产许可证》、《药品经营许可证》的企业依照本法规定从事药品生产、经营活动。

已取得《药品生产许可证》、《药品经营许可证》的企业生产、销售假药、劣药的,除依法追究该企业的法律责任外,对有失职、渎职行为的药品监督管理部门直接负责的主管人员和其他直接责任人员依法给予行政处分;构成犯罪的,依法追究刑事责任。

第九十八条　药品监督管理部门对下级药品监督管理部门违反本法的行政行为,责令限期改正;逾期不改正的,有权予以改变或者撤销。

第九十九条　药品监督管理人员滥用职权、徇私舞弊、玩忽职守,构成犯罪的,依法追究刑事责任;尚不构成犯罪的,依法给予行政处分。

第一百条　依照本法被吊销《药品生产许可证》、《药品经营许可证》的,由药品监督管理部门通知工商行政管理部门办理变更或者注销登记。

第一百零一条　本章规定的货值金额以违法生产、销售药品的标价计算;没有标价的,按照同类药品的市场价格计算。

第十章　附　则

第一百零二条　本法下列用语的含义是：

药品，是指用于预防、治疗、诊断人的疾病，有目的地调节人的生理机能并规定有适应证或者功能主治、用法和用量的物质，包括中药材、中药饮片、中成药、化学原料药及其制剂、抗生素、生化药品、放射性药品、血清、疫苗、血液制品和诊断药品等。

辅料，是指生产药品和调配处方时所用的赋形剂和附加剂。

药品生产企业，是指生产药品的专营企业或者兼营企业。

药品经营企业，是指经营药品的专营企业或者兼营企业。

第一百零三条　中药材的种植、采集和饲养的管理办法，由国务院另行制定。

第一百零四条　国家对预防性生物制品的流通实行特殊管理。具体办法由国务院制定。

第一百零五条　中国人民解放军执行本法的具体办法，由国务院、中央军事委员会依据本法制定。

第一百零六条　本法自 2001 年 12 月 1 日起施行。

药品储存与养护技术教学大纲

（供药剂、制药技术专业用）

一、课程性质

药品储存与养护技术是中等卫生职业教育药剂、制药技术专业药品物流和临床调剂方向的一门重要的专业技能方向课程。本课程的主要内容是药品储存与养护的基本知识和基本技能,本课程的主要任务是使学生掌握药品储存与养护的基本知识;掌握在库药品保管养护的方法;熟练掌握药品入库、储存、养护、出库与运输等各个岗位操作的基本技能;具备从事药库管理、药品保管养护工作的能力。为学生顶岗实习、"零距离"就业和参加相关职业技能鉴定认证的考试并取得证书奠定基础。本课程的先修课程包括计算机应用基础、基础化学、微生物基础、药事法规、药物制剂基础等。同步和后续课程包括医药电子商务技术、医药物流实务、医药商品经营与管理等。

二、课程目标

通过本课程的学习,学生能够达到下列要求:

（一）职业素养目标

1. 具有牢固的专业思想、明确的学习目标和良好的学习态度。

2. 具有良好的职业道德和严谨的工作态度,能自觉遵守医药行业法规、规范和企业规章制度。

3. 具有良好的人际交往能力以及发现问题、分析问题和解决问题的能力。

4. 具有团队合作意识和终身学习的能力,能适应社会发展和岗位变化需要。

（二）专业知识和技能目标

知识目标

1. 掌握药品入库验收、储存、在库养护和出库运输的工作程序及要求。

2. 掌握各种剂型药品及中药的储存养护措施。

3. 掌握药品的分类管理、特殊药品管理、批准文号、批号和有效期管理。

4. 熟悉药品仓库的分类、布局和作业管理及安全管理措施。

5. 熟悉影响药品仓储质量的因素。

6. 了解药品储存养护的作用、要求和任务以及药品仓储成本核算和成本控制。

技能目标

1. 熟练掌握药品从入库到运输各个环节的业务流程及各种表格的填制。

2. 学会使用药品仓库的各种储存、搬运、分拣等设备。

3. 学会对在库药品进行科学养护。

4. 学会应用计算机管理软件进行订单处理、入出库作业、仓储作业、拣选作业、运输配送作业等。

三、教学时间分配

教学内容	学时		
	理论	实践	合计
一、概述	4	2	6
二、药品的仓储管理	6	4	10
三、药品的入库验收	6	4	10
四、药品的储存	4	2	6
五、药品的在库养护	6	4	10
六、药品的出库和运输	8	4	12
七、常用剂型及原料药的储存养护	6	2	8
八、中药的储存与养护	6	4	10
合计	46	26	72

四、课程内容和要求

单元	教学内容	教学要求	教学活动参考	参考学时	
				理论	实践
一、概述	（一）药品储存与养护的任务与作用		理论讲授 案例教学 情景教学 多媒体演示 课堂讨论	4	
	1. 药品储存与养护的基本任务	了解			
	2. 药品储存与养护的作用	了解			
	（二）药品储存与养护的基本要求				
	1. 相关岗位工作人员的要求	熟悉			
	2. 仓库设施、设备的基本要求	熟悉			
	（三）影响药品稳定性的因素				
	1. 影响药品稳定性的内在因素	熟悉			
	2. 影响药品稳定性的外在因素	熟悉			
	（四）药品管理相关内容				
	1. 特殊药品的管理	掌握			
	2. 处方药和非处方药的分类管理	掌握			
	3. 药品批准文号、药品批号及有效期管理	掌握			
	实训一 药品批准文号、批号及有效期的识别	熟练掌握	技能实践 案例分析		2

续表

单元	教学内容	教学要求	教学活动参考	参考学时 理论	参考学时 实践
二、药品的仓储管理	（一）药品仓库的建设、分类与布局		理论讲授 案例教学 情景教学 多媒体演示 课堂讨论	6	
	1. 药品仓库整体环境的选择	了解			
	2. 药品仓库的分类	熟悉			
	3. 药品仓库的库区布局	掌握			
	（二）药品仓库的设备及其管理				
	1. 药品仓库的设备	熟悉			
	2. 仓库设备的管理	熟悉			
	（三）药品仓库作业管理及消防安全管理				
	1. 作业管理	了解			
	2. 消防安全管理	了解			
	实训二　参观药品批发企业仓库	学会	教学见习		4
三、药品的入库验收	（一）药品入库验收的基本要求和工作流程		理论讲授 案例教学 情景教学 多媒体演示 课堂讨论	6	
	1. 药品入库验收的基本要求	熟悉			
	2. 药品入库验收的工作流程	掌握			
	（二）岗位职责				
	1. 收货员岗位职责	熟悉			
	2. 验收员岗位职责	熟悉			
	（三）具体工作任务				
	1. 收货初验	掌握			
	2. 药品验收	掌握			
	3. 药品入库	掌握			
	（四）药品入库验收相关知识				
	1. 药品标签、说明书及包装有关内容	熟悉			
	2. 中国药品电子监管码有关知识	熟悉			
	实训三　药品的入库验收	熟练掌握	案例分析 技能实践		4
四、药品的储存	（一）药品储存的原则、基本要求及工作流程		理论讲授 案例教学 情景教学 多媒体演示 课堂讨论	4	
	1. 药品储存的原则	熟悉			
	2. 药品储存的基本要求	熟悉			
	3. 药品储存的工作流程	掌握			
	（二）保管员的岗位职责	熟悉			
	（三）具体工作任务				
	1. 分类储存	掌握			
	2. 货位管理	掌握			
	3. 药品堆码	掌握			
	4. 药品日常在库管理	熟悉			

续表

单元	教学内容	教学要求	教学活动参考	参考学时 理论	参考学时 实践
四、药品的储存	5. 药品阶段性在库管理	熟悉			
	(四)药品仓储经济指标管理	了解			
	实训四 药品的合理储存	熟练掌握	技能实践		2
五、药品的在库养护	(一)药品在库养护原则及工作流程		理论讲授 案例教学 情景教学 多媒体演示 课堂讨论	6	
	1. 药品在库养护原则	熟悉			
	2. 药品在库养护的工作流程	掌握			
	(二)养护员岗位职责	熟悉			
	(三)具体工作任务				
	1. 制定养护计划,确定重点养护品种	熟悉			
	2. 在库检查与养护	掌握			
	3. 做好养护记录,汇总并建立养护档案	掌握			
	(四)药品在库养护相关知识				
	1. 温、湿度的相关基础知识	了解			
	2. 近效期药品在库的管理	熟悉			
	3. 养护仪器、设备及相关系统的管理	熟悉			
	实训五 药品的在库养护检查	熟练掌握	案例分析 技能实践		4
	实训六 库房温湿度管理技术	熟练掌握			
六、药品的出库和运输	(一)药品出库的基本原则和工作流程		理论讲授 案例教学 情景教学 多媒体演示 课堂讨论	8	
	1. 药品出库的要求和基本原则	熟悉			
	2. 药品出库和运输工作流程	掌握			
	(二)出库和运输岗位职责	熟悉			
	(三)具体工作任务				
	1. 核单	掌握			
	2. 拣货	掌握			
	3. 复核	掌握			
	4. 出货	掌握			
	5. 药品装车交接	熟悉			
	6. 药品运输	熟悉			
	7. 药品到货交接	熟悉			
	(四)药品出库和运输相关知识				
	1. 药品出库的方式	熟悉			
	2. 特殊药品和危险药品的运输	了解			
	3. 冷链药品的运输	熟悉			
	实训七 药品出库拣货	熟练掌握	技能实践 技能实践		4
	实训八 药品出库复核	熟练掌握			

单元	教学内容	教学要求	教学活动参考	参考学时	
				理论	实践
七、常用剂型及原料药的储存养护	（一）注射剂的储存养护		理论讲授 案例教学 情景教学 多媒体演示 课堂讨论	6	
	1. 注射剂常见变异现象及原因	熟悉			
	2. 注射剂的验收	熟悉			
	3. 注射剂的储存养护重点	掌握			
	（二）片剂的储存养护				
	1. 片剂常见变异现象及原因	熟悉			
	2. 片剂的验收	熟悉			
	3. 片剂的储存养护重点	掌握			
	（三）胶囊剂的储存养护				
	1. 胶囊剂常见变异现象及原因	熟悉			
	2. 胶囊剂的验收	熟悉			
	3. 胶囊剂的储存养护重点	掌握			
	（四）颗粒剂的储存养护				
	1. 颗粒剂常见变异现象及原因	熟悉			
	2. 颗粒剂的验收	熟悉			
	3. 颗粒剂的储存养护重点	掌握			
	（五）糖浆剂的储存养护				
	1. 糖浆剂常见变异现象及原因	了解			
	2. 糖浆剂的验收	熟悉			
	3. 糖浆剂的储存养护重点	掌握			
	（六）栓剂的储存养护				
	1. 栓剂常见变异现象及原因	了解			
	2. 栓剂的验收	熟悉			
	3. 栓剂的储存养护重点	掌握			
	（七）软膏剂、乳膏剂、糊剂和眼用半固体制剂的储存养护				
	1. 软膏剂常见变异现象及原因	了解			
	2. 软膏剂的验收	熟悉			
	3. 软膏剂、乳膏剂、糊剂和眼用半固体制剂的储存养护重点	掌握			
	（八）原料药的储存养护				
	1. 原料药常见变异现象及原因	了解			
	2. 原料药的验收	熟悉			
	3. 原料药的储存养护重点	掌握			
	实训九　几种常用剂型及原料药的储存养护	熟练掌握	技能实践		2

单元	教学内容	教学要求	教学活动参考	参考学时 理论	参考学时 实践
八、中药的储存与养护	(一)中药的入库验收及质量检查		理论讲授 案例教学 情景教学 多媒体演示 课堂讨论	6	
	1. 中药入库验收的基本要求	熟悉			
	2. 验收依据	熟悉			
	3. 取样原则	熟悉			
	4. 验收内容和方法	了解			
	5. 验收中发现问题的处理	了解			
	(二)中药的储存保管				
	1. 中药材的分类储存与养护	掌握			
	2. 中药饮片的分类储存与养护	掌握			
	3. 中成药的分类储存与养护	熟悉			
	(三)中药常见变异现象及原因				
	1. 中药材、中药饮片的质量变异现象及原因	了解			
	2. 中成药的质量变异现象及原因	了解			
	(四)中药养护技术				
	1. 传统养护技术	熟悉			
	2. 现代养护技术	熟悉			
	实训十 常见易变中药的养护技术	熟练掌握	技能实践 案例分析		4

五、说明

(一)教学安排

本教学大纲主要供中等卫生职业教育药剂、制药技术专业教学使用,其中药品物流方向第3学期开设,总学时为72学时,其中理论教学46学时,实践教学26学时,学分为4学分;临床调剂方向第4学期开设,总学时36学时,学分为2学分。

(二)教学要求

1. 本课程对理论部分教学要求分为掌握、熟悉、了解3个层次。掌握:指学生对基本知识、基本理论有较深刻的认识,并能综合、灵活地运用所学的知识解决药品储存与养护工作中的实际问题。熟悉:指学生对所学的知识基本掌握和会应用所学的技能。了解:指学生对基本知识、基本理论能有一定的认识,能够记忆所学的知识要点。

2. 本课程重点突出以岗位胜任力为导向的教学理念,在实践技能方面分为熟练掌握和学会2个层次。熟练掌握:指能独立、规范地完成药品从入库到出库各个岗位的操作程序。学会:指在教师的指导下能初步认识药品仓库并进行药库管理。

(三)教学建议

1. 本课程依据药品储存各个岗位的工作任务、职业能力要求,强化理论实践一体化,突出"做中学、做中教"的职业教育特色,根据培养目标、教学内容和学生的学习特点以及职业资格考核要求，提倡项目教学、案例教学、任务教学、角色扮演、情景教学等方法，利用校内外实训基地，将学生的自主学习、合作学习和教师引导教学等教学组织形式有机结合。

2. 教学过程中，可通过案例分析、实操训练、技能考核和理论考试等多种形式对学生的职业素养、专业知识和技能进行综合考评。应体现评价主体的多元化，评价过程的多元化，评价方式的多元化。评价内容不仅关注学生对知识的理解和技能的掌握，更要关注知识在药品储存与养护实践中运用与解决实际问题的能力水平，重视药品保管员、验收员、养护员等职业素质的形成。

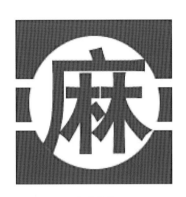
麻醉药品

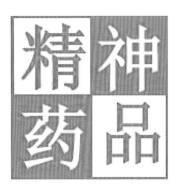
精神药品

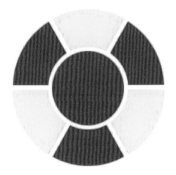
放射性药品

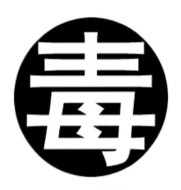
医疗用毒性药品

图 1-1 特殊管理药品外包装和标签规定标识

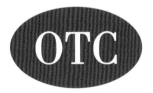
甲类非处方药

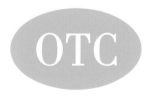
乙类非处方药

图 1-2 非处方药专有标识